U0232384

临床检验标本采集手册

Handbook of Specimen Collection in Clinical Laboratory

主　编　杨大干

科学出版社

北　京

内 容 简 介

标本的质量会影响检验结果和临床医疗决策。本书从标本采集质量管理体系、实验室结果的检验前影响因素、静（动）脉采血标准操作流程、非血液标本的采集、标本的全过程管理、静（动）脉采血并发症、标本采集的风险管理等方面入手，旨在提供规范化的临床检验标本采集方法。此外，本书还提供了分层分级、形式多样的标本采集人员培训和考核方式，可帮助提高医护人员标本采集能力，更好地保证检验前的质量。

本书内容新颖、独特、实用，可作为临床标本采集人员和实验室管理人员的指导和培训用书，也可作为医学检验、临床医学和护理学等专业人员的参考用书。

图书在版编目（CIP）数据

临床检验标本采集手册 / 杨大干主编 . —北京：科学出版社，2023.7
ISBN 978-7-03-075832-3

Ⅰ. ①临…　Ⅱ. ①杨…　Ⅲ. ①临床医学–医学检验–标本–采集–手册
Ⅳ. ①R446.1-62

中国国家版本馆 CIP 数据核字（2023）第 107064 号

责任编辑：康丽涛 / 责任校对：刘　芳
责任印制：肖　兴 / 封面设计：吴朝洪

科 学 出 版 社 出版
北京东黄城根北街 16 号
邮政编码：100717
http://www.sciencep.com
北京天宇星印刷厂印刷
科学出版社发行　各地新华书店经销
*
2023 年 7 月第 一 版　开本：787×1092　1/16
2025 年 4 月第二次印刷　印张：19
字数：437 000
定价：128.00 元
（如有印装质量问题，我社负责调换）

《临床检验标本采集手册》编委会

主　编　杨大干

副主编　齐星伦　周云仙

编　委　（按姓氏笔画排序）

朱颖明　浙江大学医学院附属第一医院

齐星伦　浙江大学医学院附属第一医院

孙　静　浙江大学医学院附属第一医院

孙佳渝　浙江大学医学院附属第一医院

杨　铮　浙江大学医学院附属第一医院

杨大干　浙江大学医学院附属第一医院

杨玲玲　浙江大学医学院附属第一医院

张　博　浙江中医药大学基础医学院

周云仙　浙江中医药大学护理学院

胡长爱　浙江大学医学院附属第一医院

饶　芳　浙江中医药大学基础医学院

顾晶晶　浙江中医药大学基础医学院

曹晓强　海南医学院第二附属医院

曹斐楠　浙江大学医学院附属第一医院

楼航芳　浙江中医药大学基础医学院

蔡　倩　浙江大学医学院

前　言

检验前过程包括检验申请、患者准备、原始标本采集、标本运送到实验室并在实验室内传递及检验前标本预处理的全部过程。原始标本的采集涉及医生、护士、患者、护工及检验等人员，临床实验室很难完全控制，是较易出现问题、潜在影响因素最多的环节。不适当的原始标本采集，会影响检验结果的准确性和可靠性，导致医疗差错和患者伤害。

ISO 15189《医学实验室质量和能力的要求》、CAP Checklist《美国病理学家协会检查列表》及临床实验室的行业标准或规范，均对标本采集手册的内容、定期审核、文件发放、人员培训及考核、标本送检等有明确的要求。但是这些要求比较笼统，缺乏更细致、可操作性的指导。甚至一些标本采集手册中的患者确认、采集过程、试管次序等内容有差异，标准不统一，导致临床执行混乱而影响标本的采集质量。标本采集人员的综合素质是标本质量最重要的影响因素之一，对标本采集人员进行全面且充分的培训和考核至关重要。如果培训不到位，标本质量得不到保证，会导致患者误诊、漏诊，甚至引起投诉，可增加院内感染风险和职业暴露概率。

《临床检验标本采集手册》依据行业标准和指南，如CLSI GP41-A7《诊断性静脉血液标本收集》、WS/T 661—2020《静脉血液标本采集指南》和WS/T 640—2018《临床微生物学检验标本的采集和转运》等，结合临床操作实践和最新进展及研究文献编写，包括当前实验室认可或认证要求、标本采集质量管理体系、常见临床检验标本标准采集流程。对临床标本采集进行基于临床最佳实践的系统全面的介绍：在管理方面，包括法律法规、国内外卫生行业标准、ISO 15189认可、CAP认证等要求；在理论方面，包括标本采集及培训的质量管理体系要求，标本采集相关的局部解剖学、生理学、病理学等基础医学知识；在结果影响因素方面，包括饮食、运动、体位、饮酒、吸烟、药物、情绪等生理性影响，性别、年龄、妊娠、月经周期、季节、疾病等生物学变异影响，也包括溶血、脂浊、黄疸等对标本状态的影响；在标本类型方面，包括静脉、动脉、末梢血、尿液、粪便、呼吸道标本、生殖道标本、无菌体液、骨髓等标本的标准采集操作流程；在标本管理方面，包括运送、接收、处理及保存，提供患者准备不佳、标本采集不当、标本运送问题、疾病或药物干扰等常见不合格标本示例及处理方法；在并发症方面，包括血肿、淤血、晕针、局部感染、神经损伤、血栓、止血困难等的临床表现和原因及处理措施；在风险管理方面，对标本采集环境、采集人员技术、采集耗材、信息系统及标本采集后患者并发症等标本采集过程的各个环节进行风险因素的识别、分析和评估，并按评估结果对标本采集存在的风险进行控制。

为了实验室能更好地培训静脉采血技术，美国临床和实验室标准协会（CLSI）于2017年4月颁布了GP48-A《采血培训程序基本要素》，提供开发采血培训程序和课程的指南，确保采集人员能接受高水平的培训并不断更新静脉采血理念。本书每个章节提供了精彩课堂、思考要点和小组讨论，可用于教学和培训。在参照国内外相关教学改革成果的基础上，通过案例分析、团队学习、模拟教学、角色扮演、翻转课堂、1分钟导师教学、读书报告、思维导图等方式，将以老师讲授为主的传统培训模式转变为以学员为主体的创新培训模式，充分调动学员自主学习积极性，有效提升学员理论知识和操作技能熟练度，提高学员培训满意度。

本书共有13章。第一章介绍了临床检验标本采集现况及管理要求，包括患者的权利和责任、实验室认可或认证的要求。第二章介绍了临床标本采集的质量管理体系要素和持续质量改进工具。第三章介绍了血液标本采集的医学基础知识，包括相关的人体解剖学、生理学、病理学知识。第四章介绍了影响实验室结果的检验前变量的生理因素和生物学变异。第五章介绍了静脉血液标本标准采集流程，包括用物准备、位置选择、静脉选择、用物选择、穿戴手套、清洁穿刺部位、进针和采血、填充并混匀采集、拔针并按压。第六章介绍了婴幼儿、老年人、肥胖人群、化疗患者、烧伤患者等特殊患者的血液标本采集，另外还包括特殊检验项目如血培养、凝血检验等标本的采集和运送。第七至九章介绍了动脉血液标本采集、末梢血采集流程，除血液外的尿液、粪便、痰液、鼻/咽拭子、无菌体液、骨髓等标本的采集。第十章介绍了标本的运送、接收、处理及储存，常见不合格标本及处理。第十一章介绍了常见应急问题和处理措施，以及职业暴露。第十二章介绍了临床检验标本采集技术培训内容和培训实例，提供标本采集的教学资源。第十三章介绍了临床检验标本采集的风险管理，通过风险因素的识别、分析和评估，制订风险控制措施，确保医疗质量和安全。

本书的编写团队主要从事检验前的管理、教学和科研工作，希望本书有助于实验室标本采集管理，提升标本采集质量。另外，检验前相关的医疗技术和管理在不断发展中，同时限于作者的水平，难免存在疏漏或有争议的地方，请大家批评指正。

编　者

2022年12月

目　录

原始标本采集是检验前过程最重要的阶段，不适当的原始标本采集可导致患者的伤害和医疗错误。ISO 15189《医学实验室质量和能力的要求》、CAP Checklist(《美国病理学家协会检查列表》)《医疗机构临床实验室管理办法》及临床实验室的行业规范或标准，均对患者准备、标本采集、标本运送等提出了明确的要求。标本采集和运送工作由患者、医生、护士、检验及运送等人员在实验室以外的区域完成，涉及的环节复杂、影响因素多、质量监管难，是当前实验室的管理重点和难点，应采取对患者教育和告知、医护培训和临床沟通、使用正确采集方法和合适标本容器、加强标本运送和质量监控，来提升检验前的标本质量，确保检验结果的质量，更好地为临床服务。

第一节　临床检验标本采集概况

标本是为了检验、研究或分析一种或多种量或特性而采集的认为可代表整体的一独立部分的体液、呼出气、毛发或组织等。临床检验的标本类型有血液、尿液、脑脊液、浆膜腔积液、心包积液、鼻/咽拭子等，其中血液标本最常见，约占70%以上。血液、脑脊液等标本由医护人员采集，而尿液、痰等标本由患者自行采集留取。采集的标本一般送至临床实验室进行检测分析，检验结果返回给医生并进行临床处理。

一、临床实验室

临床实验室是以疾病诊断、管理、预防、治疗或健康评估提供信息为目的，运用生物化学、微生物学、免疫学、生物物理学、化学、细胞学、病理学、分子诊断学等理论和技术对来自人体的标本进行检验，提供诊断服务的部门或机构。实验室还可以提供涵盖检查所有方面的建议，包括结果解释和进一步检查的建议。

临床实验室按法律地位可分独立法人和非独立法人。独立法人的临床实验室，又称第三方医学实验室或医学独立实验室，是指在卫生行政部门许可下，具有独立法人资格的专业从事医学检测的医疗机构。第三方医学实验室与医院建立业务合作，集中收集并检测合作医院采集的标本，检验后将检验结果返回至医院，应用于临床决策。非独立法人的临床实验室，其母体是医疗机构。一般是指检验科，也包括提供诊断服务的医院科研或临床实验室。主要职能是承担检验诊断服务，包括基础检验、血液检验、生化检验、免疫检验、微生物检验、质谱检验、基因和遗传检验等。

　　临床实验室根据检验项目的要求，制订标本采集规范，对采集人员进行培训和能力考核。对标本从申请、采集、接收、检测、报告、废弃等过程进行管理，特别是对标本的采集质量进行监控，针对存在的问题，采取持续质量改进，不断提高标本的质量。

二、标本检验全过程

标本检验全过程包括检验前、检验中、检验后三个阶段，见图1-1。

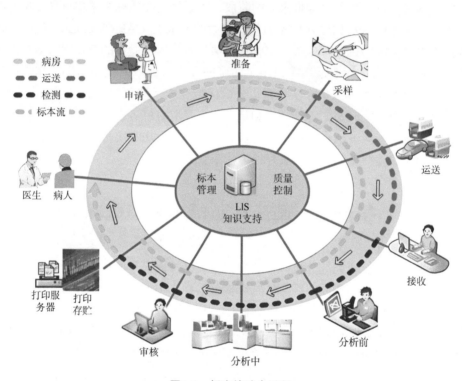

图1-1　标本检验全过程

　　检验前：按照时间顺序，开始于下医嘱后并结束于分析检测开始前的过程，包括检验申请、患者的准备和识别、标本的采集及运送到实验室和在实验室内运送。

　　检验中：是以确定一个特性的值或特征为目的的一组操作。在某些学科（如微生物学），一项检验是多次试验、观察或测量的总体活动。确定一个特性的值的实验室检验称为定量检验；确定一个特性的特征的实验室检验称为定性检验。实验室检验也常称为检测或试验。

　　检验后：或称分析后阶段，检验之后的过程，包括结果复核、临床材料保留和储存、样品（和废物）处置，以及检验结果的格式化、发布、报告和留存等。

三、标本采集或采血处

检验科一般设置抽血中心或标本采集处，由检验或护理人员承担门诊血液标本采集和非血液标本的接收任务。在采集标本时，要根据不同采集对象设置不同的采样区域，如将发热患者与其他患者分区采样，以避免交叉感染。住院患者，一般在病房里由护士负责血液标本采集。穿刺液标本如脑脊液、浆膜腔积液、心包积液，分泌物标本如阴道分泌物、前列腺液等标本，由医生负责采集。一些检验项目有空腹要求，同时为了减少采集时间对结果的影响，大部分的静脉采血集中在上午完成。标本采集具体流程包括预约就诊、检验申请、检验付费、抽血叫号、等候准备、抽血、报告查询等。尿液、粪便、痰液等标本，由医务人员提供指导，患者自行留取。采集好的标本，通过符合生物安全要求的标本运送方式，将标本安全地送达实验室进行检测。

新发、突发甲类传染病的采样点应当为独立空间，具备通风条件，内部划分相应的清洁区和污染区，配备手卫生设施或装置。采样点须设立清晰的指引标识，并明确采样流程和注意事项。设立独立的等候区域，尽可能保证人员单向流动，落实"1米线"间隔要求，严控人员密度。

四、诊间标本采集

为提高检验科的工作效率和人力成本，一般由患者到医疗机构某一地点进行集中式采血，采血点附近设置门诊检验室，以快速将标本完成检测并报告。诊间采血最大的特点是医疗活动以患者为中心，门诊患者在医生开单后，无须找寻固定的采血点，在诊间就能完成样本采集，避免来回奔波，特别是对行动不便的患者，显著简化了原本繁琐的门诊采血流程，节约了患者就诊检查时间。诊间标本采集见图1-2。某些诊区患者不多或者太多时，可根据诊间和患者人数，设置机动岗做动态支援采血。

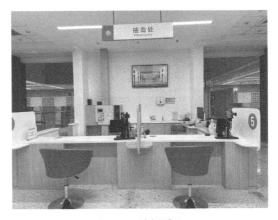

图1-2　诊间采血

诊间采血的不足是某些有时间限定的特殊标本不能及时送往检验科接收，气动物流一次只能送一个炮筒，在好几个区域同时发送标本时，会引起堵塞而增加检验前的周转时间。某些体液标本，如尿液、粪便、宫颈刮片、分泌物等不能用气动物流或小车运送，要人工运送，工人穿梭在各个诊区，通常是拿完每个诊区的标本才送往检验科，这就延长了标本运送时间，延迟了患者出报告的时间。诊间采血对采样工作人员来说是分散的，在诊区内工作，与检验科脱轨，有些诊区血液采集需求量较大，患者多需要较长的等候时间。

五、试管贴标系统

实验室常采用条形码标签来标识标本，通过打印不干胶的标签，手工粘贴至标本容器上。这些步骤主要由人工操作，需要打印并粘贴，会占用一些操作时间，还存在贴错、贴歪等情况。随着实验室自动化的发展，目前已有全自动试管贴标系统。该系统是集智能选管、标签打印、粘贴与分装为一体的自动化血液标本收集系统。在患者扫码取号后，基于医院信息系统和实验室信息系统提供的测试项目和患者信息自动获取采血需求，机器自动完成条形码打印并粘贴在合适的试管容器上，将粘贴好的试管装入采血盒内。该系统可将单个患者采血所需的所有试管收集在同一个采血盒中，根据各窗口工作量智能将采血盒传送到相应的抽血窗口。同时系统触发采血叫号系统，通知患者去对应的窗口抽血，在完成抽血后通过轨道传输到后台自动分拣试管，按实验室要求完成标本分类。目前，也有针对单个窗口的全自动试管贴标系统，提升标本采集速度，优化工作流程。

六、标本采集现况

检验分析的错误主要来自于分析前阶段，且主要集中在标本采集过程。门诊最常见的标本采集人员是检验人员或护士，住院或体检的标本采集人员主要是护士。住院和急诊最常见的标本运送人员是工人，而门诊最常见的标本运送人员是检验人员、实习生或工人。有调查显示，检验科的采血人员配备，二级医院门诊平均3人，急诊平均1人，三级医院门诊平均5人，急诊平均1.5人。标本采集人员有一部分人员固定岗位，专职从事标本采集工作，也有部分人员兼职岗位，主要工作是医学检验或临床护理工作，在值（夜）班或轮岗时从事标本采集工作。绝大部分医院采用集中采血，少部分采用楼层集中采血或诊间采血。大部分医院由护理部或检验科定期进行标本采集培训和考核，要求护士或检验人员掌握标本采集相关知识并严格执行。

当前，采血前患者核对、核对方式等方面，是符合患者身份核对要求的。护士采血时应戴手套。采血中，首选静脉、压脉带使用时间、消毒直径、采血管混匀方法及混匀时机、按压止血时间等符合标准操作要求。试管颠倒180°后返回混匀几次，回答错误的较多，原因主要与医院培训不到位有关。另外，多管采集时的采集顺序错误率高。抗凝血标本的混匀次数常有不足，少于标准要求。采血后的操作，如丢弃针头、贴采血管标签方面均符合标准要求。目前，静脉采血过程中不规范操作，主要有拍打静脉和使用蝶翼针采血且仅采集凝血或红细胞沉降率（血沉）标本时没有使用空管，另外还有未等消毒剂挥发即穿刺、使用压脉带时间超过1分钟、采血量不足和采血结束后未告知患者不要弯曲手臂等问题。

静脉采血是一个包含多个步骤的复杂过程，且不同医院对采血人员的培训和考核存在差异，这造成标本采集过程的不一致性。当前的卫生行业标准是WS/T 661—2020《静脉血液标本采集指南》，国际上的主要标准有CLSI GP41《诊断性静脉血液标本采集》和WHO《静脉采血的最佳操作指南》。CLSI GP41整合质量管理体系的理念，更详细更清楚地描述了成功和安全执行静脉采集的过程，更新了可接受的穿刺部位，有留置针和输液时的采集要求等。但是，不同国家间存在医疗条件、人群特征、管理体系等差异，通常以CLSI GP41标准为基础，进行本地化修订，以符合临床实践要求。为了实验室能更好地培训静脉采血，CLSI于2017年4月颁布GP48-A《采血培训程序基本要素》，提供开发采血培训程序和课程的指南，确保采集人员能接受高水平的培训课程。国内还制定了 WS/T 640-2018《临床微生物学检验样本的采集和转运》《中国末梢采血操作共识》《不合格静脉血标本管理中国专家共识》《医学实验室真空采血管性能评估专家共识》等行业规范和专家共识，并将标本的不合格率作为质量监测指标，以不断提高标本采集的质量。

第二节 临床检验标本采集管理要求

临床标本采集管理需遵守我国临床实验室的相关法律法规要求。通常将标本视作有传染性，因此需遵守实验室生物安全相关的法律法规要求。静脉采血、腹水穿刺等标本采集属有创操作，需遵守院内感染等相关的法律法规要求。与标本采集管理要求有关的，当前现行的法律、法规、标准如下所述。

一、《医疗机构临床实验室管理办法》

《医疗机构临床实验室管理办法》第十五条医疗机构临床实验室应当有分析前质量保证措施，制定患者准备、标本采集、标本储存、标本运送、标本接收等标准操作规程，并由医疗机构组织实施。

二、《医学检验实验室基本标准和管理规范（试行）》

《医学检验实验室基本标准和管理规范（试行）》规定：标本采集人员应当有相应资质。规章制度至少包括标本管理制度、患者隐私保护制度等。应当以 ISO 15189 为质量管理的标准，建立并实施医学检验质量管理体系，遵守相关技术规范和标准，落实分析前、分析中、分析后三个阶段的质量管理制度、医学检验项目标准操作规程、检验仪器标准操作与维护规程，持续改进检验质量。可根据其他医疗机构和执业医师提出的检验申请，接收其提供的标本或者直接采集受检者相关标本，并向申请者提供检验报告。受检者的经治医师负责对检验结果最终解释，但必要时，医学检验实验室应当提供与检验结果相关的技术解释。具有分析前质量保证措施，制定患者准备、标本采集、标本储存、标本运送、标本接收等标准操作规程，并组织实施。

三、《医疗废物管理条例》

《医疗废物管理条例》第十六条　医疗卫生机构应当及时收集本单位产生的医疗废物，并按照类别分置于防渗漏、防锐器穿透的专用包装物或者密闭的容器内。医疗废物专用包装物、容器，应当有明显的警示标识和警示说明。第十八条　医疗卫生机构应当使用防渗漏、防遗撒的专用运送工具，按照本单位确定的内部医疗废物运送时间、路线，将医疗废物收集、运送至暂时贮存地点。运送工具使用后应当在医疗卫生机构内指定的地点及时消毒和清洁。

四、《医疗卫生机构医疗废物管理办法》

《医疗卫生机构医疗废物管理办法》第十一条（七） 医疗废物中病原体的培养基、标本和菌种、毒种保存液等高危险废物，应当首先在产生地点进行压力蒸汽灭菌或者化学消毒处理，然后按感染性废物收集处理。第十三条 盛装的医疗废物达到包装物或者容器的3/4时，应当使用有效的封口方式，使用包装物或者容器的封口紧实、严密。第十五条盛装医疗废物的每个包装物、容器外表面应当有警示标识，在每个包装物、容器上应系中文标签，中文标签的内容应当包括：医疗废物产生单位、产生日期、类别及需要的特别说明等。

五、《医疗器械临床使用安全管理规范（试行）》

《医疗器械临床使用安全管理规范（试行）》第十七条 医疗机构临床使用医疗器械应当严格遵照产品使用说明书、技术操作规范和规程，对产品禁忌证及注意事项应当严格遵守，需向患者说明的事项应当如实告知，不得进行虚假宣传，误导患者。第二十条 医疗机构应当严格执行《医院感染管理办法》等有关规定，对消毒器械和一次性使用医疗器械相关证明进行审核。一次性使用的医疗器械按相关法律规定不得重复使用，按规定可以重复使用的医疗器械，应当严格按照要求清洗、消毒或者灭菌，并进行效果监测。医护人员在使用各类医用耗材时，应当认真核对其规格、型号、消毒或者有效日期等，并进行登记。对使用后的医用耗材等，属医疗废物的，应当按照《医疗废物管理条例》等有关规定处理。第二十七条 医疗机构应当设置与医疗器械种类、数量相适应，适宜医疗器械分类保管的贮存场所。有特殊要求的医疗器械，应当配备相应的设施，保证使用环境条件。

六、《病原微生物实验室生物安全管理条例（2018修订版）》

《病原微生物实验室生物安全管理条例（2018修订版）》第九条 采集病原微生物样本应当具备下列条件：具有与采集病原微生物样本所需要的生物安全防护水平相适应的设备；具有掌握相关专业知识和操作技能的工作人员；具有有效地防止病原微生物扩散和感染的措施；具有保证病原微生物样本质量的技术方法和手段。采集高致病性病原微生物样本的工作人员在采集过程中应当防止病原微生物扩散和感染，并对样本的来源、采集过程和方法等作详细记录。

七、《医院感染管理规范（试行）》

《医院感染管理规范（试行）》第六十三条 检验科的医院感染管理应达到以下要求：工作人员须穿工作服，戴工作帽，必要时穿隔离衣、胶鞋，戴口罩、手套。使用合格的一次性检验用品，用后进行无害化处理。严格执行无菌技术操作规程，静脉采血必须一人一针一管一巾一带；微量采血应做到一人一针一管一片；对每位病人操作前洗手或手消毒。无菌物品如棉签、棉球、纱布等及其容器应在有效期内使用，开启后使用时间不得超过24小时。使用后的废弃物品，应及时进行无害化处理，不得随意丢弃。各种器具应及时消毒、清洗；各种废弃标本应分类处理（焚烧、入污水池、消毒或灭菌）。保持室内清洁卫生。每天对空气、各种物体表面及地面进行常规消毒。在进行各种检验时，应避免污染。

八、《中华人民共和国生物安全法》

《中华人民共和国生物安全法》第五章第四十三条　国家根据病原微生物的传染性、感染后对人和动物的个体或者群体的危害程度，对病原微生物实行分类管理。从事高致病性或者疑似高致病性病原微生物样本采集、保藏、运输活动，应当具备相应条件，符合生物安全管理规范。第四十八条　病原微生物实验室的设立单位负责实验室的生物安全管理，制定科学、严格的管理制度，定期对有关生物安全规定的落实情况进行检查，对实验室设施、设备、材料等进行检查、维护和更新，确保其符合国家标准。

九、卫生行业标准

我国卫生行业标准化协会，针对临床标本采集，制订了一些相关的技术标准和规范，以有效提升标本采集管理的能力和技术水平。目前，现行有效的标准如下所述。

（一）WS/T 661—2020《**静脉血液标本采集指南**》

该标准规定了用于临床实验室检测的成年人静脉血液标本采集前准备、采集操作、采集后处理的通用技术指导。其适用于医疗卫生机构进行成年人静脉血液标本采集。

（二）WS/T 224—2018《**真空采血管的性能验证**》

该标准规定了真空采血管性能要求及验证方法。该标准适用于临床实验室在正式使用新采血管前对其进行性能验证。对正在使用的采血管的检测结果有疑问、查找原因可能与采血管相关时，也可采用该标准对采血管进行性能验证。

（三）WS/T 640—2018《**临床微生物学检验样本的采集和转运**》

该标准规定了临床微生物学（病毒学、细菌学和真菌学）检验标本采集和转运的技术要求。其适用于开展临床微生物学检验的各级医疗机构及其临床微生物学实验室。

（四）WS/T 233—2017《**病原微生物实验室生物安全通用准则**》

该标准规定了病原微生物实验室生物安全防护的基本原则、分级和基本要求。该标准适用于开展微生物相关的研究、教学、检测、诊断等活动实验室。

（五）WS/T 496—2017《**临床实验室质量指标**》

该标准规定了临床检验质量水平持续改进所需要的具体质量指标。适用于医疗机构临床检验的常规内部质量管理和相关的外部质量评价。对标本不合格率、检验前周转时间等质量指标进行了规定。

（六）WS/T 442—2014《**临床实验室生物安全指南**》

该标准规定了二级（涵盖一级）生物安全防护级别临床实验室的设施、设备和安全管理的基本要求。适用于涉及生物因子操作的临床实验室。

（七）WS/T 433—2013《**静脉治疗护理技术操作规范**》

该标准规定了静脉治疗护理技术操作的要求。适用于从事静脉治疗护理技术操作的护理人员。

（八）WS/T 367—2012《**医疗机构消毒技术规范**》

该标准规定了医疗机构消毒的管理要求；消毒和灭菌的基本原则；清洗与清洁、消毒与灭菌的方法；清洁、消毒与灭菌的效果监测。规范了穿刺部位的皮肤消毒方法和消毒范围。

（九）WS/T 359—2011《**血浆凝固实验血液标本的采集及处理指南**》

该标准规定了血浆凝固实验血液标本的采集及处理的要求，包括凝血样本采集、运送、接收、处理保存的具体要求。

（十）WS/T 348—2011《**尿液标本的收集及处理指南**》

该标准规定了尿液标本的收集及处理的技术要求。其适用于开展尿液标本检测的临床实验室。

（十一）GB 27950—2011《**手消毒剂卫生要求**》

该标准规定了手消毒剂的技术要求、检验方法、标签说明书及使用注意事项。指出手卫生消毒的方法为取适量的手消毒剂于手心，双手互搓使其均匀涂布于每个部位，作用1分钟。

（十二）WS/T 313—2009《**医务人员手卫生规范**》

该标准规定了医务人员手卫生的管理与基本要求、手卫生设施、洗手与卫生手消毒、外科手消毒、手卫生效果的监测等。对洗手与手卫生消毒应遵守的原则、适用情况和方法进行了规范要求。

（十三）GBZ/T 213—2008《**血源性病原体职业接触防护导则**》

该标准规定了血源性病原体职业接触的预防控制措施、个人防护用品以及职业接触后的评估、预防及随访等要求。其适用于医疗卫生机构及其他存在血源性病原体职业接触的用人单位。

（十四）GB/T 20469—2006《临床实验室设计总则》

该标准规定了临床实验室设计有关空间、工作台、储藏柜、通风设施、照明等技术的指导性要求。其适用于临床实验室的设计。

（十五）WS/T 251—2005《临床实验室安全准则》

该标准规定了临床实验室的安全行为准则，该标准为基本要求，临床实验室还应同时符合国家其他相关规定的要求。适用于从事临床检验工作的实验室。

（十六）WS/T 249—2005《临床实验室废物处理原则》

该标准规定了临床实验室废物的分类和处理原则，适用于临床实验室，旨在为临床实验室提供处理有害废物的依据和方法。

（十七）WS/T 225—2002《临床化学检验血液标本的收集与处理》

该标准规定了临床化学实验室使用的血液标本的收集和处理过程及原则，其适用于检验医学实验室及研究室。

十、国际相关标准

针对临床标本采集，CLSI、ISO、WHO 等组织制订了一些相关的技术标准和规范。

（一）ISO 22367：2020《医学实验室—风险管理在医学实验室中的应用》

该文件规定了医学实验室识别和管理与临床检验相关的患者、工作人员和服务提供者的风险的过程，包括识别、估计、评估、控制和监控风险。其适用于医学实验室检查和服务的所有方面，包括检验前、检验中、检验后、结果准确传输及其他 ISO 15189 的技术和管理过程。

（二）CLSI M29《保护实验室工作人员免受职业性感染》

该文件提供了在实验室环境中通过气溶胶、飞沫、血液和身体物质传播感染源的风险指南，防止实验室仪器和材料传播微生物感染的具体预防措施，以及对传染性病原体接触管理的建议。

（三）CLSI QMS03《培训和能力评估》

该指南为制订有效的实验室人员培训和能力评估计划提供了结构化的方法。

（四）CLSI GP05《临床实验室废物管理》

该文件就临床实验室产生的化学、传染性、放射性和多危害废物的安全处理和处置提供了指导。

（五）CLSI H21-A5《采集、运输和处理血液样本》

该文件规定了采集、运输和储存血液的程序；处理血液样本；储存血浆用于凝血测试；以及进行测试的一般建议。

（六）CLSI GP33《准确的患者和标本识别》

该文件涵盖了监管机构为确保准确的患者和样本识别所需的流程，其中包括关于条形码系统实施和用户培训的指导。

（七）CLSI GP34《静脉和毛细血管血液样本采集管的验证和确认》

该文件为静脉和毛细血管采血管的验证和确认试验提供了指导。

（八）CLSI GP39《用于静脉和毛细血管血液样本采集的试管和添加剂》

该标准包含静脉和毛细血管采血装置的材料、制造和标签要求。

（九）CLSI GP41-A7《诊断性静脉血液标本采集》

该标准规定了通过静脉穿刺采集诊断样本的程序，包括留置导管采集、血液培养采集和儿童静脉穿刺采集。

（十）CLSI GP42-A7《毛细血管标本采集》

该标准规定了采集毛细血管血液样本的程序，包括毛细血管血液样本的采集部位、穿刺深度和用于收集、处理和转移毛细血管血液样本的可用设备。

（十一）CLSI GP44-A4《普通实验室测试用血液样本处理和处理程序》

该文件包括了制备最佳血清或血浆样本以及用于处理血液样本的设备标准。

（十二）CLSI GP48《采血培训程序基本要素》

该指南是医疗机构专业人员和教育工作者制定和实施静脉血液穿刺培训计划和课程的资源。

（十三）ISO 20658：2017《医学实验室样品采集、运送、接收和处理的要求》

该文件规定了对医学实验室检验的样品采集、运送、接收和处理的要求和良好规范的建议。适用于涉及检验前过程的医学实验室和其他医疗服务机构，这些过程包括检验前过程（如检验申请）、患者准备和识别、样品采集、运送、接收、保存和处理。也可适用于某些生物样本库，但不适用于输血所用的血液及血液制品。

（十四）WHO：2010《静脉采血的最佳操作》

该准则推荐了安全采血步骤，包括采血最佳操作的背景信息、操作指南和图解，明确阐述了采血对于患者和医护人员的风险，以及如何降低这些风险。可以根据这些准则建立标准操作程序。

第三节　患者权利和责任

标本采集直接与患者接触，了解患者的权利和责任，有利于提升服务质量，确保患者的权利。

一、患者权利和义务

医院就诊的患者，无论其国别、性别、经济状况、教育程度、民族、宗教、婚姻状况和付费方式，都享有以下权利：获得有关诊断、病情、诊疗措施、手术过程、医疗风险、临床试验及疾病预后等方面的相关信息。患者有权参与治疗过程，包括作出治疗决策、对治疗提出意见、寻求第二方治疗意见，甚至拒绝诊断性操作和治疗等。当患者要求寻求第二方意见时，医院不能隐瞒相关信息，而应该通过提供其身体状况信息等，为其寻求第二方意见提供便利。在法律允许的范围内，患者参与治疗过程中发生的伦理道德问题的讨论，包括终止抢救和停止生命支持治疗的选择，选择拒绝治疗或选择自动出院。同意或拒绝与治疗相关的实验性临床医疗。患者要求个人隐私得到尊重，要求保密个人及与治疗有关的所有内容及记录等信息。患者在安全的场所接受治疗，受到礼貌对待，并有权接受保护。患者有抱怨的权利，医院接待患者抱怨或投诉，并告知其已采取的措施。

良好的医患关系是建立在相互信任、相互配合的基础之上的。理想的治疗效果，既要求维护患者的合法权利，也要求患者在医疗活动中承担一定的义务。患者应承担的主要义务：遵守医院规章制度，不得侵犯医院员工和其他患者的权利。患者需配合主管医务人员的治疗护理计划和指导，当拒绝治疗或不遵从指导时，要承担相应的责任。患者需了解自身疾病、治疗、预后及出院后注意事项。患者如实提供与疾病及诊疗相关的信息，不得故意隐瞒事实或提供与事实相悖的信息。患者需爱护医院设施和仪器。患者需履行付费义务，按医院有关规定交款。

对每位患者，医务人员用其可以理解的语言告知其权利和责任，并以书面形式呈现。可在医院网站、小程序、公告栏、病历本等公示有关患者权利与义务的声明。

二、患者隐私保护

隐私是指个人与社会公共生活无关的而不愿为他人知悉或者受他人干扰的私人事项。隐私权是指个人有依照法律规定保护自己的隐私不受侵害的权利。包括：①公民对于自己与社会公共生活无关的私人事项，有权要求他人不打听、不搜集、不传播，也有权要求新闻媒介不报道、不评论及不非法获得。②公民对于自己与社会公共生活无关的私生活，有权要求他人不得任意干扰，包括自己的身体不受搜查，自己的住宅和其他私生活区域不受侵入、窥探等。

患者健康信息属保密信息，未经患者本人同意，不得向他人泄露。就诊时建议能做到一人一诊室，以防止其他患者及家属围观。在给患者做检查时，需保护好患者的隐私。患者采血时，显示屏不能显示全名，叫号宜用数字号码代替，抽血窗口用隔板隔离。不在公共场所如电梯、餐厅、走廊等谈论患者病情或知情告知。设定计算机权限，不同等级的人员享有不同的信息权限。医务人员使用完电脑终端后要及时退出界面。

三、患者知情同意

患者知情同意包含下列两方面的内容：知情和同意。知情是指患者对病情、医疗措施、风险利弊、备用治疗方案、费用开支、临床试验等真实情况的了解、被告知的权利。同意是指患者在知情的情况下有选择、接受或拒绝的权利。

临床标本采集，一般采用公示告知，默认知情同意，不履行书面知情同意、签字手续。适用时，患者应接受解释并确认同意所采集样品的后续使用，如用于研究目的等。样品采集人员使用患者可以理解的语言解释采集程序。对于有创检查，如腰椎穿刺（脑脊液）、骨髓穿刺、胸腔穿刺（胸腔积液）、腹腔穿刺（腹水）等，需要向患者或家属告知其病情、治疗方案、并发症、风险等相关情况。医务人员须以简明易懂的方式和语言告知患者或家属，并在书面文件的基础上综合运用口头解释、图表和照片等方法。一般应告知以下信息：患者目前的病情、拟施治疗计划、直接提供治疗服务者的姓名、潜在的风险利弊。特殊检查，如基因检测，应有书面的知情同意。书面知情同意的内容包括检查的性质、预期目的、局限性和必要性。预期目的包括试验预期分析的核酸靶标（如基因、序列变异）、检测的适用范围及建议的患者人群。适用的性能参数指标，包括检测的分析有效性和临床有效性的信息。患者及其家属对其中的疑问已经得到解答，愿意进行检测并承担相应的风险。

对于具有完全民事行为能力的患者，在不违反保护性医疗制度的前提下，应将告知内容直接告知其本人，必须履行书面签字手续的由其本人签字。对于不能完全行使民事行为能力的昏迷、痴呆、未成年、残疾、精神病等患者，由符合相关法律规定的人员代为行使知情同意权。未成年人由其父母一方代为履行知情告知。在紧急情况下，可能无法得到患者同意，此时，只要对患者最有利，并由有资质的医疗专业人员授权后，可以执行必需的程序。

四、患者有权拒绝治疗

医院在不违背国家法律、法规、宗教和文化习俗及社会准则的基础上，尊重和支持患者及其家属做决定的权利，在他们了解后果的情况下，有权拒绝某项检验检查，有权决定拒绝/终止某项治疗或要求出院。如果患者拒绝采集程序，标本采集人员应记录拒绝情况并确保及时通知到检验申请者。允许患者在样品采集过程中随时撤销同意。医院应向患者及其家属做好解释工作，包括拒绝或终止治疗可能会产生的后果，患者及其家属对其决定所应承担的责任。

五、患者人身安全防护

医院采取措施，尽量保护患者不受探访者、其他患者或员工的人身伤害。在公共区域安装监控及门禁系统，必要时提供安保人员，以保证患者的人身、财产安全。标本采集环境和设施，需要符合患者人身安全防护需要，如足够的空间、良好的通风设施、适应的安保措施。儿童、残疾人、老年人、昏迷患者、精神或情绪异常患者，要求有家属或其监护人陪护。

六、投诉管理

投诉管理是指患者就医疗服务行为、医疗管理、医疗质量安全等方面存在的问题向医疗机构反映情况，提出意见、建议或者投诉请求，医疗机构进行调查、处理和结果反馈的活动。按中华人民共和国国家卫生健康委员会令〔2019〕第3号《医疗机构投诉管理办法》，医疗机构投诉实行"首诉负责制"，患者向有关部门、科室投诉的，接待投诉的部门、科室工作人员应当热情接待。

对于能够当场协调处理的，应当尽量当场协调解决；对于无法当场协调处理的，接待的部门或者科室应当主动将患者引导到投诉管理部门，不得推诿、搪塞。医疗机构投诉管理部门应当及时处理投诉，能够当场核查处理的，应当及时查明情况；确有差错，立即纠正，并当场向患者告知或出具处理意见。

医务人员应认真负责地面对每一位患者，处理每一个标本。标本采集有关的投诉主要集中点：①抽血技术不好，导致疼痛、淤血等不适。②生物安全问题，如未更换压脉带、采血针不是一次性等。③抽血时患者核对出错，标本标签粘贴错误，与患者姓名不一致。④服务态度不好，沟通方式不正确。⑤标本流转原因引起投诉，如标本丢失，运送不及时等。

第四节　实验室评审和认可/认证要求

等级医院评审涉及检验科的条款主要是临床检验质量管理与持续改进。除了医院等级评审外，检验科可能还有ISO 15189认可、CAP认证、JCI认证，还会经历质控联合检查、卫生监督检查、各级生物安全检查等。这些评审或认可的检查均涉及标本采集的管理，具体要求如下所述。

一、医院等级评审标准

等级医院评审三级条款4.16.7.1要求，有完整的标本采集运输指南、交接规范，检验回报时间控制等相关制度。通过检验前质量控制和标本全程管理，确保结果质量。实验室、护理部和医院感染控制部门共同制订标本采集运输指南，可以是纸质、电子或在线的标本采集手册及运送指南，临床相关工作人员可以方便获取。实验室有标本接收、拒收标准与流程，保留标本接收和拒收的记录。对标本进行全过程的管理。将不合格标本纳入质量控制，进行监控并持续质量改进。对标本进行全程跟踪，检验结果回报时间（TAT）明确可查。标本处理和保存专人负责，标本废弃有记录，储存标本冰箱有温度24小时监控。定期对护士、工人进行培训和考核。对标本运送过程的相关人员进行规范培训。科室和主管部门对标本采集、运输管理、交接情况有检查与监管。对标本采集质量持续改进有成效，标本交接记录完整，标本保存符合规范。

国家卫生健康委员会发布《三级医院评审标准（2022年版）》，该版本精简合并条款，突出标本类型错误率、标本容器错误率、标本采集量错误率、抗凝标本凝集率、检验前周转时间中位数等质量指标的监管。

二、ISO 15189：2012《医学实验室—质量和能力的要求》

CNAS-CL02 医学实验室质量和能力认可准则以及各专业应用说明，对检验前过程有明确的要求。

（一）原始样品采集和处理

原始样品的采集和处理是检验质量的源头，必须加以控制。要求实验室制订原始样品正确采集和处理的文件化程序供原始样品采集和处理人员使用。原始样品采集和处理可分为：

（1）患者识别、评估：患者识别应由样品采集者完成，如采集血液样品时，由采血者实施；拭子、活检组织等由临床医生采集的样品，则由临床医生执行患者身份确认。意识清醒患者的身份识别可采用口头确认方式，与申请单上的详细信息进行核对，住院患者还可检查腕带。然而，即使腕带有可读的条形码用于患者唯一识别，仍应执行口头确认，以避免腕带错误带来的问题。昏迷、婴幼儿等本人无法确认身份的患者，应由家属或陪伴者确认其身份。口头确认时，应询问"您叫什么名字？"或"患者叫什么名字？"，得到答复后再与申请信息进行核对。必要时，须核查知情同意。如果患者需满足一定的采集标准，如禁食、用药情况（最后服药时间、停药时间）、在预先规定的时间或时间间隔采集样品等，应确认患者符合检验前要求。除非采取适当的措施，否则应终止样品采集。

（2）选择容器：必须使用正确的采集容器。另外，正确的样品采集顺序可降低携带污染。制造商一般会提供适当的采血顺序建议，遵循该建议很重要。

（3）样品采集：样品采集通常由医务人员执行，由患者自行采集的样本，需要进行口头或书面说明，如24h尿液采集等。

（4）标识和记录：要求记录原始样品采集者身份及采集日期，输血等样品可能需要遵循更多的标记要求。记录应在采集完成至患者离开前完成。记录采集者身份有助于出现特殊问题或成批不符合时，查找差错的根本原因，或是对相关人员进行再培训，以及时采取纠正措施。

（二）采集前活动的指导

实验室应对采集前活动规定以下内容：

（1）申请单或电子申请单的填写：向与样品采集相关的医务人员和患者提供患者准备的信息和指导，如禁食或禁止服用某些药物，尿液、精液等留取。

（2）原始样品采集的类型和量，所用容器及必需添加物：特殊采集时机（需要时），如餐后血糖的采样时间安排，影响样品采集、检验、结果解释，或与其相关的临床资料，如用药史、相关的既往病史、确定的或可能的诊断等。

（3）体液学检查其他要求：应针对不同类型的体液样品规定不同的采集方法和要求。对自行采集样品的患者，实验室或相关医护人员应指导其正确采集样品。有特殊要求的样品，应在医生或护士的协助下完成采集。

（三）采集活动的指导

实验室对采集活动的指导应包括：确认患者身份、确认患者符合检验前要求；原始样品的采集说明、容器及必需添加物的说明、可追溯到患者的原始样品标记方式；当原始样品采集作为临床操作的一部分时，应确认与原始样品容器、必需添加物、必需的处理、样品运输条件等相关的信息和说明；原始样品采集者身份及采集日期的记录，必要时采集时间的记录；采集的样品运送到实验室之前的正确储存条件的说明；采样物品使用后的安全处置，如安全处置锐器、被污染的器具等。

部分专业还要求：

（1）GB/T 22576.2—2021《医学实验室 质量和能力的要求 第2部分：临床血液学检验领域的要求》：所有类型的样品应有采集说明。样品采集可按《全国临床检验操作规程》中血液标本采集与处理的要求。血细胞分析样品的采集应使用 EDTA 抗凝剂，除少数静脉取血有困难的患者（如婴儿、大面积烧伤或需频繁采血进行检查的患者）外，尽可能使用静脉穿刺方式采集样品。出凝血检验样品的采集应符合 WS/T 359 的要求。

（2）GB/T 22576.6—2021《医学实验室 质量和能力的要求 第6部分：临床微生物学检验领域的要求》：不同部位样品的采集方法。如：明确说明并执行血培养样品采集的消毒技术、合适的样品量；诊断成人不明原因发热、血流细菌感染时宜在不同部位抽血2套，每套2瓶（需氧、厌氧各1瓶）；痰样品直接显微镜检查找抗酸杆菌或结核分枝杆菌培养，至少送检2份痰样品；延迟运送时，样品的保存方法。

（3）GB/T 22576.7—2021《医学实验室 质量和能力的要求 第7部分：输血医学领域的要求》：除通用要求外，实验室对采集活动的指导还应包括以下内容。如：患者或献血者身份的识别；特殊患者身份的识别，如昏迷病人、新生儿、没有监护人在场的婴幼儿和儿童病人；小儿应通过父母或监护人识别；样品采集过程中患者或献血者出现不良反应的处理。

（4）分子诊断：应规定分子诊断样品留取的具体要求。①用无DNase和/或无RNase的一次性密闭容器。②正确使用抗凝管：通常全血和骨髓样品应进行抗凝处理，EDTA和枸橼酸盐为首选抗凝剂，不使用肝素抗凝（核酸提取采用吸附法而不受肝素干扰时除外）。③用于RNA（如HCVRNA）扩增检测的血样品宜进行抗凝处理，并尽快分离血浆，以避免RNA的降解；如未作抗凝处理，则宜尽快分离血清。④分泌物、拭子、肿瘤组织等样品留取的注意事项等。

（四）样品运送和接收

实验室应对样品运送活动进行指导。样品运送应保证样品的完整性，即待检物质的稳定性；并保障人员的安全性，即确保样品运送者、接收者、公众免受危害。实验室应制定文件化程序用于样品包装的说明和样品运送监测。样品运送监测主要通过保证检验前样品的完整性和有效性来确保患者医疗安全和样品运送者、接收者、公众的安全。根据申请的检测项目，明确运送时间、控制运送温度非常重要，必要时可添加合适的防腐剂或保存剂。

部分专业还要求：

（1）GB/T 22576.3—2021《医学实验室 质量和能力的要求 第3部分：尿液检验领域的要求》：所有尿液样品应用密闭容器运送。

（2）GB/T 22576.6—2021《医学实验室 质量和能力的要求 第6部分：临床微生物学检验领域的要求》：明确规定需要尽快运送的样品；合适的运送培养基；安全运送样品的方法（如密封容器、无样品外漏等）。

（3）GB/T 22576.7—2021《医学实验室 质量和能力的要求 第7部分：输血医学领域的要求》：运送人员应接受有关运送过程中的安全及包装要求的培训。

常见的样品运送方式包括医疗机构内和医疗机构间两种情况。①医疗机构内：由医务人员人工运送、气动物流等管道运送；②医疗机构间：通过快递服务（按照外部服务合同执行）、医务人员运送。感染性材料的包装、安全运送应遵循国家、地方相关法律法规。气动传输等管道运送系统启用前应进行评估，必要时，规定不适用于气动传输管运送的样品类型。对于不涉及样品采集和运送的实验室，当接受的样品完整性被破坏或危害运送者或公众的安全时，立即联系运送者并通知应采取的措施以防再次发生，即认为满足上述运送要求。

部分专业针对不合格标本还有其他要求。

（1）GB/T 22576.2—2021《医学实验室 质量和能力的要求 第2部分：临床血液学检验领域的要求》：实验室应统计不合样品（如样品量不符合要求、样品溶血、样品凝血等）的比率，并与临床科室共同进行原因分析，采取相应措施改进工作质量。

（2）GB/T 22576.6—2021《医学实验室 质量和能力的要求 第6部分：临床微生物学检验领域的要求》：应制定样品接收标准，如无肉眼可见的渗漏、合适的样品类型/量、预防拭子干燥的措施、适当的运送培养基等。宜评估样品的质量并反馈评估结果（如血培养标本的血量、套数、污染率等）。不合格的样品宜尽快通知医生、护士或患者（门诊），以便重新采集。

（3）GB/T 22576.7—2021《医学实验室 质量和能力的要求 第7部分：输血医学领域的要求》：将妥协样品（部分不符合标准但继续检测的样品）的有关信息反馈给申请人和样品采集人员以便持续改进样品的质量。输血相容性检测实验室应建立接收样品的核对管理制度，应至少包括标识、数量、质量及状态等。确保样本和患者的信息一致，同时应核实患者的既往输血资料。急诊用血应建立绿色通道和紧急预案。应有急诊样品处理程序和与临床沟通程序，并有相应记录。对稀有血型样品应有明显的标识。

（五）样品处理、准备和储存

样品检验前处理、准备和储存重点在于保证样品的完整性和安全性，即保证样品中待检物质的完整性和稳定性；保障样品的安全性，使样品免遭遗失、损坏。实验室应有保护患者样品的程序和适当的设施，避免样品在检验前活动中，以及处理、准备、储存期间发生变质、遗失或损坏。避免某些特殊的不良环境（如高温或日光）影响样品的完整性或待测物浓度，确保样品安全地储存。实验室应根据样品储存条件和被测量的稳定性，规定同一原始样品申请附加检验或进一步检验的时限。

部分专业应用说明针对标本处理和储存还有其他要求。

（1）GB/T 22576.2—2021《医学实验室 质量和能力的要求 第2部分：临床血液学检验领域的要求》：血细胞分析的临床样品宜在采集后8h内完成检测。出凝血检验的临床样品宜在采集后4h内完成检测；若样品不能在采集后4h内检测，应分离血浆并转移至洁净干燥符合要求的试管中，将试管加盖并保存于–20℃，在2周内完成检测。进行疟原虫检查的静脉血样品应在采集后1h内同时制备厚片和薄片。如果超过1h，应提示处理时间。

（2）分子诊断：样品应尽快处置并以适当方式储存，以尽可能减少核酸降解。超长期储存后的标本，使用前应再次评估标本的完整性。检测样品若为组织，应采用10%中性缓冲的福尔马林固定，固定液的量和固定时间应符合检测要求。

三、CAP认证要求

CAP对标本采集非常重视，至少20余个条款与标本采集有关。

（1）GEN.40016标本采集审查程序：实验室主任或指定人员至少2年审查一次标本采集手册并记录。

（2）GEN.40032新标本采集程序审查：在实施前，所有涉及标本采集/处理程序手册的重大变更都要经实验室主任审查和批准。

（3）GEN.40050手册发放：标本采集手册应发放到医院内所有涉及标本采集的区域

（护士站、手术室、急诊室、门诊区），以及实验室以外的区域（如医生办公室或其他实验室）。标本采集手册可以以电子版的形式发给使用者，不要求一定是纸质版的。电子版手册更能精确地反映目前的要求。

（4）GEN.40100标本采集手册的要点：包括患者的准备工作；采集容器的类型和采集标本的数量；采集需要的特定时间；防腐剂或抗凝剂的类型和数量；从采集到实验室收到这段时间内需要的特殊处理，如冰冻、即刻交付；合适的标本标签等。

（5）GEN.40125受委托实验室标本处理：对于送到参考实验室的标本，委托实验室要严格遵守参考实验室的申请、采集和处理规定。

（6）COM.06000标本采集手册：定义了患者识别、患者准备、样本采集和标记、样本保存的方法，以及检测前的运输和储存条件，遵守良好实验室规范等。

（7）COM.06100原始标本容器标签：所有主要标本容器用至少两个特定的标记标识符。

（8）COM.06200二次标本容器标签：提供足够的标识符标记二次标本容器测试的所有阶段。

（9）COM.06300标本拒收标准：有书面拒绝接受标本的标准，最优样本的特殊处理的说明，将不可接受的标本记录在患者/客户报告和/或质量管理中。

（10）GEN.40460标本采集用品：采血试管和采血装置（例如采血针、培养拭子和运送培养基）等标本采集用品要在有效期内使用，并按照制造商的说明进行保存。

（11）GEN.40470标本采集培训：有记录表明，所有采集样本的人员都接受过采集技术、设备/用品的正确选择和使用方面的培训，并了解样本采集程序的内容。

（12）GEN.40490患者识别：标本采集人员在采集前应能够正确识别患者。工作人员在采集标本前必须检查至少两种标识符，从而确认患者的身份。例如，检查住院患者腕带上的姓名和唯一住院号；检查门诊患者的姓名和出生日期。患者病房号不能作为标识符。如果可行的话，可以要求患者对自己的身份进行验证。在采集时，要在标本容器上粘贴标识标签。旨在建立一套有备案的、严格遵循的体系，保证在采集点对患者样本进行正确标识。样本采集者在采集样本之前积极识别患者，并在患者在场的情况下标记样本。

（13）GEN.40491标本标记：主要标本容器至少要使用两种患者特殊标识符进行标记。合格的标识符包括但不限于：患者姓名、出生日期、病历号、唯一的随机号。地点（如床号）不可以作为标识符。由非实验室人员采集标本时可能难以始终遵守此要求。实验室应①向所有标本采集人员提供合格标识符的清单；②与标本采集人员就此要求的重要性进行沟通；③具备跟进标本采集人员的程序（若收到未正确标记的标本）。沟通和跟进可通过质量管理报告、书面备忘录、电话、客户服务人员拜访或其他的方式进行。所有主要样本容器均标有至少两个患者特定标识符。

（14）GEN.40492标本标签修正：实验室要制定有关标本标签信息修正的书面制度。

（15）GEN.40499标本采集反馈：具备一套机制，将与标本质量及标签有关的问题反馈给标本采集人员。

（16）GEN.40501静脉采血不良反应：针对出现静脉采血不良反应的患者，实验室要有护理程序。轻度不良反应包括血肿、擦伤、恶心和眩晕。严重伤害包括呕吐、神经损伤、抽搐和受伤。采血人员培训应强调伤害预防。严重不良反应必须记录到事件日志中。

（17）GEN.40511标本跟踪/标记：所有的标本要进行适当的包装和标记，以说明所运物质的一般性质。

（18）GEN.40512感染物质包装/运输：实验室按照适用的国家、联邦、州（或省级）和地方法律法规包装和运输传染性材料。

（19）GEN.40515运输人员培训：运输人员要接受与标本类型和运输距离相符的安全、包装程序培训，包括对包装和运输传染性物质的人员进行认证培训。

（20）GEN.40530标本跟踪：对于由远程站点提交给实验室的标本，应具备一个文件化跟踪系统以确保实验室收到所有标本。

（21）GEN.40535标本运输质量管理：建立完整的步骤来监控提交样本的质量，解决样本在运输过程中出现的问题，改进经常不当提交样本部门的存在问题。

（22）GEN.40570血培养采集：规定抽取和处理血培养的无菌技术，并将其提供给负责样本采集的个人，并严格进行实践。

（23）GEN.40590血液培养血量：实验室监测成人血液培养物是否有足够的容量，并向采血者提供不可接受容量的反馈。

四、JCI 认 证

国际联合委员会（Joint Commission International，JCI）是设在美国的医疗机构认证联合委员会（JCAHO）的一个重要下属部门，创建于1998年，其宗旨是促进全球医疗质量及患者安全的改进。该认证是全世界公认的医疗服务标准，代表了医院服务和医院管理的最高水平，也是世界卫生组织（WHO）认可的管理模式。JCI可最大限度地实现最佳管理标准，以患者为中心，建立相应的政策、制度和流程，以鼓励持续不断地质量改进，并符合当地的文化、政策及法律法规。

JCI认证第6版患者评估要求：制订和实施标本的采集、核对、处理、安全地运输和处置程序。测量要素：①制订并实施检验医嘱申请流程。②制订并实施标本采集和核对的流程（参照IPSG.1，ME 2和IPSG.4.1）。③制订并实施标本运输、储存和保留的流程。④制订并实施标本接收和追踪的流程。⑤制订并实施标本废弃的流程（参照FMS.5.1，ME 4）。⑥使用委托（合同）实验室服务时也应遵守上述程序。要求制订并实施下列程序：检验医嘱申请；采集并核对标本；标本的运送、储存和保留；标本的接收、登记和追踪。当标本送往委托（合同）检验服务时也遵守上述程序。

本 章 小 结

标本采集主要在实验室以外的区域进行，主要由非实验室人员完成，是检验前最重要的阶段。标本采集管理涉及实验室生物安全、院内感染控制、医疗器械使用、医疗废物等相关的法律法规要求。临床标本采集实施默认知情同意，但特殊检查，如基因检测，应有书面的知情同意，告知预期目的、局限性和必要性。医院等级评审、ISO 15189、CAP、JCI均对标本采集有明确要求，以确保检验结果的质量。

 精彩课堂

1. 标本采集是当前实验室管理的难点和重点。
2. 抽血中心是实验室和患者的沟通桥梁。
3. 患者有生命权、健康权、隐私权、名誉权、身体权、知情同意权、自主决定权等权利。
4. 临床实验室应有分析前质量保证措施并付诸实施。
5. 一次性使用的医疗器械按相关法律规定不得重复使用。
6. 静脉采血必须一人一针一管一巾一带，微量采血应做到一人一针一管一片。
7. 实验室应对采集前、采集活动进行指导。

 思考要点和小组讨论

1. 结合工作实际，探讨标本采集管理的工作要点有哪些？
2. 检验完毕后剩余的标本用于科研，涉及的医学伦理有哪些？
3. 患者有哪些权利和义务？
4. 集中采血和诊间采血分别有哪些优缺点？
5. 涉及标本采集的法律法规及主要内容有哪些？
6. 有哪些现行有效的标本采集有关的行业标准？
7. ISO 15189、CAP Checklist、JCI对标本采集要求的异同点有哪些？
8. 标本采集手册的要点和形式有哪些？

（杨大干　周云仙）

参考文献

齐星伦，杨大干，2019. CLSI GP41《诊断性静脉血液标本采集》A7 和 A6 版的差异解析 . 临床检验杂志，37（3）：191-194.

张秀明，邱玲，2001. 医学实验室 ISO 15189 认可迎检思路与申请路径 . 北京：人民卫生出版社，2021.

Cai Q，Zhou Y，Yang D，2018. Nurses' knowledge on phlebotomy in tertiary hospitals in China：a cross-sectional multicentric survey. Biochem Med（Zagreb），28（1）：010703.

College of American Pathologists. Accreditation Checklist. https：//www. cap. org/laboratory-improvement/accreditation/accreditation-checklists. [2022-12-31]

第二章

临床检验标本采集质量管理体系

质量合格的标本是检验结果准确可靠的前提。实验室通过质量管理体系来实现既定的质量目标。实验室员工应了解并能够描述与其工作职责相关的质量管理活动，并在实际工作中能够应用管理工具以达到预定的质量目标。本章拟介绍临床检验标本采集质量管理体系的12个要素及质量持续改进的方法和常用工具，以实现高质量的临床检验标本采集管理。

第一节　质量管理体系要素

质量管理体系是在质量方面指挥和控制组织的管理体系。临床实验室管理的核心是实验室质量管理和改进。为了提供更好的服务质量及持续的质量改进，实验室应当建立质量管理体系。参照CLSI文件QMS01：*A Quality Management System Model for Laboratory Services*（5th ed）要求，标本采集的质量管理要素包括组织机构、以患者为中心、设施和安全、人员、采购与库存、设施设备、流程管理、文件和记录、信息管理、不良事件管理、监管和持续改进共12项。

一、组 织 机 构

（一）医疗机构

医疗机构是指依据《医疗机构管理条例》和《医疗机构管理条例实施细则》的规定，经登记取得《医疗机构执业许可证》的机构。标本采集人员可能是护士或检验人员，也可能是医生。因采集人员归属部门不同，其实施标本采集的地点和环境也会有所不同。医疗机构要对标本采集涉及的管理和技术要素进行管理和配置，为了给患者提供最佳的医疗服务，需充分考虑以下问题：

（1）医疗机构所提供的服务特色和服务对象的特点：医院是综合性医院、专科医院还是民营医疗机构或集团，医院的优势学科，患者人群来源、疾病种类和人口学特征等，这些都是标本采集管理需要考虑的。

（2）临床标本采集场所的设置：医疗机构要做好标本采集服务，需要在不同的地点设置标本采集场所。根据医院的布局不同，常分为门诊、急诊、住院、体检等标本采集场所，同时需要考虑各个采集场所布局的合理性、设施设备的适宜性。应明确采集场所的管理归属部门，如检验科、护理部、门诊部。管理及配置采集人员时宜考虑人员数量、专科知识储备及身份属性等。

（3）支持和服务标本采集的信息系统：标本采集涉及的软件系统主要有电子病历、护理信息系统、门诊诊间系统、标本采集系统、叫号系统、实验室信息系统等。标本采集的患者数据和医嘱信息将在这些系统中互联互通，软件功能应满足用户的需求。

通常，医疗机构的科室分为职能科室、临床科室和医技科室。涉及标本采集管理的职能科室有护理、院感、医工、信息等部门，在标本采集过程中起到监督管理和支持服务的作用。这些部门在不同的医院可能有不同的称谓，但是其主要功能是类似的。①护理部：是护理人员的直管部门，是医院护理工作的组织管理机构，负责护士的标本采集技术培训、胜任力考核和护理质量管理。②院感科：主要工作是围绕医院感染的预防和控制展开。血液标本采集属有创操作，涉及消毒、灭菌、生物样本、院内感染、医疗垃圾、锐器伤等，这些制度和规范由院感部门负责制订并监督和管理。③医工科：负责全院仪器设备、试剂等采购和管理等工作，标本采集用品的采购、供应、结算和供应商评价需要医工部门负责。④信息科：主要负责信息系统的运行维护、软件更新、硬件维护等，还有医嘱申请、标本采集、标本全程跟踪、标本质量管理等信息化建设和维护管理。

临床科室包括内科、外科、妇科、儿科、产科等学科的门诊和病房区域。医生负责检验医嘱的申请，部分标本的采集，检验结果的解读和患者病情处理。护士则根据医生的医嘱，按标准操作规程进行标本的采集、患者沟通、教育和不良事件报告等。物业后勤工人负责到临床各科室收集标本，并运输到检测部门，做好运送和交接工作，也可由全自动化的物流系统代替人工运送工作。

检验科属于医技科室，负责整个医院内标本采集的技术管理和监督，编写并发布标本采集手册。对采集前及采集活动进行指导和培训，包括：医生开具检验医嘱的建议、患者准备或自留标本的宣教指导、标本采集和运输技术指导，同时还需对标本进行全程监督管理，处理不合格标本，并及时向采集人员反馈。

（二）临床实验室

医疗机构根据检测需求设置不同的临床实验室（科室），如检验科、病理科、输血科、临床专科实验室或研究实验室等，这些实验室承担不同检验项目的检测工作，涉及不同的专业领域，包括但不限于血液学、体液学、生物化学、免疫学、微生物学（包括病毒学、寄生虫学和真菌学）、分子生物学、病理学、输血学等。

标本采集人员应了解临床实验室的服务范围及专业分类和标本采集要求，以便更好地完成采集工作。标本采集人员应了解患者状态、标本采集和处理对实验室检测结果的影响，掌握检验项目的名称、标准缩写、参考区间、采集要求、临床意义等内容。

二、以患者为中心

标本采集属于窗口服务单元，与患者面对面接触。患者对标本采集的满意程度是患者在医疗机构就诊体验好坏的重要因素之一。医院应就所提供的标本采集服务是否满足需求，持续地征求患者和员工的反馈信息。医院的客户主要是门诊患者、住院患者、健康体检者，以及委托检验机构。员工包括从事标本采集、运送、接收、前处理、检验、审核等工作的人员，如医生、护士、工人、检验人员等。通过电话、微信、钉钉、问卷等建立客户和员工的反馈和沟通机制，通过临床查房及病例讨论、咨询服务、满意度调查等途径，收集正面和负面的反馈信息，针对这些信息进行根因分析并采取相应的措施。只有了解清楚"患者希望怎样"，才能决定"我应该怎样做"。

近年来，随着"互联网＋"医疗服务的逐步发展，医疗机构应用互联网、大数据等信息技术不断拓展服务空间和内容，改革服务模式，实现线上线下一体化，进一步体现了"以患者为中心"的理念。样本采集也同样可以通过互联网预约、排队等方式，减少患者等待时间，缓解门诊人流量的压力。例如，根据标本采集的要求设置不同预约时段，根据医疗机构服务特色设置优先服务人群等，也可根据患者实际情况和需求，预约上门服务。总之，在以患者为中心的价值取向和思维模式下，标本采集服务应重视发现和了解患者的需求，解决标本采集过程中的难点、痛点和堵点，提供令患者满意的服务。

三、设施和安全

临床血液标本采集场所的设计和基本构造应满足国家和行业的相关法律、法规要求。患者和工作人员的安全性、舒适性，以及对患者的隐私保护，与质量要求同等重要。

临床实验室应按照《中华人民共和国生物安全法》、WS/T 442—2014《临床实验室生物安全指南》等的要求设立血液标本采集场所，采集场所的面积和空间应与患者人流量相匹配，满足实际需求，至少应足以摆放采血设备（采血台、椅子、各类采血器材）、洗手设备，保证采血者、患者及陪护人员有足够操作和舒适移动的空间，并配有供患者和其陪护者使用的候诊休息区域。采血区域的设计应尽可能舒适并确保工作效率，配置充分的安全防护设施。

（一）建筑设施和配置要求

血液标本采集场所建筑设施和基本配置应满足以下基本要求：

（1）地板应防渗漏，可清洗，耐消毒剂。

（2）墙壁及隔板应光滑、耐用、防水、可洗、耐消毒剂。

（3）应安装有自然或人工环境通风系统，若采用窗户提供通风环境需安装筛网纱窗。

（4）光线应充足，以保证采血人员能够清晰地观察和安全地操作。

（5）应设有预防和杀灭鼠类和昆虫的设施。

（6）应备有必要的安全设施设备。有防火灭火措施、安全逃生通道和通往血液标本采集场所的清晰指示图标。

（7）门和通道应足够宽以便于轮椅、病床、担架通过，以及特殊需要的运载工具自由移动。

（8）有标本采集时间的记录措施，如实验室信息系统或检验智能终端（PDA）。

（9）配备足够的消毒用品。定期或当有血液或其他有潜在传染性物质污染的时候，及时进行规范的消毒处理。

（10）紧急喷淋和洗眼器：当血液、体液等溅溢到皮肤、眼睛、身体等紧急情况时，工作人员应停止操作并立即冲洗。

（11）采血耗材放在伸手可触及的地方，可使用固定或可移动的分隔框和置物架来暂存。采血区应设置洗手池，无法设置洗手池时可使用符合院感要求的消手净等洗手用品。

（12）采集区域应有保护隐私的设施。对于有特殊需求的患者（如哭闹的儿科患者或眩晕的患者等）应提供可平卧的私密空间，并提供可平卧或半卧的躺椅。一般建议至少放置两张，当一张躺椅被占用的时候，有备用的躺椅。

（13）用于采集穿刺的椅子两边应有扶手且高度可调节，最大限度地保证患者的舒适、安全、便利，同时考虑到人体工程学，使患者上肢的高度能够进行调节，以便采集人员易于接近和操作，从而选择最佳静脉穿刺部位完成采集。

（14）根据患者的人流量，开设适宜数量的窗口。

（15）为残疾人提供合适设施，如可移动高度可调节的静脉采血台。

（16）静脉穿刺椅所在的空间要足够，应考虑坐轮椅患者、拄拐杖的患者及过度肥胖患者进出和采血需求。根据患者人流量，至少提供一张重度肥胖患者采血椅。

（17）备有毯子、枕头（一次性枕套）及可能有助于患者固定的其他物品。

（18）在候诊休息区域应配有患者和陪同人员休息的地方，可以与其他标本采集（如体液）或部门共用候诊休息区域，附近应设有公共厕所。可配备候诊叫号系统。

（二）工作场所安全

为尽量减少暴露风险，采集场所安全设施和措施包括但不限于以下几种：

（1）采血针：符合安全要求的采血针。

（2）试管：使用真空试管，减少分管时的生物污染。

（3）试管架和止血带，其中止血带可采用一次性物品。

（4）锐器盒：用于存放废弃的针、注射器等锐器，容量不超过3/4。锐器盒要求不易被针刺穿，底部平整，摆放稳当，一次性使用，安置在操作者可视范围内。

（5）医疗垃圾桶：黄色专用带盖的垃圾桶，内部有带有感染性标识的黄色垃圾袋，用于存放可能有生物危害的物品，如标本，使用后的棉签，手套，被血液、体液或排泄物污染的废弃物等。

（6）标本运输箱：符合生物安全要求，对标本进行安全运送。

（7）个人防护设备（personal protective equipment，PPE）：是减少操作人员暴露于气溶胶、飞溅物及意外接触等危险的一个重要屏障。采集场所应配备足够的不同型号的个人防护设备，供采集人员选择和使用，如白大褂、手套、工作鞋、口罩、帽子等。若可能发生样本飞溅及处理有害物质时，应佩戴合格的安全眼镜、面罩或其他眼部和脸部保护装置。

（8）急救箱：箱内盛有应急用品，如消毒剂、止血贴、药物等。

（三）安全防护程序

标本采集人员应掌握正确穿脱手套、防护服、口罩和（或）微粒呼吸器、面部和眼睛保护装置及其他个人防护设备，应明确岗位安全相关的工作规范。

（1）标准预防措施，如手卫生，规范使用个人防护用品，环境控制，安全操作。

（2）安全设施、设备的正确使用和日常维护。

（3）样本溢洒时的清理消毒程序。

（4）安全的标本运送操作。

（5）一次性使用无菌医疗用品。

（6）锐器的正确处置方法。

（四）感染控制措施

感染控制是标本采集管理的重要内容之一，应建立最大限度减少致病（和机会性致病）生物体的暴露和传播的措施，并将其制度化。同时，应向学员培训传染性疾病常见的传播途径，并阐明感染控制措施未得到实施时可能对员工和患者带来的感染风险。感染控制措施：

（1）建立感染管理组织，落实各岗位的感控措施。

（2）执行手卫生制度，监督员工执行情况。

（3）严格执行日常的消毒清洁制度。

（4）按照岗位要求，规范使用个人防护用品。

（5）关注医院发布的多重耐药菌的流行情况，及时采取正确的应对措施。

（6）血源性病原体职业暴露的预防和上报、分析、持续改进。

（7）根据病原体传播途径，采取必要的预防隔离措施。

（8）医疗废弃物的正确处理。

（9）感染风险分析、评估以及控制。

四、人 员

检验前环节众多，参与人员复杂，其环节包括检验申请、标本采集、转运、接收、前处理及检测前保存等，参与人员有临床医生、患者、护士、标本采集人员、标本运送人员、标本接收人员和检验人员等。医疗机构应配置充足的符合资质要求的医护人员及标本采集和运送人员，承担标本采集、运送和交接等工作。

（一）职业化

采集人员作为窗口工作人员，其服务态度和采血的技术水平代表的是医疗机构和实验室。标本采集人员的岗位职责：

（1）明确医院的使命、服务理念和宗旨，热情对待所有来访者。

（2）尊重患者的权利，保护患者隐私。

（3）富有同理心，对待患者热情亲切、有礼有节，回答患者日常询问既专业又通俗，不可与患者发生争执。

（4）每次标本采集前，做好患者身份核对工作。

（5）做到经济且有效地使用耗材。

（6）严格遵守医院和实验室各类文件的管理要求和保密制度。

（7）严格遵守医院和科室的安全手册，积极参加安全培训和考核，做好工作区域的卫生。

（8）严格遵守劳动纪律，服从工作安排。按标准着装，维护专业形象。

（9）参与科室的持续改进项目，积极完成指派的临时任务，主动承担角色任务。

（10）主动参加继续教育，承担教学任务。

（11）根据教学大纲和（或）培训目标，指导和监督医学生进行规范的临床技能操作。

（二）培训

检验前质量控制从医生开具检验申请单或电子医嘱开始，因此加强对临床医生的培训，确保检验单信息完整有效是保证血液标本质量的前提。开展患者教育，确保患者能够认真执行医护人员交代的相关注意事项，避免因患者因素而导致标本不合格。针对标本采集人员，通过培训使他们建立无菌观念，明确血液标本采集的技术规范及紧急事件的处理措施等，为临床实验室提供合格的血液样本。实验室应听取和了解受培训者的需求和反馈，对培训课程设置进行必要的调整，逐步形成分层教学的培训体系。进而逐步建立自有的教材库、案例库，将标本采集、运输及处理日常工作中出现的问题及最终解决方案进行记录并持续改进。

标本采集人员的培训内容包括但不限于：

（1）标本采集的流程和操作规范：包括患者和样品的准确识别；针对可能遇到的样品类型采用适当的采集技术；样品储存和处理要求；电脑和其他相关信息技术的使用。

（2）参加实验室安全培训，熟练掌握消防安全知识；职业暴露处理流程；不良事件和其他不符合的报告和记录；不良事件的预防或控制（如急救培训）；应急演练。

标本运送和接收人员的培训：标本运送人员的培训要确保运送人员能够明确标本运送的重要性，并且熟悉医疗机构布局，知道标本送检的目的地，能迅速准确识别标本类型，掌握标本储存和运送的要求。接收人员则须掌握标本接收和拒收的标准，以保证检验结果的准确性和可靠性。有关安全的培训，也是标本运送和接收人员岗前培训的重要内容。

（三）能力评估

建立员工能力评估和考核制度。所有参与标本采集、运输和处理的工作人员，在接受岗位培训后，都应进行考核，考核合格后才可上岗，之后还应定期进行能力再评估。培训考核记录应作为员工档案的重要内容进行保存。

（四）人员记录

应保存人员记录并可供授权人员查阅，包括但不限于：

（1）教育和专业资质。

（2）所有证书或执照副本（适用时）。

（3）以往工作经历。

（4）岗位描述。

（5）新员工入职培训的证据。

（6）当前岗位培训的证据。

（7）能力评估。

（8）继续教育和成果记录。

（9）员工表现评估。

（10）事故和职业危险暴露的报告。

（11）免疫状态（与分配的工作相关时）。

五、采购与库存

在了解标本采集过程中耗材的需求和用量后，评估其质量，规范采购流程，并持续地进行监督管理。另外，医院工作人员及时更新出库、入库的情况，统计使用情况，既保证库存，确保能够及时补足临床的需求，又不过多储存造成空间浪费和耗材过期。

（一）供应商和器材的质量保证

为了规范临床实验室的质量管理，实验室医疗用品的管理需要满足质量管理体系的要求。具体要求：

（1）根据详细的产品说明和其他重要特性确定器材供应商的供货资格。以产品的性能参数为依据，定期对供应商进行评估。

（2）对供应商的物资供应能力、服务质量进行评估以确保实验室工作的顺利进行。

（3）在采购和供应过程应使用物资清单和控制系统进行管理。

（4）保证物资的使用和性能数据具有可溯源性。

（5）监督和分析耗材资金支出、器材质量及各个供应商的表现。

实验室在购买采血器材前对其进行评估，可参照 WS/T 224—2018《真空采血管的性能验证》、《医学实验室真空采血管性能评估专家共识》等要求，保证所有器材材料符合性能要求。实验室可以通过多种方式进行评估，如直接试验、文献回顾和从生产商（生产商可通过国内外权威期刊发表的文献，验证其产品的功能性）和供应商处获得的信息。采血器材生产中使用的材料可能会影响检验结果，甚至可能会影响医疗决策。不同批次的采样器材和容器可能存在差别，过量或未充满的真空采集试管也可能导致分析误差，需要对产品进行全面了解和评估。

（二）设备与用品

标本采集过程中使用的设备与用品也会对采集工作造成影响，适宜的设备、合格的用品是标本采集顺利开展的重要物资保障。

1. 采血车 静脉采血车可以平稳、安静、顺畅地在地面上移动而不会翻倒。使用顶部搁板或平面以方便物品的取放，但大部分用品通常保存在收纳抽屉里，见图 2-1。

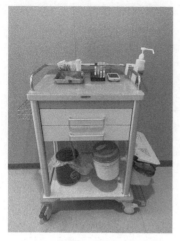

图2-1 采血车

2. 标本托盘 应该轻薄并且易于操作，具有足够的空间用于放置各种必需用品。医院必须有制度，定期或至少当受到可见的污染时对托盘进行消毒。

3. 手套 一次性手套是一种保护屏障，可使用乳胶手套、乙烯树脂手套、聚乙烯手套或腈手套。许多医务工作者由于长期戴乳胶手套而引发皮炎，在这种情况下，可尝试其他材质的手套（腈、聚乙烯或其他材质）。皮肤敏感的工作人员也可以使用无滑石粉的手套或内夹棉的手套。无粉无菌手套在职业防护、减少并发症及渗漏测试方面优于普通一次性橡胶手套。文献报道，有患者对乳胶过敏而发生了过敏性休克，应谨慎核实患者是否对乳胶过敏。如果患者对乳胶过敏，则应替换使用其他类型手套。

4. 采血器具 常见的静脉采血器有注射器、真空采血针。末梢血采集则主要用于婴幼儿和床旁检验标本的采集，一般采用皮下采血针，如触压式安全型末梢采血器、三棱针。动脉血的采集，则多用于动脉血气的检测，一般采用专用的细管注射器。有感染风险的人群则选择安全型采血针，可以降低针刺伤的发生率，如锁扣式采血针，或回缩型采血针。采血器具的选择要充分考虑患者人群的特征和检测项目。合适的采血器具，可以提高采集成功率，降低标本不合格率。

5. 真空采血系统的持针器 是一个由塑料制成的装置，旋紧在真空采血针上，使采血员更好地控制采血针，并提高静脉采血的安全性。不同制造商生产的持针器是针对其真空采血系统（持针器、针、真空采血管）特制的。实验室要保证所使用的持针器与真空采血管和采血针配套，使真空采血系统得以充分利用，以防止由于配套不符造成器材损耗。

6. 真空采血管和添加剂 真空采血管是一次性的，其内部必须无菌，且应该带有体积刻度，同时，必须在标签上标明采血量与抗凝剂体积/质量的比例，真空采血管必须按照制造商的建议存放。市场上的真空采血管有不同的容量和物理特性。必须核查该产品是否符合WS/T 224—2018《真空采血管的性能验证》的要求，审查生产商是否按照此标准和（或）其他国际标准进行生产。

7. 止血带 采血时必须使用非乳胶止血带，防止乳胶过敏反应。止血带的松紧程度须根据患者自身静脉充盈程度而定，止血带应保持压力适中，以达到减缓远端静脉血液回流，同时不压迫动脉血流的目的。绑扎松紧适宜时，在肢体远端应很容易触及动脉搏动。止血带不能扎得过紧或者让患者感到不适。如果预计绑扎止血带的部位有皮肤破损，应考虑更换备用采血部位，或在患者外衣上绑扎。为了患者的舒适，止血带可以作用于衣服上，以防止皮肤的挤压，或者可以使用纱布或其他护垫隔开止血带和皮肤。充气压在患者舒张压以下的血压袖带可以用来代替止血带。血压袖带的应用必须由具备此类设备使用知识和培训经历的人员进行。

卡扣式止血带可以提高老年患者采血穿刺成功率。这种止血带有一定的宽度，与皮肤接触面积大，可随意调节松紧度，以较小的力量使浅静脉阻断，使静脉充盈明显，柔软舒适，操作方便，易扎紧，进针时血管固定不易滑动，患者疼痛刺激减少。

由于使用过的止血带可能携带耐甲氧西林金黄色葡萄球菌或其他病原体，建议使用一次性止血带以防止医院获得性感染。止血带应一人一用。反复使用的止血带，每次用后应进行消毒晾干后才能再次使用。

8. 消毒剂　为了尽量减少皮肤菌群污染的风险，静脉穿刺部位需要用适当的消毒剂进行至少30秒的消毒。采血员必须遵循制造商的使用说明进行操作。在过去的50年里，多种消毒剂被应用于临床，有75%乙醇溶液、异丙醇、碘酊、碘伏、过氧化氯和葡萄糖酸氯等。

含碘制剂消毒需要作用足够的时间（碘酊30秒，碘伏1.5～2分钟）。一旦操作完成，应将碘从皮肤上去除。葡萄糖酸氯己定作用时间和碘酊相同，且不会引起过敏反应，静脉穿刺完成后无须清洗皮肤，因此被推荐用于儿童和成人的皮肤消毒。但早产儿和2个月以下的婴儿需要小心使用葡萄糖酸氯己定，因为可能会引起过敏或化学烧伤。

血培养采集的消毒过程：用75%乙醇溶液清洁该部位，让其自然风干，用消毒剂消毒血培养瓶口。使用消毒剂消毒皮肤时，要符合制造商建议的作用时间。除非戴上无菌手套或重复消毒程序，否则静脉注射者不得在皮肤消毒后触诊静脉。

9. 锐器盒　用于存放废弃的针、注射器等锐器，容量不超过3/4。锐器盒应防止针刺穿，底部平整，安放稳当，不易倾倒。必须提供符合适用法规、经过批准的锐器盒，以便处理受污染的针头组件。采用黄色锐器盒，并须有生物危害标志。

10. 冷却设施　对于需要立即冷却的样本，应使用装有冰袋的容器或专用标本箱。

11. 绷带　使用黏性绷带（优选低过敏性）和（或）纱布垫。纱布可用于包裹敏感或脆弱的皮肤。

12. 加温设施　可用于扩张血管，增加血流量。使用商用加温器时，必须遵守制造商的使用建议，加热温度一般不超过42℃。

六、设施设备

标本采集所需要的设施设备主要有信息设备、物流设备、贴码机设备、抢救设备、消防设备、洗手设施、喷淋洗眼器等。采集人员上岗前要学习和掌握岗位相关设施设备的使用，以及了解不正确使用可能导致的后果，当发生故障时，知道如何联系维护人员。采集人员需对计算机、条码机、叫号屏等信息设备进行维护和运行管理。若使用气动管道物流，采集人员应知晓哪些标本项目不适合使用管道物流运输及错误使用对检验结果造成的影响。采集人员应熟悉全自动贴码机常见故障的排除和日常维护。需要掌握消防和抢救知识，参与消防和医疗演习演练，知道设备在附近的分布，能正确地使用和维护。另外，需熟悉生物安全相关设施的使用和维护。

七、流程管理

血液标本采集过程及其相关程序和培训基本信息会在第五章、第十二章进行详细介绍。主要流程如下所述。

（一）检验申请

所有标本必须有正式的检验申请，并根据实验室的制度，进行核查和登记。根据不同的检验目的，适时提供额外的信息，如正在服用的药物、月经周期和临床指征。必须核对每例患者的信息，以确保正确识别他们的身份。

（二）标本标识和追踪

在患者与采血管之间建立一个安全和不可分割的联系，保证标本的可溯源性。每个实验室要建立自己的标本标识系统，贯穿于标本采集和标本的处理，以及包括检测过程在内的所有时期和阶段，以正确识别患者标本。

（三）标本的运送和储存

为了保证标本的完整性、稳定性及公共安全，制订标本从采集到接收过程中运送和储存条件的相关文件。规定标本运送和储存的时限、温度条件和技术要求，以确保标本的完整性和稳定性。此外，运送标本经过人员散布区域或其他区域时，必须确保运送者和公众的安全。

（四）制订操作规程

实验室制订关于采集静脉血液标本的书面操作指南，并将指南提供给所有采集人员。要适时或定期修订标本采集/操作手册，使其内容能与时俱进。所有出版物、增补文件和文件的修订本必须获得批准，并保留修订的痕迹。对将要送到受委托实验室的标本，要求受委托实验室同时提供最新的、准确的检验前操作说明。

下列项目为标本采集手册中不可缺少的内容：

（1）实验室检验项目的目录。

（2）为服务对象提供临床指征与选择实验室检测项目的相关信息。

（3）完成申请的说明（书面或电子表格形式）。

（4）采血过程中主动地、详细地核对患者身份。

（5）必要的临床信息（例如神经管缺陷的产前筛查、治疗药物监测）。

（6）患者准备的说明。

（7）标本的采集顺序。

（8）需要定时采集的项目[如口服葡萄糖耐量试验（OGTT）、肌酐清除率]。

（9）使用添加剂的类型和剂量[抗凝剂和（或）防腐剂]。

（10）采集标本的类型。

（11）从采集到接收过程中，处理标本的特殊条件（如冷藏、立即运送、加热等）。

（12）正确识别并标记原始标本。

（13）原始标本采集人员的身份记录。

（14）采血器材的安全处理。

（15）标本的储存。

八、文件和记录

检验前环节复杂，涉及的人员较多，良好的文件体系对检验前质量保证显得尤为重要。ISO 15189要求对正确采集和处理原始样本的过程文件化，制订作业指导书并按要求实施。实验室按照国家法律法规的要求和行业规范，结合实验室自身特点，建立检验前文件管理体系。文件体系的内容应至少包括实验室基本信息、医生申请所需信息、患者准备信息、样本采集、转运、接收、拒收、样本可追溯性、样本保存、处置及生物安全要求等内容。对于文件体系的形式，可以是纸质的，也可以是电子形式的。但无论哪种形式，都应保证相关人员能够方便地获取。同时，还应指导员工如何查找和获取质量体系文件和培训材料。应建立一个管理纸质和（或）电子记录的系统，以确保所有患者记录的创建、识别、更改、审查、保留、存储和维护均符合其质量管理体系要求。该系统记录包括以下内容：

（1）标本采集日期和时间，采集人员等信息。

（2）标本采集时，附加信息备注，如患者状态、特殊情况。

（3）不合格标本处理和记录。

（4）采集点外采集的标本的接收登记。

（5）采血相关设施、设备的维护、保养和维修记录。

（6）采血环境的清洁与消毒。

（7）检查采血用品耗材库存。

（8）标本交接日期和时间，交接人员等记录。

九、信息管理

标本采集人员是实验室信息管理系统的使用者之一。标本采集人员需掌握电脑的基本知识和岗位所需的信息系统使用技能，并在使用过程中注意患者信息的保密。对标本采集和运输人员按照"最小必须权限"的原则进行授权，信息主管部门通过杀毒软件、网关管控等方式监控用户行为、预防非法侵入。开展必要的信息系统培训，让采集人员学习和掌握必要的信息系统故障应对措施。当发生自己无法解决的系统故障时，及时联系信息系统管理员或信息部值班人员。医院应有统一的预案和流程，规定当信息系统崩溃，且短时间无法修复时医院从上到下的应对策略。标本采集人员应了解相关内容，并能知道事件发生时自己应如何处置。

十、不良事件管理

医疗安全不良事件是指在临床诊疗活动中及医院运行过程中，任何可能影响患者的诊疗结果，增加患者痛苦和负担并可能引发医疗纠纷或医疗事故，以及影响医疗工作的正常运行和医务人员人身安全的因素和事件。医疗机构中的大多数不良事件是由流程和程序引起的，并不一定是缺乏培训或管理的人员所引起的。在标本采集过程中，常见的不良事件有与已批准的静脉采血程序的偏差；样本标签错误；不正确的样本收集、运输、处理；客户服务事件；安全违规；违反保密规定等。

标本采集人员应知晓医疗机构对医疗安全不良事件管理规范和上报流程。不良事件上报是每一位员工的职责，有助于提升医疗质量和安全的行为。应充分理解不良事件的内涵，主动识别不良事件，而不是对风险隐患熟视无睹。同时，医疗机构应建立和完善不良事件报告、分析和反馈机制。鼓励员工主动上报不良事件，推行善意不伤害原则，在上报、核实、分析、分享的过程中不对相关人员造成伤害或处罚。根据不良事件的性质、严重程度、不良后果的情况分别建立强制性报告系统和自愿报告系统，并及时进行分析、总结和反馈。记录内容：每个不良事件的情节和相关行动；事件的分类及其严重性；尽可能立即采取补救行动；调查和纠正措施等。

十一、监　管

（一）外部监管机构

对实验室具有监管职责的主要有各级卫生健康委员会、疾控中心、临床检验中心等医疗卫生主管部门。标本采集人员应了解这些机构对临床实验室的监督管理作用。实验室应及时地了解这些部门发布的政策、要求或其他指示性文件，确保临床检验的质量达到相关要求。

其中临床检验中心是受卫生健康委员会授权对所辖临床实验室进行质量监管与指导的行政事业单位。目前，我国的临床检验中心设国家、省、市、县四级，组织和开展临床检验质量管理和控制活动，提供相关工作建议和业务指导，实现对临床检验质量的日常管理。

（二）医疗机构内部管理

在医疗机构内部，标本采集活动受到院感、质管、医务、门诊和实验室等多个部门的管理。这些部门分别从院内感染防控、医疗质量和安全、诊疗秩序、医患关系等角度进行监管。标本采集人员应重视医院通过各种渠道提供的机会，认真学习和落实各项政策和文件。

标本采集人员应知晓医院和实验室质量方针、质量目标、政策性和程序性文件。了解并参与检验前相关的质量改进项目（如降低患者等候时间）和质量指标监测（如患者身份确认比例，不合格标本的监测，血培养污染率，患者满意度调查、投诉或反馈）等质量活动中。通过参与质量活动的数据采集、分析及整改措施过程，促进标本采集质量的持续改进。

十二、持续改进

实验室可通过内部审核、外部评审、客户反馈和投诉、监督情况、员工反映、风险评估等质量管理体系运行的方方面面识别改进机会。持续改进活动应覆盖标本采集的所有范围，并优先针对风险评估中得出的高风险事项，找出主要问题及其根源，寻找可能的解决办法，并确定相关措施和改进目标。实施改进是需要全员参与的，营造一个和谐的环境，人人参与改进的良好氛围。改进措施实施后，应对措施的效果进行评价。

实验室应对改进的过程和活动进行策划和管理，为持续改进提供资源保障，也应对持续改进质量管理体系的有效性作出评价，提供持续改进有效性的证据。遵循PDCA循环的工作原理，持续改进质量管理体系，改进标本采集活动，提升对医护和患者的服务质量和水平。

第二节 持续质量改进工具

医疗服务需求的不断提升，对检验流程与管理提出了更高的要求，实验室管理面临着多方压力与严峻挑战，自动化、系统化、精益化管理理念越来越受到关注。目前PDCA循环（戴明环）、品管圈（QCC）、5S管理、精益医疗等持续改进的工具在医疗行业中普遍得到重视和运用，特别是精益医疗，旨在通过不断提升实验室自动化水平、优化实验室工作流程、消除检测中所有无增值性的时间和步骤，从而以最少的投入为临床和患者提供更及时、更高品质的检测服务，提高临床和患者满意度。

一、PDCA循环

PDCA循环管理法最早是由美国质量统计控制之父沃特·阿曼德·休哈特提出的，后在美国质量管理专家戴明改进并大力推动下得以广泛传播，故又称为"戴明环"。PDCA分别是由英语单词plan（策划）、do（实施）、check（检查）和action（处置）的第一个字母组成，PDCA循环就是遵照这样的程序进行质量管理，并且循环不止、持续向上的地进行下去的科学程序，见图2-2。

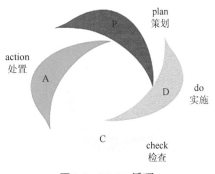

图2-2 PDCA循环

（1）P（plan）——策划：根据客户的要求和组织的方针，通过周密、系统的调查为所要做的事情制订必要的目标和计划。

（2）D（do）——实施：实施计划，让计划指导行动。

（3）C（check）——检查：根据方针和目标，对过程和实施效果进行检视和测量，并报告结果。必要时，补充或调整计划再实施，直至实现目标。

（4）A（action）——处置：总结经验，吸取教训。将成功的经验标准化，以巩固成果。同时对实施过程中不足和缺点引以为戒。对于没有解决的问题，应提交给下一个PDCA循环中去解决。

以上四个过程不是运行一次就结束，而是周而复始地进行，一个循环结束，解决一些问题，未解决的问题进入下一个循环，大环带小环，螺旋式上升。

PDCA循环是有效、有序、持续做好全面质量管理应遵循的科学方法和程序。全面质量管理活动的全部过程，就是质量计划的制订和组织实现的过程，这个过程就是按照

PDCA循环，不停地周而复始地运转。PDCA循环不仅在质量管理体系中运用，也适用于一切循序渐进的管理工作。

（一）P（plan）——策划阶段

通过查阅文献，在了解国际前沿、上级政策、同行比较、社会调查等基础上，对比标杆及客户或组织的要求和期望，找出差距或存在的问题。P阶段是PDCA循环的起始，也是导向。充分利用质量工具有助于更好地分析现状。审视现有的描述问题的数据和其他相关数据，通过趋势分析，采用折线图、柱状图、雷达图等工具分析事物在一段时间内的数据变化趋势。帕累托图（又称排列图）则用于寻找主要问题或影响质量的主要原因。

例如，分析和挖掘标本不合格率居高不下的主要影响因素，可以通过帕累托图分析找出发生的主要问题。按照二八原则，0～80%为主要因素，80%～100%为次要因素或一般因素。在制订计划时，抓住80%的主要因素即可。通过帕累托图，某医院检验科标本不合格的主要问题在于溶血、凝血、标本量不足、标本容器错误，见图2-3。之后可借助因果图、鱼骨图、关联图等分析产生问题的原因，并找出主要原因和末端原因。完成原因分析的基础上集思广益，如采用头脑风暴法列出可能的解决方案。经过评估后，从中选出适宜的解决方法。经过分析，该医院标本不符合的主要原因是护士培训不到位、新护士抽血技术不佳、未制订标准化标本采集手册。

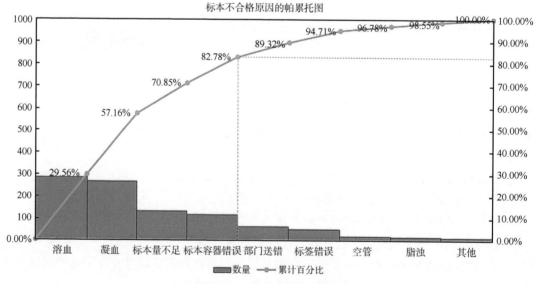

图2-3 不合格标本原因分类

（二）D（do）——实施阶段

此阶段是按照既定的改进计划，有条理且严格地实施过程，包括实施计划以前的人员教育和培训，各种资源的准备等。这个阶段完善的管理制度和良好的员工执行力非常关键。同时，对每一项内容的实施，都要及时地追踪和检查效果。实施的阶段，其实也是一个PDCA循环的过程。例如，针对发生标本不合格的主要原因，医院对护士进行定期培训和考核，对新入职的护士做专题培训和考核，更新标本采集手册。

（三）C（check）——检查阶段

此阶段主要是对比执行的结果与预期目标是否一致，即对实施情况进行评估。通过目标达成率、进步率等指标对有形或可测量的结果进行效果确认。通常目标达成100%±10%是优异的，目标达成率高于150%或低于80%者应提出说明，改善前后结果以柏拉图或其他图形比较，可计算效益（金额）。针对无形、不可测量的结果，则可以采用文字、列表，或量化后使用雷达图的形式进行效果确认。如果对实施的效果满意，则进入总结阶段。如果不尽如人意，那么重新回到D实施阶段。医院对护士进行专题培训和考核后，可对比培训前后标本不合格类型和数量，以及考核成绩的变化，来检查D实施阶段的效果。

$$目标达标率=（改善后值-改善前值）/（目标值-改善前值）×100\%$$
$$进步率=（改善前值-改善后值）/改善前值×100\%$$

（四）A（action）——处置阶段

该阶段主要是对检查的结果进行分析、评价和总结。根据C检查阶段的结果，总结成功的经验，进一步规范化后纳入部门的标准或制度，进行推广，进一步固化取得的成绩。对于没有解决的问题或新出现的问题转入下一个PDCA循环中。例如，医院根据培训的情况，将常见的不合格情况及可能的原因写入标本采集手册，并将标本采集培训作为新护士岗前培训的必修内容之一。

二、5S 管 理

5S管理源于20世纪50年代的日本，是日本企业在求生存、求发展过程中得出的一套对工作现场中人员、设备、耗材和流程等要素进行有效管理的经验总结。各行业著名的企业都在学习和推行5S管理过程中受益。在医疗这个传统行业，5S管理也逐渐被推广和传播。在一些独立实验室、检验科也陆续地开展5S管理实践。

5S，即整理（seiri）、整顿（seiton）、清扫（seiso）、清洁（seiketsu）、素养（shitsuke），通过对现场要素（主要是物的要素）进行管理，从而创建出标准化、安全、整洁、有序、舒适的工作环境，有助于减少差错，也为持续改进奠定基础。

标本采集部门负责人或员工可能会觉得5S并不适用，理由主要是"不需要"，"没有必要"或者是"没效果"。实际上通过5S现场管理，能显著提高工作效率。5S能让标本采集区域规划更合理，空间利用更有效，也能减少耗材避免浪费，同时还能持续改进流程和规范操作。有调查显示，通过5S管理可以提高30%的工作生产率，而且也能提升标本质量的合格比例，是落实质量管理体系的有效工具。

1. 整理 是5S管理的第一步，其目的就是腾出空间，在岗位上只放置适量的必需品，同时注意品类区分，防止误用。将必要的物品留下来，其他的都移除，从而改善和增加工作空间，建立秩序，提升工作效率，减少安全隐患。

落实整理的关键：在实施前明确整理的范围，进行全面检查，特别要注意平时被忽略的角角落落。5S管理小组的成员就必要和非必要物品的判别标准及处理方法达成共识。必要和非必要物品处理见表2-1。必要物品是指经常必须使用的物品，没有它就会影响工作。非必要物品是指使用周期较长的物品，或对目前工作没有任何作用的、需要报废的物品，如作废的标本采集手册等，以及根据空间大小确定为暂时不需要的、多余的物品。国内的标本采集现场的空间通常都比较小，一般只需摆放每小时或每天用到的物品即可。每周、每月、每年要用的物品一定要根据空间大小来决定。同时，每天及时地自我检查是非常必要的。

表2-1　必要和非必要物品处理

类别	使用频率	处理方法	备注
必要物品	每小时	放工作台上，第一层抽屉或者随身携带	每天检查
	每天	现场存放	每天检查
	每周	仓库储存	依据现场空间定
非必要物品	每月	仓库储存	定期检查
	3个月	仓库储存	定期检查
	6个月	仓库储存	定期检查
	1年	仓库储存（封存）	定期检查
	2年	仓库储存（封存）	定期检查
	不需要的	报废，转让	立即处理

2. 整顿　是将合理数量的必需物品进行分类，恰当地布置，并加以适当的标识。其关键是要做到定点、定容、定量。通过标准化的物品摆放，使得工作场所一目了然，省去寻找物品的时间。即便是新人也能立即找到所需物品，同时在使用后能正确复位。

落实整顿的关键：整顿的要点在于"三定"原则。"三定"原则是指定点、定容和定量，即物品"在哪里""装在什么样容器里""物品存放多少"。定点：通过定位图、色带、标签、收纳筐等方法，将物品始终放置在相同的地方。例如，通过彩色条带将待运送的标本和空试管进行区分。定容：根据物品的大小、用量、摆放的空间、使用的频率选择容器。定量：根据单次或单位时间使用量和使用频率来确定库存量。同时，综合考虑储存地点远近、运送方便程度、不同物品之间的使用数量关系，最终确定最大和最小库存量。例如，某医院平均每人采集10管血，根据一人一带的原则，压脉带与试管的数量比例大约在10：1。确定好"三定"之后，要注意先用临时标识，待成熟后再做长期标识。标识是必不可少的，但也不是越多越好，标识的尺寸、颜色要根据容器的大小和样式决定，同时尽量使用活动标识。

3. 清扫　将工作场所内可见与看不见的地方都清扫干净，消除"脏污"，保持工作场所干净、亮丽。溢洒的血液、体液，废弃的一次性用品，掉在角落的棉签、针头，都要及时清扫。清扫的关键是要彻底全面，今日事今日毕。

落实清扫的关键：明确清扫的目的，建立清扫制度，明确清扫标准，如清扫的流程，使用的工具，合格的标准，清扫的周期等。划分责任区，人人参与，领导以身作则。自己的物品自己清理,不依赖专门的清扫工人。注重形象,按照岗位要求穿戴整齐干净,被污染的工作服及时更换。进行彻底而全面的清扫,不留死角,特别是平时容易忽略的角落或堆放物品的区域,仪器的背面,电脑背面等。

4. 清洁　是巩固前面3个S的成果,并将其进行制度化、规范化,使工作环境始终保持在整洁有序,舒适美观的状态,可通过每天下班前的5分钟自我检查和推行小组日常的定期巡查达到维持和巩固的目的。例如,每天下班前垃圾处理干净,第2天要用的耗材按照标准摆放整理好,次日的标本采集就能顺利开展。

落实清洁的关键:建立目视化管理、标签标识的基准。例如,可以通过张贴操作台面、文件柜等的物品摆放的照片、表单,直观地展现物品的位置,方便物品的查找和复原;明确用不同的颜色分隔合格试剂和待验证的试剂,以及生活垃圾桶和医疗垃圾桶的定位等。建立样本,供大家学习、参观和交流。建立检查表单,实施小组内部自查和部门的监督检查相结合。通过成果展览和积分排行榜,以及适当的奖惩措施,强化执行和监督的力度。

5. 素养　保持和回顾制订的标准,人人依规定行事,成为员工自觉遵守和执行的行为准则。

落实素养的关键:5S小组成员分工要明确,既要有能统筹和决策的部门领导,也要有负责的小组长,如标本采集的组长,还要有监督检查的小组进行定期巡查和不定期的抽查,评比打分,当然也离不开负责实施的全体员工。用照片、视频做好改善前后的对比记录,促使员工认识到5S管理的好处。将问题改善前后在同一地点、同一角度拍摄下来做前后对比。改善前每张照片要记录:发生的地点、负责人、责任人、不合理的情况说明。改善后每张照片要写明改善状况及日期。全员参与,重视每一个员工的意见和建议。所有人员共同讨论,一起制订行动计划和目标。没有人置身事外,每个人都有明确的责任范围,良好的参与感有助于员工建立主人翁意识,并主动地执行。及时分析、总结,并持续改进。将5S管理的成果以文件的形式固定下来,促使员工更好地执行,也为培训新员工提供资料。

三、精益医疗

"精益管理"源自于精益生产(lean production),是衍生自"丰田"生产方式的一种管理哲学。精益生产方式的基本思想用一句话来概括,即JIT(Just In Time),在需要的时候,按需要的量,生产所需的产品,同时也是在正确的时间,生产正确的数量和正确质量的产品。精益管理已经由最初在生产系统的管理实践成功,逐步延伸到企业的各项管理业务,也由最初的具体业务管理方法,上升为战略管理理念。精益医疗服务由梅森医疗中心率先引入,并取得了不同凡响的效果。在标本采集过程中,精益管理的理念同样适用。通过精益医疗服务真正做到以患者为中心,最大限度地降低和消除各种形式的浪费,简化流程,减少和避免差错的发生,建立自适应力更强、能够螺旋式提升的系统,能够对客户需求高效快速反应,提高客户的满意度。

（一）从患者和客户的角度定义价值

精益医疗服务的原则是以患者为中心、关注价值、快速诊断和治疗，以及持续改善。从患者和客户的角度出发去设计医疗服务和护理服务，而不是以医院的利益或员工的方便为出发点，即价值由患者和客户决定。对患者和客户有价值的活动是客户愿意为此付费的服务，是必须提供的，且须在第一次就要做正确的活动，如准确的检验报告。而有些活动对其而言，没有被直接认可，但是将会协助一些随后的步骤或服务，则是有商业价值的，如标本采集。而非价值活动是指所有使用资源（时间、人力和金钱）并不产生任何价值的活动，如患者排队等待。研究表明，一项活动中非价值约占到85%，而商业价值约占10%，从患者和客户的角度定义的价值仅占5%左右。

浪费是价值的对立面。浪费总是反复出现，影响日常工作及医患需求的响应，要避免非价值的活动，就要识别和确定哪些是浪费。标本采集过程中常存在八大浪费（DOWNTIME），具体见表2-2。例如标本采集人员在标本采集时发现试管用完，需要赶紧找到备用试管。如果现场设计差、物品摆放不合理，势必增加患者的等候时间，降低采集效率。充分估计采集工作量，将足够的试管放在随手可及的地方，就可以最大程度消除这类问题。在活动过程中通过辨别、消除浪费，从而降低非价值活动所消耗的资源。

表2-2 标本采集过程中八大浪费（DOWNTIME）现象

英文（缩写）	内容	解释及示例
Defect/Rework（D）	医疗缺陷引起的浪费	没有达到质量要求，存在质量缺陷，导致纠正错误所耗费的时间、人力和物力，如所采集的标本试管类型错误，或者有严重的溶血等不合格情况
Overproduction（O）	过度或不必要的诊疗服务	提供一些客户根本不需要的服务（或产品），如不必要的复检、复查，标本的血量采集过多等
Waiting（W）	等待浪费	患者等待被采集标本，等待检查结果等
Not using staff resources/Talent（N）	人力资源浪费	没有充分利用人力资源/工作人员的能力和创造力，如不听取员工的改善建议，不支持员工继续学习，高学历的人员从事简单工作
Transportation（T）	搬运浪费	因为不合理的布局造成不必要的搬运，由此所带来物品移动所需空间、时间和人力的浪费，如花时间寻找特殊试管
Inventory（I）	库存浪费	库存过度/过量，造成过期风险，占用稀缺的空间、温度控制所需的能源及管理所需要的人力等资源 库存太少，造成等待，影响生产 例如，标本采集窗口过多摆放试管及一次性物品；或者摆放极少的物品，采集人员经常取物品，导致患者等待时间延长
Motion（M）	动作浪费	因为布局不合理，导致动作过大、左右手交换、步行过多、转身的角度太大，伸手、弯腰等重复和不必要的动作，如采血试管放在不顺手的一边
Excessive processing（E）	流程过剩浪费	超出客户期望或质量标准规定的工作，如超过规定次数的标本混匀操作

（二）目视化管理

目视化管理，也称可视化管理，在临床实验室应用广泛，如采血窗口编号，排队叫号系统，血标本采集后按压止血提示等。通过采用直观、醒目的各种图文，乃至音频、视频等来达到现场管理和标准化作业的目的。目视化管理的原则就是聚焦于一点，清晰明了，一看就懂。

在目视化管理过程中，坚持防错思想，即第一次就把事情做对的艺术。在目视化管理过程中，通过各种形式的提示促使工作人员时刻保持防错意识，使之不易出错和不会出错。

目视化管理常用方法有流程控制板法、通告看板法和暗灯（ANDON）系统。流程控制板法就是给一个方法和技能，显示出项目的状态。通告看板，就是在书写板上直接把"需要通告"的事项用文字、图片等说明。通告看板法会使用拉动系统与各种信号的概念，如可视卡系统和交通灯系统。拉动系统是指制造拉动式生产，当资源被消耗掉时才添补的资源流动的控制方法。暗灯系统是当出现异常情况时，员工主动拉动或自行发射信号的灯光系统。

（三）价值工作流程图

绘制和评估标本采集过程价值工作流程图，是持续改进采集过程的重要内容。绘制价值工作流程图，就是复刻现实中某项活动的过程，将现有的流程快照，细致地剖析每一个步骤及每个步骤所需要的时间，并从患者和客户需求角度出发，分析各个步骤有没有价值。价值工作流程图既要包含对患者和客户来说有价值的步骤，也不能省去没有价值的步骤，并且要包括涉及的所有类型的人员。在此基础上，逐步地设计、调整流程和人员安排，比较、论证新流程变更的可行性和价值。但是，值得注意的是，除非能够引发后续的行动，否则所有的价值工作流程图的绘制和分析都是没有价值的。

绘制标本采集流程图之前，首先要仔细观察和熟悉标本采集的全过程，从活动的起始开始记录，即从检验申请开始。在标签纸上写下每个操作步骤，用箭头表示流程方向，用菱形表示判断点，用"是（Y）"或"否（N）"逻辑分支加以判断，不同图形间用箭头相连，代表它们在系统内走向。统计步骤、决策点的数量和时间。

通过绘制价值工作流程图，我们可以直观地看到整个标本采集的全局概貌，参见图2-4。通过与标本采集相关人员的讨论，分析出"没有价值的步骤"，从而制订出下一步的行动计划：取消、合并、重排、简化。取消：取消不安全的、不正确的、不规范的、不正常、不必要的、不方便的步骤。合并：不同方向的小动作，可以合并成一个方向的连续动作，不同功能的多个工具可以置换成具有多功能的工具，多道分散的工序合并成一道流畅的工序。重排：调整流程或步骤的次序，重新布置物品的排放，重新设置岗位分工。简化：简化工序、简化动作、简化路线、简化设计。绘制流程图，分析和改善流程，是一个没有终点的螺旋式上升的过程。一个好的流程，应该兼顾质量、速度、效益三个方面，既要保证准确高质量的服务，又要快速高效，同时还要兼顾成本和效益。例如，通过绘制流程图，发现患者付费后到完成抽血，因为不熟悉医院的布置，寻找集中的采集点要耗费额外的患者时间。采用诊间抽血模式可以取消"找到采集点"这个流程。另外，"打印回执单""患者取报告"在现有的医疗信息技术支持下，都可以通过手机和电脑端信息系统程序获取。因此，"打印回执单""患者取报告"也可以取消。

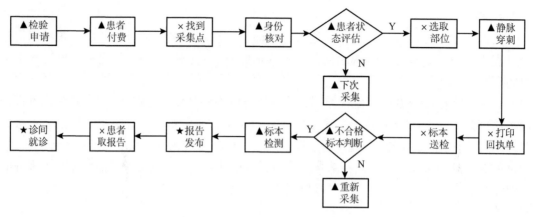

图2-4 门诊标本采集价值工作流程图
×表示没有价值；▲表示有商业价值；★表示有价值

（四）节拍时间

节拍时间（takt time）常用于重复性生产活动中资源调配的改进。例如，门诊抽血排队等候，根据不同时间段等候抽血的患者数量调整和配置工作人员。节拍时间是鼓点周期，它等于总有效时间（T）与需要完成活动的批次（N）的比值。在标本采集活动中，节拍时间等于可用于标本采集的总有效时间（T）除以待采血的患者数量（N）。当周期时间（完成单次活动的实际耗时）比节拍时间长的时候，即成为整个流程的约束点，可通过增加平行的工序或者班次来解决。增加平行的工序，如等待抽血的人员中有1/3的人需要做尿常规项目，则可以让这部分患者先去留取尿液标本。增加班次的案例如下：某医院早上7：00—8：00，即3600秒，需要解决等候抽血人数为395人，节拍时间为9.1秒。假设完成一个患者抽血所需时间（周期时间）为120秒。通过计算（周期时间/节拍时间），将窗口增加到13.2个窗口，即可在1个小时内将395名患者的抽血任务全部完成。而到了中午11：00—12：00，等候抽血人数减少为54人，节拍时间为66.7秒。依然按抽血周期120秒计算，则1.8个窗口即可满足要求，见表2-3。虽然每天待抽血患者数为不确定数，但通常在一定时期内呈现明显的规律性变化。根据以往数据可以估算出待采血的患者数，较为准确地安排不同时间段的采血工作人员。一方面，可以针对特殊的日子及时调整窗口数，如节假日前后，以及每周的高峰日子。另一方面，也可以通过培训和激励机制提高采血人员的技能和积极性，优化采血流程，达到缩短抽血周期时间的目的，如将抽血速度提到100秒/人。因此，通过节拍时间，可以动态地调整人员分配，达到快速有效的效果，从而提高患者满意度。

表2-3 某医院某天标本采集窗口调整示例

时间	窗口数	需抽血患者数	节拍时间（秒）	周期时间（秒）	调整后窗口数
7：00—8：00	10	395	9.1	120	13
8：00—9：00	10	210	17.1	120	7
9：00—10：00	10	150	24	120	5
10：00—11：00	10	85	42.3	120	3

时间	窗口数	需抽血患者数	节拍时间（秒）	周期时间（秒）	调整后窗口数
11：00—12：00	10	54	66.7	120	2
12：00—13：00	2	20	180	120	1
13：00—14：00	2	18	200	120	1
14：00—15：00	4	60	60	120	2
15：00—16：00	4	50	72	120	2
16：00—17：00	4	30	120	120	1

（五）标准作业

标准作业也是一次就做对的理念的重要体现，它将作业人员、作业顺序、工序设备的布置、物流过程等要素做最适当的组合，产生可重复的、可靠的，能够输出正确结果和最优质量的流程或步骤，并将其固定下来。标准作业是持续改善的基础，没有标准作业，就没有改善。标准作业的重要内容是形成和实施标准操作规程。在标本采集活动中，标准作业主要表现为编写和执行《标本采集手册》。它有助于识别和消除标本采集过程中不利的差异，保证正确性和一致性，如不同试管的采集顺序。因此，标准作业关注的是质量和安全，而不是速度。采血人员应参与《标本采集手册》的撰写，只有边编写边思考才能深入地理解工作的细节，明白为什么要那样做，并寻找更好的解决方法。在标准化的过程中，特别忌讳为了标准而标准化，把标准化变成文稿运动或者应付检查的工具。这就与精益的理念相违背了。

（六）DMAIC分析法

检验前的质量是检验结果可靠的重要前提。同时也是容易引起患者投诉、意外事件的重点防患环节。针对标本采集中已知的或潜在的各类问题，可以通过风险管理工具DMAIC分析法解决，即D（Define）阐明问题、目的与涉及的流程；M（Measure）确定问题的基准，更准确地把握问题；A（Analyze）对流程进行侦探，分析原因；I（Improve）形成、选择并改进工作；C（Control）固化成果，形成标准。

组织标本采集相关的所有人员，在全员参与下采用头脑风暴的方法找出实验室潜在的问题，并制作风险评估表。首先，对风险的发生频率进行量化：1分是指几乎不发生；2分是指可能发生但不频繁；3分是指很可能发生且经常频繁发生。其次，对风险的严重程度进行量化：1分是指不引起事故或只引起轻微事故；2分是指引起事故，有方法补救；3分是指引起严重事故。在这个基础上制作风险评估表，以横坐标代表频率，纵坐标代表严重性。将写有实验室可能风险的标签，根据该风险发生的频率和严重程度放置在合适的格子里。将相同的问题进行合并。计算分值，分值等于频率分值和严重性分值的乘积。分值越高，风险等级越高。同样风险等级的，可根据难易程度决定解决问题的先后次序。

确定风险等级之后，就要寻找根本原因。5个"为什么"分析法是通过5个问题连续追问，找到问题的根本性原因，以制订解决问题措施。例如，某医院门诊抽血时间监测发现早晨9：00是抽血等候时间的高峰，尤其是星期二早晨，易引起患者不满，投诉风险增加，见图2-5。按照医院要求，患者等候时间需低于15分钟。科室通过下述5个"为什么"的方法寻求根本性原因。

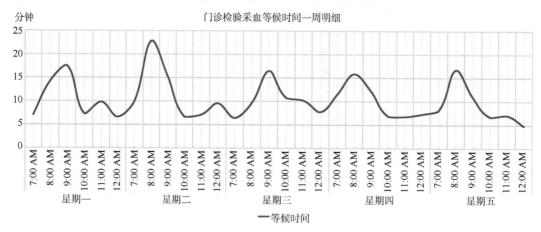

图2-5　某医院采血等候时间分布

（1）问：为什么早晨9：00的时候患者等候采血的时间猛增？

答：因为9：00之前的患者没有完全采集完，同时当天门诊就诊的第一批患者已经付完费加入等待抽血队伍。

（2）问：为什么之前的患者采血会造成积压？

答：因为抽血人员来不及处理9：00之前所有的等候采血的患者。

（3）问：为什么会来不及采集完9：00前的患者？

答：7：30时15个窗口开始采血，有效时间81000秒，按照每120秒采集一例患者血样的标准，9：00之前大约能采集675例患者血样。而9：00之前通常有1000人。员工采血速度有快有慢，个别人员每采血一例患者需要180秒。

（4）问1：为什么不多开几个窗口来缓解等候高峰呢？

答：因为门诊采血人员只有17人，加上周末值班等，因此每日采血人员不足。

问2：为什么员工采血速度相差大？

答：个别员工工作积极性不高。

（5）问1：为什么采血人员会不足？

答：因为人事岗位设置不合理，采血人员与实验人员比例不恰当。

问2：为什么有员工工作不积极？

答：采血中心奖金平均分配，缺乏激励机制，不能刺激员工的积极性。

找到这个原因后，通过精益医疗的方法，如工作量评估和价值工作流程图，将人员工作岗位进行调整，将从事检验中、后的人员抽调补充到高峰期的采血岗位。同时，对采血人员实行绩效考核，根据工作量分配奖金，调动员工积极性。5个连续追问的"为什么"，并不等同于5个独立的"为什么",它是层层递进的。第一问是状况,第二、第三问是自我辩解,第四问是表面原因,第五问是根本原因,只有根本原因才是真正的问题所在。针对头脑风暴法提出的问题,且风险等级排在前列的,可以通过追问来找到问题的根本原因。在此基础上,结合精益的理念,利用实验室现有的条件持续整改,以更好地服务患者。

本 章 小 结

标本采集的质量管理要素包括12项,分别是组织机构、以患者为中心、设施和安全、人员、采购与库存、设备、流程管理、文件和记录、信息管理、不良事件管理、监管和持续改进。标本采集的持续质量改进工具主要包括PDCA、5S管理和精益医疗。

 精彩课堂

1. 建立质量体系是开展质量管理工作最有效的一种方法与手段。
2. 价值由患者决定。
3. 患者不需要为缺陷和返工付款。
4. 标准化操作应侧重质量和安全,而不是速度。
5. 标准化是由亲自做的人参与制订的。

 思考要点和小组讨论

1. 试述你所理解的标本采集质量管理体系。
2. 涉及标本采集管理相关的职能科室有哪些?它们的职责分别是什么?
3. 实验室的用户是谁?
4. 说出理想中的现代化标本采集硬件设施。
5. 质量改进方法有哪些?
6. 标本采集人员的岗位职责有哪些内容?
7. 如何设计和优化采血车或采血工作台?
8. 什么是精益医疗?请在30秒内给出最佳答案。
9. 如何在抽血中心实施精益医疗?
10. 观察标本采集过程中的八大浪费现象有哪些?

（胡长爱　杨大干）

参 考 文 献

孙少雄，2001. 如何推行 5S（塑造人的品质）. 厦门：厦门大学出版社 .

中华人民共和国国家卫生和计划生育委员会，2014. 临床实验室生物安全指南：WS/T 442—2014.

中华人民共和国国家卫生健康委员会，2018. 真空采血管的性能验证：WS/T 224—2018.

Bicheno J，Holweg M，2016. 精益工具箱 . 4 版 . 王其荣，译 . 北京：机械工业出版社 .

Clinical Laboratory Standards Institute，2017. GP41-A7：Collection of diagnostic venous blood specimens. 7th ed. CLSI：Wayne，PA.

Clinical Laboratory Standards Institute，2017. GP48-A1：Essential elements of a phlebotomy training program. 1sted. CLSI：Wayne，PA.

Clinical Laboratory Standards Institute，2019. QMS01-A5：A quality management system model for laboratory services. 5th ed. CLSI：Wayne，PA.

Pande PS，Neuman RP，Cavanagh RR，2008. 六西格玛管理法：世界顶级企业追求卓越之道 . 马钦海，陈桂云，译 . 北京：机械工业出版社 .

Toussaint J，Gerard RA，2012. 精益医疗 . 余锋，赵克强，译 . 北京：机械工业出版社 .

第三章

血液标本采集的医学基础

血液标本采集是一项复杂的操作技术，与解剖学、生理学及病理学均有密切的关系。解剖学是研究正常人体形态和构造的科学。掌握解剖学的相关知识是成功采血的关键之一，能够减少采血针穿刺过程中的意外损伤。生理学是以生物机体的生命活动现象和机体各个组成部分的功能为研究对象的一门学科。血液组成及其生理功能、血液循环、采血过程中所涉及的凝血过程等均是生理学的内容。在血管穿刺过程中可能发生充血、淤血等一系列并发症，了解该类并发症的发生机制，有助于提前预防，以及如果发生后采取有效的处理措施。

第一节　解剖学基础

人体是不可分割的有机整体。构成人体结构和功能的基本单位是细胞。形态功能相近的细胞与细胞间质聚集在一起构成组织。人体的基本组织包括上皮组织、结缔组织、肌组织和神经组织。两种以上的组织互相结合，形成一定形态，具有独立血供、神经支配及特定功能的结构，称为器官。生理功能相近的器官联合起来，共同执行某种生理活动，便组成系统。

人体分为八大系统，包括运动系统、消化系统、呼吸系统、泌尿系统、生殖系统、循环系统、内分泌系统和神经系统。各系统在神经系统的支配和调节下完成复杂的生命活动，使人体成为一个完整统一的有机整体。按系统和功能研究正常人体器官形态、结构、功能、位置与毗邻关系的学科称为系统解剖学。描述人体各个局部的器官配布位置关系、层次结构及临床意义的学科，称为局部解剖学。

一、解剖学姿势与方位术语

1. 解剖学姿势　身体直立，目视前方，双下肢靠拢，足尖朝前，双上肢自然下垂于躯干两侧，手掌朝前，四指并拢，拇指分开。描述被观察对象器官方位时的标准姿势。

2. 常用的方位术语

（1）上和下：是描述器官距离颅顶或足底相对远近关系的术语。近颅者为上，近足者为下。

（2）前和后：是距离身体的前后面相对远近关系的术语。近胸腹部者，为前，也称为

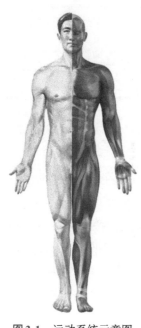

腹侧；近背腰者为后，也称为背侧。

（3）内侧和外侧：是描述器官和或者结构距离身体正中矢状面相对远近关系的术语。近正中矢状面者为内侧。远离正中矢状面者为外侧。前臂的内侧和外侧，又称为尺侧和桡侧。小腿的内侧和外侧称为胫侧和腓侧。

（4）近侧和远侧：在描述四肢各结构的方位时，距肢体根部较近者为近侧，距肢体根部较远者为远侧。

二、人体主要系统的解剖学概述

1. 运动系统　见图3-1，由206块骨、骨连接和600多块骨骼肌组成，占成人体重的60%～70%，构成人体的基本轮廓。运动系统对人体起着运动、支持和保护作用，骨与骨之间的连接装置称为骨连接，全身骨通过骨连接构成骨骼，形成人体的支架。附着在骨骼上的肌肉称为骨骼肌，骨骼肌收缩时牵引骨引起位置

图3-1　运动系统示意图

的移动而产生运动，骨骼与骨骼肌共同构成人体的基本外形，形成人体的体腔，如颅腔、胸腔、腹腔和盆腔的侧壁，以保护内部的脑、心脏、肺脏、肝、脾、膀胱等器官。在运动中骨是杠杆，关节是运动的枢纽，骨骼肌是动力来源。

2. 消化系统　见图3-2，包括消化管和消化腺两部分构成。消化管包括口腔、咽、食管、胃、小肠、大肠。消化腺包括唾液腺、胰腺、肝、胃腺和肠腺。消化系统的功能是摄食、消化、吸收、排遗。摄取的食物在消化管进行物理性和化学性的消化，在小肠吸收其中的营养物质作为新陈代谢的原料，并将剩余的糟粕在大肠及直肠经肛门排出体外。门静脉吸收营养物质，经血液运输回肝，肝对这些营养物质进行加工，合成蛋白质并储存。在人体需要时又通过肝细胞的释放，经肝静脉循环回心，再通过动脉运输到全身各器官组织供新陈代谢所用。食物残渣进入大肠，大肠对一些脂溶性维生素、水分等物质重新吸收以后，形成粪便排出体外。

3. 呼吸系统　见图3-3，包括呼吸道和肺。呼吸道有鼻、咽、喉、气管、主支气管、各级支气管。主要功能是对通过呼吸道进入肺内的气体在肺泡内进行气体交换，氧弥散进入血液，红细胞携带氧通过循环系统运输到全身各器官组织，为代谢提供氧气。

4. 泌尿系统　见图3-4，由肾、输尿管、膀胱、尿道构成。肾是产生尿液的主要器官，生成的尿液经过输尿管输入到膀胱并储存，最后经尿道排出体外。泌尿系统的主要功能是排出机体内在新陈代谢中产生的废弃物，如尿素、尿酸及多余的水分等。泌尿系统还能保持

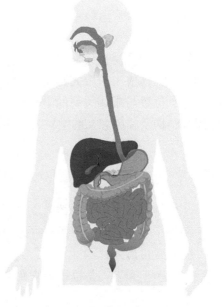

图3-2　消化系统示意图

机体内外环境的平衡与稳定。肾还有内分泌功能，产生对血压有重要影响的肾素等物质。

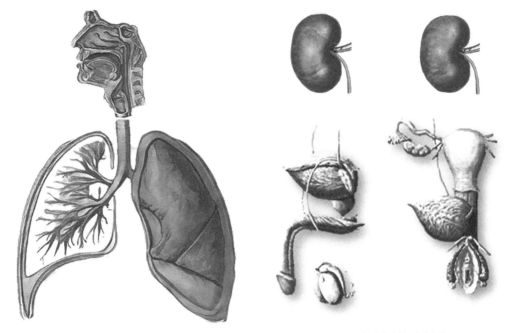

图3-3　呼吸系统示意图　　　　　　　　图3-4　泌尿系统示意图

5. 生殖系统　见图3-5，包括男性生殖系统和女性生殖系统。男性的生殖器官包括生殖腺睾丸、生殖管道和附属腺体。睾丸是产生精子和分泌男性雄性激素的器官。生殖管道包括附睾、输精管、射精管、尿道。附属腺体包括精囊、前列腺和尿道球腺。精子由睾丸产生并储存在附睾内，当射精时经输精管、射精管和尿道排出体外。附属腺体分泌的液体成分与精子共同组成精液，供给精子营养，有利于精子的活动。女性的生殖器官包括生殖腺卵巢、生殖管道和附属腺体。卵巢是产生卵子和分泌女性激素的器官。女性生殖管道包括输卵管、子宫、阴道，附属腺体为前庭大腺。卵巢内发育成熟的卵泡破裂，排出的卵子至腹膜腔，经输卵管腹腔口进入到输卵管，卵子在输卵管的壶腹部受精，受精以后的受精卵移至子宫植入子宫内膜发育成胎儿。分娩时胎儿出子宫口经阴道娩出。

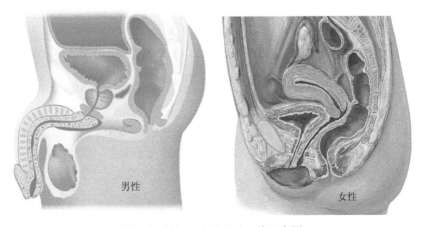

图3-5　男性、女性生殖系统示意图

6. 循环系统　见图3-6，是人体内一套密闭且相互连续的管道系统，包括心血管系统和淋巴系统两部分。心血管系统由心脏、动脉、毛细血管和静脉构成，其内有血液周而复始地循环流动。主要功能是运输物资，即将消化吸收的营养物质和肺吸入的氧运输到全身各器官、组织和细胞，供其生理活动的需要；同时将它们代谢产生的二氧化碳、尿素等运输到肺脏、肾、皮肤等排出，以保证机体内新陈代谢的正常进行；还运输内分泌系统产生的激素或者生物活性物质，以实现机体的体液调节；此外在实现血液防御功能及机体维持体内环境稳定中起重要作用。

动脉是负责把血液由心室流向外周的血管。静脉是负责把外周血液回流到心房的血管。绝大部分动脉内流动的是氧合血红蛋白含量高的动脉血，静脉内流动的是含氧量低的，含有大量代谢废弃物的静脉血，但体内肺动脉和脐动脉是动脉血管内流动的含氧量低的静脉血，而肺静脉和脐静脉内流动含氧量高的动脉血。

7. 内分泌系统　见图3-7，内分泌系统与神经系统相辅相成，共同维持机体内环境的平衡与稳定，调节机体的生长发育和各种代谢活动，如人体的新陈代谢、生长发育、生殖等的调节。该系统由内分泌腺和内分泌组织组成。内分泌腺分泌的物质称激素，直接进入血液被运送至全身，作用于特定的靶器官。人体内的内分泌腺或内分泌组织包括垂体、甲状腺、甲状旁腺、肾上腺、胰岛、松果体、胸腺和性腺等。

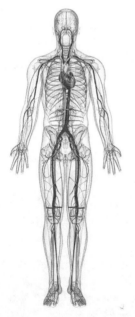
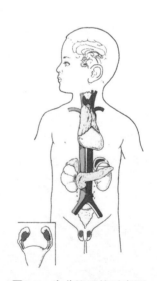

图3-6　循环系统示意图　　　　图3-7　内分泌系统示意图

8. 感觉器　见图3-8，感受器是神经末梢周围可以感受外环境变化即刺激的特殊装置。感觉器是感受器及其附属结构的总称。一般感受器是指分布在全身各部皮肤的痛觉、温觉、触觉、压觉感受器，分布在肌、肌腱、关节的运动觉和位置觉感受器和分布在内脏和心血管的各种感受器。特殊感受器分布在眼、耳、鼻、舌，即视觉、听觉、嗅觉、味觉和平衡觉感受器。眼内含有光学感受器，感受光线刺激，在眼底视网膜成像，通过视神经传至视觉中枢，产生视觉。耳内有特殊感受器，可以感受到头部位置和运动的位置觉。听觉感受器感受声波震动，将机械性信号转变为电信号，通过听神经传递至听觉中枢，产生听力。

9. 神经系统　见图3-9，根据位置及功能不同分为中枢神经系统和周围神经系统。中枢神经系统，包括脊髓、脑干、间脑、小脑、端脑。周围神经系统有31对脊神经和12对脑神经。神经系统是人体结构和功能最复杂的系统，其主要的功能是调节和控制其他各系统之间的功能活动，使机体成为一个有机的整体。通过调节机体功能活动，使机体适应外环境的变化。人类大脑皮质得到高度的发展，产生了语言和思维功能。因此人类不仅能被动适应外环境的变化，而且还能主动认识和改造客观世界。

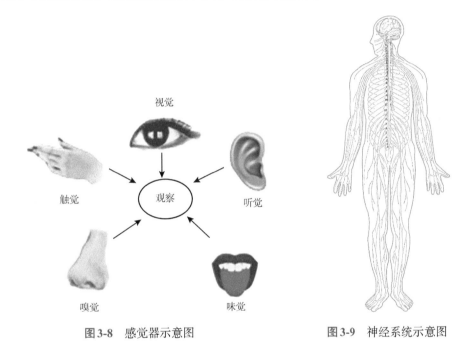

图3-8　感觉器示意图　　　　　　　图3-9　神经系统示意图

第二节　局部解剖结构

局部解剖学知识为静脉采血提供了形态学基础。静脉采血穿刺部位涉及头皮（主要针对婴幼儿）、颈部、上肢及下肢。掌握静脉采血部位的解剖位置毗邻关系，可显著提高采血穿刺成功率与效率。0～3岁婴幼儿静脉采血工作难度较大，其主要的原因是婴幼儿血管较细小、充盈程度差，易哭闹不合作，故婴幼儿静脉采血常采用头皮静脉、颈外静脉或内踝静脉。成年人主要采用手臂肘正中静脉、手背静脉，重症患者可选用股静脉。学习采血过程中涉及的血管、神经及肌肉结构等解剖学内容，可以帮助临床医护人员针对不同人员选取不同的穿刺部位及进行穿刺后的处理。涉及标本采集的主要部位有肘前区、手背部、腕部、足背部、手指、头皮、颈部、股部和鼻咽部。

一、肘前区解剖结构

肘前区是指通过肱骨内、外上髁的冠状面以前的部分，主要包括臂肌前群的远段，前臂肌前群的近段，肘肌和血管、神经等结构，见图3-10。

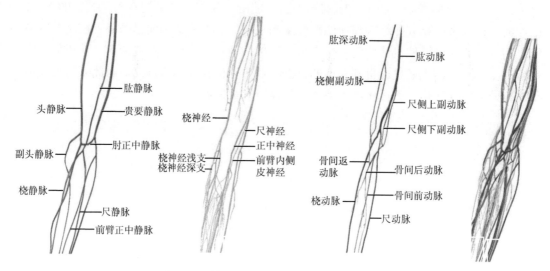

图3-10　肘部的静脉、神经、动脉分布示意图

（一）皮肤

皮肤薄而柔软。

（二）浅层结构

1. 浅筋膜　疏松、脂肪少、内有淋巴结、浅静脉和皮神经行于皮下。

2. 浅静脉

（1）头静脉：经前臂外侧皮神经的前方，行于肱二头肌腱的外侧。

（2）贵要静脉：与前臂内侧皮神经相伴，行于肱二头肌腱的内侧。静脉采集部位选择贵要静脉时常有淤血发生，患者表现为刺痛感明显，按压痛。

（3）肘正中静脉：自头静脉分出，借肘正中静脉斜向内上方注入贵要静脉，在腋窝中部与深静脉之间有交通支。位置浅表，并且比较固定，管径较大，无神经伴行，所以临床上常在此进行穿刺输血、采血或插管等处置。

（4）前臂正中静脉：有时可见，常呈现"Y"形汇入头静脉和贵要静脉，分叉中的外侧支称为头正中静脉，内侧支称为贵要正中静脉。

肘前区的浅静脉，较突出的头静脉和贵要静脉分别行于肱二头肌腱的外侧和内侧。头静脉借肘正中静脉斜向内上方与贵要静脉吻合，有时可见前臂正中静脉，常分为两支，分别注入贵要静脉和头静脉。肘前区的浅静脉类型个体差异很大，据资料统计，头静脉借肘正中静脉直接与贵要静脉相连者占51.3%，借头正中静脉和贵要静脉相连者占30.46%。可分为8种类型，也有一些亚型或罕见型，见图3-11。

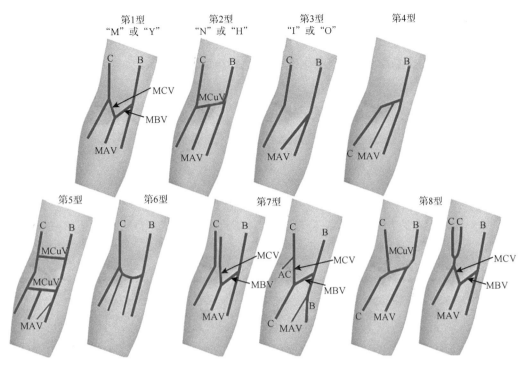

图3-11　肘浅静脉的模式类型

C. 头静脉；B. 贵要静脉；MAV. 前臂正中静脉；MCV. 头正中静脉；MBV. 贵要正中静脉；MCuV. 肘正中静脉；AC. 副头静脉

第1型：头静脉与贵要静脉之间借"M"或"Y"字形的前臂正中静脉、头正中静脉和贵要正中静脉相连，约占26.5%。

第2型：头静脉借肘正中静脉与贵要静脉相连，呈"N"或"H"字形排列，约占38.8%。

第3型：头静脉与贵要静脉在肘窝不相连，前臂正中静脉注入贵要静脉，呈"I"或"O"字形排列，约占5.7%。

第4型：前臂头静脉在肘窝同前臂正中静脉注入贵要静脉，约占4.5%。

第5型：头静脉与贵要静脉在肘窝借两条肘正中静脉相连，约占2.4%。

第6型：头静脉与贵要静脉在肘窝借拱形静脉相连，多条静脉从其中引流，约占4.6%。

第7型：分两种亚型。第1种亚型，头正中静脉借前臂正中静脉和贵要正中静脉与贵要静脉相连，而不与头静脉相连。第2种亚型，头正中静脉与贵要正中静脉共同与头静脉相连，前臂正中静脉注入贵要静脉，约占11%。

第8型：分两种亚型。第1种亚型，前臂贵要静脉缺失，头静脉借肘正中静脉与上臂贵要静脉相连。第2种亚型，上臂头静脉有两条分支，头静脉与贵要静脉之间借"Y"或"M"字形的前臂正中静脉、头正中静脉和贵要正中静脉相连，约占6.5%。

3. 皮神经

（1）前臂外侧皮神经：在肱二头肌腱的外侧、肱肌的浅面穿出深筋膜浅出，进入肘前区外侧，伴行于头静脉的后内侧，分布于前臂外侧皮肤。

（2）前臂内侧皮神经：分为前支和后支，前支行于贵要静脉的外侧，后支行于贵要静脉的内侧，分别分布于前臂内侧的前面和后面。该神经较为恒定，位置表浅，变异少，有足够的长度和直径，临床上常被用作神经外伤的移植体，见图3-12。

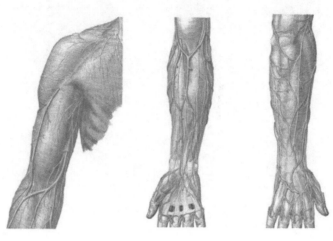

图3-12 上肢浅静脉和神经

（三）深层结构

1. **深筋膜** 肘前区深筋膜上接臂筋膜，下连前臂筋膜。肱二头肌腱的部分纤维向内下发散融入肘前区和前臂内侧的深筋膜，形成肱二头肌腱膜，有自动使前臂旋后的功能。腱膜的深面有肱血管和正中神经通过。该腱膜与肱二头肌腱交接处，是触摸肱动脉搏动和测量血压的听诊部位。

2. **肘窝** 为肘前区的三角形凹陷，其尖指向远侧，底位于近侧。

境界：上界为肱骨内、外上髁的连线，下外侧界为肱桡肌，下内侧界为旋前圆肌。顶由浅入深依次为皮肤、浅筋膜、深筋膜和肱二头肌腱膜。底是肱肌、旋后肌和肘关节囊。

内容物：有肱二头肌、血管、淋巴结和神经等，见图3-13。

3. **血管**

（1）肱动脉：在平桡骨颈高度分为桡动脉和尺动脉两条终支。桡动脉在起始段的1cm内发出桡侧返动脉，之后于腋窝尖处进入肱桡肌与桡侧腕屈肌之间下行至前臂；尺动脉比桡动脉稍粗大，在起始后的2cm处发出尺侧返动脉，经旋前圆肌尺头深面至尺侧腕屈肌深方下行。

（2）肱静脉：伴行肱动脉，有两条，在肘窝内由桡静脉和尺静脉汇合而成。

4. **神经**

（1）桡神经和前臂外侧皮神经：桡神经

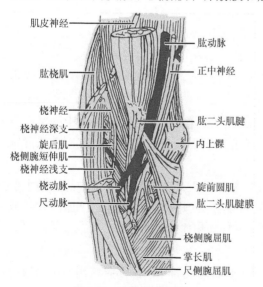

肌皮神经

肱桡肌

桡神经
桡神经深支
旋后肌
桡侧腕短伸肌
桡神经浅支
桡动脉
尺动脉

肱动脉

正中神经

肱二头肌腱

内上髁

旋前圆肌
肱二头肌腱膜

桡侧腕屈肌
掌长肌
尺侧腕屈肌

图3-13 肘窝的内容物

位于肘窝外侧缘的肱肌与肱桡肌之间时有桡侧副动脉伴随，然后进入肱肌与桡侧腕伸肌之间，临床将此段间隙称为桡管。桡管内，桡神经先发出两肌支进入桡侧肌和桡侧伸长肌。于外上髁前方再分为浅、深两支。浅支经肱桡肌深面，至前臂桡动脉的外侧下行；深支穿旋后肌至前臂后区，改称为骨间后神经，与骨间后动脉伴行。皮神经于肱二头肌腱外侧穿出深筋膜，经肘窝外侧部移行为前臂外侧皮神经。

（2）正中神经：越过尺血管前方，穿旋前圆肌两头之间，进入前臂指浅屈肌深面。

二、手背部解剖结构

（一）皮肤

手背的皮肤薄而柔软，富有弹性，有毛发和皮脂腺。

（二）浅筋膜

手背的浅筋膜薄而疏，浅筋膜内含手背静脉网静脉、浅淋巴管和皮神经。

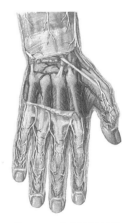

1. 浅静脉　手背静脉网由浅静脉互相吻合形成，网的形态因人而异。静脉网桡侧半与拇指的静脉汇集形成头静脉，尺侧半与小指的静脉会合形成贵要静脉。手的静脉回流一般由掌侧流向背侧，从深层流向浅层。手背静脉网是临床静脉输液常用的静脉，见图3-14。

2. 皮神经　桡神经浅支由前臂下部桡侧转至腕部，再进入手背分布于手背桡侧半1/2的皮肤，继而分为5条指背神经，分布于拇指、示指和中指，近节1/2桡侧缘的皮肤。尺神经手背支，由前臂下部尺侧转至腕部再进入手背，分布于手背尺侧半1/2的皮肤，再分出5支指背神经分布于小指、环指和中指尺侧缘的皮肤。

图3-14　手背浅层结构

三、腕　　部

腕介于前臂和手之间，上界为尺、桡骨茎突近侧基部的环线，下界相当于屈肌支持带的下缘水平，即拇指掌骨底平面。腕是前臂肌腱和血管、神经进入手的通路，可分为腕前区和腕后区。

手位于腕的远端，是整个上肢的末端结构，分为手掌、手背和手指3部分。

1. 浅层结构　皮肤薄而松弛，形成3条皮肤横纹。浅筋膜疏松，内有前臂内、外侧皮神经的分支分布，有数条浅静脉和浅淋巴管上行进入前臂。

2. 深层结构　包括腕尺侧管和桡动脉及桡静脉（图3-15）。

（1）腕尺侧管：是腕掌侧韧带内侧端与屈肌支持带之间的间隙，内有尺神经和尺动脉、尺静脉通过。尺神经在腕部位置表浅，易受损伤。

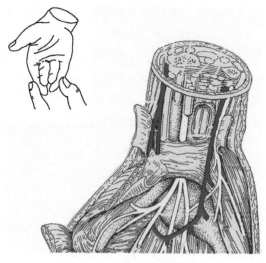

图3-15 腕前区的深层结构

（2）桡动脉及桡静脉：在屈肌支持带的上方，位于肱桡肌与桡侧腕屈肌腱之间。桡动脉在平桡骨茎突水平发掌浅支，经屈肌支持浅面进入手掌，与尺动脉吻合形成掌浅弓。桡动脉本干绕过桡骨茎突的下方，经拇长展肌腱和拇短伸肌腱深方到达鼻烟窝，再经第1、2掌骨间隙之间进入手掌，与尺动脉的掌深支吻合形成掌深弓。

手腕桡侧的桡动脉较表浅，神经偏离，好固定，所以常作为临床血气分析的动脉采血点。在肘部静脉不明显时，桡侧的副头静脉和前臂正中静脉常作为可选采集部位。

四、足 背

（一）浅层结构

皮肤较薄，浅筋膜疏松，缺少脂肪，故浅静脉和肌腱等结构清晰可见。浅静脉有足背静脉弓及其属支，其内、外侧端逐渐分别汇合成大、小隐静脉。皮神经为足背内侧的隐神经和外侧的腓肠神经终支（足背外侧皮神经），足背中央有腓浅神经终支（足背内侧皮神经和足背中间神经），在第1、2趾相对面背侧有腓深神经，见图3-16。

（二）深层结构

踝前区深筋膜为小腿深筋膜的延续，在此增厚形成两个支持带。

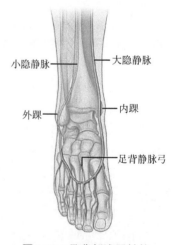

图3-16 足背部浅层结构

1. 伸肌上支持带 又称小腿横韧带，呈宽带状位于踝关节上方，连于胫、腓骨下端之间。深面有两个间隙：内侧间隙通过胫骨前肌腱、胫前血管和腓深神经；外侧间隙通过跨长伸肌腱、趾长伸肌腱和第3腓骨肌。

2. 伸肌下支持带 又称小腿十字韧带，位于踝关节前方的足背区，多呈横"Y"形，外侧端附着于跟骨外侧面，内侧端分叉附着于内踝及足内缘。伸肌下支持带向深面发出纤维隔，形成3个骨纤维管：内侧者通过胫骨前肌腱，中间者通过跨长伸肌腱、足背动脉和腓深神经，外侧者通过趾长伸肌腱和第3腓骨肌腱。各肌腱表面均有腱鞘包绕。

五、手指解剖结构

手指以掌指关节与手掌相连，运动灵活，分为掌侧和背侧，因指蹼的存在，手指长度长于掌侧。婴幼儿、儿童手指各解剖层次浅薄，神经末梢和血管分布欠密集。

（一）浅层结构

1. 皮肤 掌侧皮肤厚于背侧，富有汗腺。

2. 浅筋膜 手指掌面浅筋膜较厚，有大量纤维束将皮肤与指屈肌腱纤维鞘相连，纤维束间的脂肪组织常聚集成球状。

3. 指髓间隙 各指远节指骨远侧4/5段掌侧骨膜与指腹之间的结缔组织，两侧、掌面与末端为致密的皮肤，近侧有纤维隔连接指纹的皮肤与指屈肌腱的末端，将其完全封闭。

4. 手指血管和神经 各手指均有两条指掌侧固有动脉和两条指背动脉，与同名神经伴行于指掌侧面与背侧面交界线上的前后方。环指内侧常用于毛细血管采血，见图3-17。

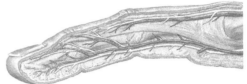

图3-17 手指矢状位剖面示意图

（二）深层结构

1. 指浅、指深屈肌腱 第2～4指各有浅、深两条肌腱，行于指鞘内；拇指则只有一条屈肌腱。在近节指骨处，指浅屈肌腱位于指深屈肌腱的掌侧，逐渐从两侧包绕指深屈肌腱，继而向远侧分为两股，附于中节指骨的两侧缘，其间形成腱裂孔，容指深屈肌腱通过。

2. 指腱鞘 为包绕指浅、指深屈肌腱的鞘管，由肌纤维鞘和腱滑膜鞘两部分构成。肌纤维鞘附着于指骨及其关节囊的两侧，形成一骨纤维性管道。腱滑膜鞘为滑膜形成的囊管，位于肌纤维鞘内，分脏壁两层。

3. 指伸肌腱 手背的指伸肌腱在掌骨头处向两侧扩展，包绕掌骨头与近节指骨背面，形成腱帽。指背腱膜向远侧分为3束，中间束止于中节指骨底，两条侧束在中节指骨背面合并后，止于远节指骨底。

六、婴幼儿头皮解剖结构

头皮是覆盖在头颅穹窿部的软组织，由皮肤、浅筋膜、帽状筋膜及颅顶肌浅部三层紧密连接组成，此三层总的厚度为4～7mm，按位置可分为额顶枕部和颞部。

（一）额顶枕部

境界：前为眶上缘，后为枕外隆凸和上项线，两侧借上颞线与颞区分界。此区的软组织从上到下分为5个层次。

1. 皮肤　头皮的厚度1～2mm，厚且致密，内含汗腺、皮脂腺、淋巴、血管、毛囊和头发，为皮脂腺囊肿好发部位；具有丰富的血管，外伤时易出血，但愈合较快。

2. 浅筋膜　为众多致密结缔组织分隔的小叶，其间充以脂肪、血管和神经，位于皮下和帽状腱膜之间。

3. 帽状腱膜　厚度1～2mm，厚实坚韧，前连枕额肌的额腹，后连枕腹两侧逐渐变薄，续于颞筋膜。帽状腱膜为白色坚韧的膜状结构，与皮肤由纤维束紧密连接，与骨膜连接疏松。

4. 腱膜下疏松结缔组织　帽状腱膜下层差异也比较大，厚度2～3mm，为薄层疏松结缔组织，范围较广，前至眶上缘，后达上项线，其间有许多导血管与颅内静脉窦相通，是静脉窦栓塞和颅内感染的途径之一，此层被认为是颅顶部的"危险区"。

5. 骨膜　颅骨外膜厚度相对固定，较薄，厚度1～1.5mm。由致密结缔组织构成，借少量结缔组织与颅骨表面相连。骨膜贴附于颅骨表面，在颅缝处贴附紧密，其余部位贴附疏松，故骨膜下血肿可被局限。

（二）颞部

境界：位于颅顶两侧，上界为颞上线，下界为颧弓上缘。颞部也分为5层，自外向里依次是皮肤、浅筋膜、颞筋膜、颞肌和骨膜。颞浅、深筋膜之间，充有脂肪。骨膜与颞骨结合紧密，不易分开。

（1）皮肤：移动性较大，手术时选择的切口均易缝合，愈合后瘢痕不明显。

（2）浅筋膜：含脂肪组织较少，位于帽状腱膜上方，存在小动脉的血管网，血管丰富，提供着头皮的血供。其内耳前有颞浅动脉、静脉和耳颞神经三者伴行出腮腺上缘，颞浅动脉为颈外动脉的两终支之一，颞浅静脉汇入下颌后静脉，耳颞神经是三叉神经第三支下颌神经的分支；耳后有耳后动、静脉和耳颞神经，分布于颞区后部，耳后动脉起自颈外动脉，耳后静脉汇入颈外静脉，枕小神经是颈丛神经的分支。

（3）颞筋膜：上方附着于上颞线，向下分为浅深两层，分别附着于颧弓的外面和内面，两层之间有颞中动脉和颞中静脉穿过。

（4）颞肌：呈扇形，起自颞窝和颞筋膜深面，颞肌和颞筋膜有保护脑膜和脑组织的作用，深部有颞深血管和神经进入该肌，颞深动脉来自上颌动脉，颞神经发自下颌神经。

（5）颅骨外膜：较薄，紧贴于颞骨表面，骨膜与颞肌之间含有大量脂肪组织，称颞深间隙，经颧弓深面与颞下间隙相通，再向前则与面部的颊脂体相连续。

头皮静脉分布于颅外软组织内，数目多。在额部及颞区相互交通呈网状分布，表浅易见。静脉管壁被头皮内纤维隔固定，相对易滑动。头皮静脉没有瓣膜，正逆方向都能穿刺，只要操作方便即可，既适用于小儿静脉穿刺，也可用于成人。小儿从出生至3岁这一时期头部脂肪少，静脉清晰表浅，呈网状分布。血液可通过侧支循环回流，此期的小儿更适宜选用头皮静脉穿刺，输液穿刺成功率高。

头皮静脉中常用于血液采集的主要静脉见图3-18。

（1）额正中静脉：位于额前正中，较为粗大短直，不滑动且易固定，易于静脉穿刺，且不易损伤血管壁，因此常作为小儿留置针穿刺最佳选择部位。临床上，选用该静脉进行注射穿刺时，如向前穿刺，虽针头固定在血管内，仍有60%以上的患儿局部可发生肿胀，主要是由于该静脉直径较粗，当延伸到眉间部时变成众多细小静脉围绕双眼向心流，从而使液体汇流速度减慢，逐渐淤积并由血管壁渗出到组织内，形成水肿；如采取向后穿刺，液体汇入颞浅静脉总支而不易发生水肿。

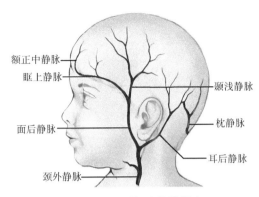

图3-18　面颈部浅静脉属支

（2）颞浅静脉：起始于颅顶及颞区软组织，在颞筋膜的浅面，由在颧弓上方的前后分支联合形成。前支称为颞浅静脉额支，与眶上静脉相交通，后支称为颞浅静脉顶支，与枕静脉、耳后静脉吻合。前后支柱颧弓根处汇合成颞浅静脉，下行至腮腺内注入面后静脉。颞浅静脉属支大部分位于颞部皮下颞筋膜表面的颧弓根稍上方区域、外耳门前方，与同名动脉伴行，触到颞浅动脉搏动后，静脉常在其前方，该静脉长且表浅、暴露明显，直而细，有一定的弧度，不易滑动，但弹性较好，血管较易固定且不易滑动，是头皮静脉输液的最佳部位。

（3）耳后静脉：位于耳廓后方，向前与下枕后静脉的后支吻合。耳后静脉与乳突导管相连，故较为固定，且稍粗直，或略弯曲，显露清楚。

从解剖位置看，额正中静脉表浅，血管中粗，易穿刺，但输液过程易渗漏，主要用于药物刺激性小、短时间内输液；眶上静脉表浅、清晰，输液时不易渗透漏；颞浅静脉及颞静脉粗大，位置深，适用于大量输液及注射刺激性大的药物时选择。静脉穿刺一般选用额前正中静脉、颞浅静脉和耳后静脉。

七、颈部解剖结构

颈部介于头部、胸部和上肢之间，前方正中有呼吸道和消化管的颈段；两侧有纵向走行的大血管和神经；支持结构是脊柱的颈段；颈根部除有胸膜顶外，还有肺尖及进出胸廓上口的血管和神经干等。颈部筋膜较复杂，可包绕各层颈肌，以及血管、神经和器官；颈部各结构之间有疏松结缔组织填充，形成诸多筋膜间隙。颈肌多为纵行，分为颈浅肌群、舌骨上肌群、舌骨下肌群和颈深肌群，可使头、颈灵活运动，并参与呼吸、吞咽和发音等运动。颈部淋巴结丰富，多沿血管神经排列，肿瘤转移时易受累。颈部的皮肤较薄，移动性较大，皮纹呈横向分布。

1. 颈阔肌　是一菲薄的皮肌，受面神经颈支支配，位于颈前外侧部脂肪层的深面，起自胸大肌和三角肌筋膜，越过锁骨斜向上内方，该肌深面有浅静脉和皮神经。

2. 浅静脉

（1）颈前静脉：见图3-19，起始于颏下部，在颈前正中线两侧，沿下颌舌骨肌浅面下行，至胸锁乳突肌下份前缘处，穿过胸骨上间隙，汇入颈外静脉末端或锁骨下静脉，少数汇入头臂静脉。左、右颈前静脉在胸骨上间隙内借横向的颈静脉弓相吻合。颈前静脉有时

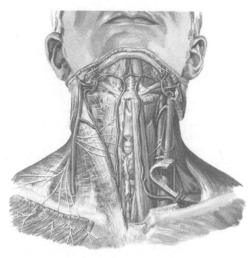

图3-19　颈部浅静脉属支

仅有一条，沿颈前正中线下行，称为颈前正中静脉。颈前静脉内无瓣膜，距心脏较近，易受胸腔负压的影响，故手术时勿损伤该静脉，以免空气进入。

（2）颈外静脉：由下颌后静脉后支与耳后静脉和枕静脉等在下颌角附近汇合而成，但变异较多。该静脉沿胸锁乳突肌浅面斜向外下行，于锁骨中点上方2～5cm处穿颈深筋膜，约2/3汇入锁骨下静脉，1/3汇入颈内静脉。该静脉末端虽有一对瓣膜，但不能阻止血液反流。当上腔静脉血回心受阻时，可致使颈外静脉扩张。颈外静脉与颈深筋膜结合紧密，当静脉壁受伤破损时，管腔不易闭合，可致使气体栓塞。

3. 神经

（1）颈丛神经皮支：颈丛神经皮支从胸锁乳突肌后缘中点浅出时，位置表浅且相对集中，常为颈部手术阻滞麻醉的穿刺点。

1）枕小神经（C_2、C_3）：勾绕副神经，沿胸锁乳突肌后缘向后上行，分布至枕部及耳廓背面上部的皮肤。

2）耳大神经（C_2、C_3）：是颈丛神经皮支中最大的分支，绕胸锁乳突肌后缘，并沿胸锁乳突肌表面伴颈外静脉上行，分布至耳廓及腮腺区皮肤。

3）颈横神经（C_2、C_3）：横过胸锁乳突肌中份，分2～3支穿颈阔肌浅面向前，分布至颈前区皮肤。

4）锁骨上神经（C_3、C_4）：分为3支，以一条总支起于第3、4颈神经前支，从胸锁乳突肌后缘穿出，于颈深静脉和颈阔肌深面下行，在锁骨上缘浅出，分别分布至颈外外侧部、胸前壁上部和肩部等处皮肤。

（2）面神经颈支：自腮腺下缘浅出后行向前下，走行于颈阔肌深面，支配该肌。

八、股部解剖结构

股部与静脉穿刺有关的主要是股前内侧区。

（1）皮肤：主要是浅层结构，皮肤薄厚不均，内侧较薄而柔软，皮脂腺较多，外侧较厚。浅筋膜近腹股沟处分为浅的脂肪层和较深的膜性层。浅筋膜中富含脂肪，有浅动脉、浅静脉、浅淋巴管、淋巴结及皮神经分布，见图3-20。

（2）血管

1）浅部血管：主要有浅动脉、大隐静脉。

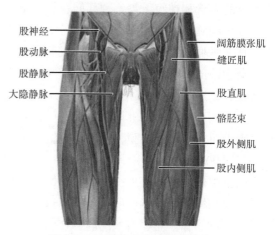

图3-20　大腿肌肉及动静脉分布图

浅动脉主要有旋髂浅动脉、腹壁浅动脉、阴部外动脉、股外侧浅动脉。

旋髂浅动脉：多由股动脉发出，沿腹股沟韧带走向髂前上棘，分布于腹前壁下外侧部。

腹壁浅动脉：单独或者与旋髂浅动脉、阴部外动脉共干起于股动脉，于腹股沟韧带内侧半下方约1cm处穿阔筋膜，分支供应腹前壁下部。

阴部外动脉：起始于股动脉，分布于外生殖器皮肤。

股外侧浅动脉：发自旋股外侧动脉。

大隐静脉：全长76cm，起始于足背静脉弓内侧端，经内踝前方，沿小腿内侧缘伴隐神经上行，经股内侧髁后方约2cm处，进入大腿内侧部，与股内侧皮神经伴行，逐渐向前上，在耻骨结节外下方穿隐静脉裂孔，汇入股静脉，其汇入点称为隐股点。汇入股静脉前，大隐静脉收纳了5条属支，即旋髂浅静脉、腹壁浅静脉、阴部外静脉、股内侧浅静脉、股外侧浅静脉。它们汇入大隐静脉的形式不同，相互间吻合丰富。大隐静脉曲张高位结扎时，须分别结扎，切断各属支，以防止复发。大隐静脉全长的管腔内，有9～10对静脉瓣，通常两瓣相对，呈袋状，可保证血液向心回流。

2）深层血管：股动脉、股静脉。

股动脉：是髂外动脉自腹股沟韧带中点后面向下的延续，在股三角内行向股三角尖，继而经收肌管下行，穿收肌腱裂孔至腘窝，移行为腘动脉。股三角内的结构由外向内依次为股神经、股动脉、股静脉等。在腹股沟韧带下方股静脉与股动脉紧贴行向内下方，动脉渐居静脉前方，呈动脉在前外，静脉在后内。使两者从内外毗邻变为前后重叠。股神经位于股动脉外侧，其中90%不与股动脉紧贴。下行过程中神经渐向股动脉靠拢。由于股动脉下1/3段的前方有股内侧皮神经跨越，在髋关节外展、外旋约45°的体位时股动脉与髂外动脉、髂总动脉几乎呈一条直线。因此患儿股动脉穿刺时，采取仰卧位将髋关节外展外旋约45°，选择股动脉暴露段的中上2/3处作为穿刺部位。在腹股沟韧带下缘中点偏内侧触摸到股动脉搏动垂直进针，以免斜刺损伤邻近结构。

股静脉：为腘静脉的延续，起始于收肌腱裂孔，向上与股动脉伴行，位于股动脉后方，逐渐转至动脉内侧，继而穿血管腔隙移行为髂外静脉。股静脉除收集大腿深部静脉外，主要收纳大隐静脉的血液，见图3-21。股静脉位于股三角内，股动脉的内侧，在腹股沟韧带下方3～4cm处有大隐静脉汇入。

股静脉穿刺点的定位是难点，常用两种方法。垂线法：从脐部引一直线垂直于腹股沟，垂直交叉点内侧0.3～0.5cm处为穿刺点；或以脐窝中心向耻骨联合上缘与髂前上棘的连线作垂线，与腹股沟交叉点就是穿刺点。触摸法：根据股动脉与股静脉平行走行的特点，于腹股沟中、内1/3处触到股动脉搏动后，自股动脉内侧0.1～0.2cm。先嘱患者仰卧，大腿外展与躯干成45°，垫高穿刺处，使腹股沟展平，膝关节成90°，采集者用左手示指，于腹股沟1/3处，触到股动脉的搏动后用指甲轻压一痕迹。股静脉穿刺一般在腹股沟韧带中点下方股动脉搏动处的内侧0.3～0.5cm处进针。针尖经皮肤、浅筋膜、阔筋膜进入股静脉。由于从该静脉到右心房的腔内无静脉瓣，血柱高，压力大，针头拔出后应该压迫数分钟，防止出血。

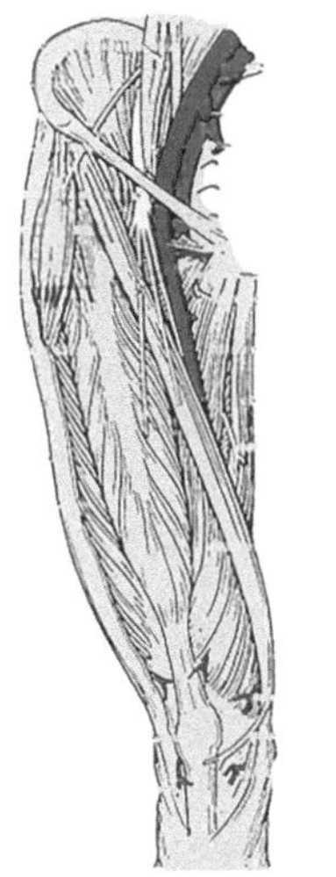

图3-21 髂总动静脉

（3）神经：股前内侧区的神经分为浅层神经和深层神经。

1）浅层神经：股前内侧区的皮神经有不同的来源及分布。①股外侧皮神经，发自腰丛神经，在髂前上棘下方5～10cm处穿出深筋膜，分前、后两支。前支较长，分布于大腿外侧面皮肤，后支分布于臀区外侧皮肤。②股神经前皮支，来自股神经，在大腿前面中部穿过缝匠肌和深筋膜，分布于大腿前面中间部的皮肤。③股神经内侧皮支，来自股神经，于大腿下1/3穿缝匠肌内侧缘和深筋膜，分布于大腿中、下部内侧份皮肤。④闭孔神经皮支，多数穿股薄肌或长收肌，分布于股内侧中、上部的皮肤。⑤其他，生殖股神经及髂腹股沟神经的分支，分布于股前区上部中、内侧皮肤。

2）深层神经

股神经：起始于腰丛神经，沿髂筋膜深面，经肌腔隙内侧部，进入股三角。主干短、粗，随即发出众多肌支、皮支和关节支。肌支分布至股四头肌、缝匠肌和耻骨肌；关节支分布至髋和膝关节；皮支有股神经前皮支和内侧皮支，分布至股前内侧区的皮肤。其中最长的皮神经为隐神经，在股三角内伴股动脉外侧，下行入收肌管，在收肌管下端穿大收肌腱板，行于缝匠肌和股薄肌之间，在膝关节内侧穿深筋膜，伴大隐静脉下行，分支分布于髌骨下方、小腿内侧和足内侧缘的皮肤。

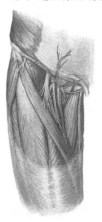

图3-22　股三角神经血管关系图

股三角位于股前内侧区上1/3部，呈一底向上、尖向下的倒三角形凹陷，向下与收肌管相续。其上界为腹股沟韧带，外下界为缝匠肌内侧缘，内下界为长收肌内侧缘，前壁为阔筋膜，后壁凹陷，自外侧向内侧分别是髂腰肌、耻骨肌和长收肌及其筋膜。主要结构由外侧向内侧主要是股神经、股鞘及其包含的股动脉、股静脉、股管及股深淋巴结和脂肪等。股动脉居中，于腹股沟韧带中点深面，由髂外动脉延续而成。外侧为股神经，内侧为股静脉。这种关系可便于股动脉压迫止血，并有助于股动、静脉穿刺及股神经麻醉时的定位，见图3-22。

九、鼻咽腔解剖结构

鼻是呼吸道的起始部分，由一对鼻腔构成，二者由鼻中隔分开，分外鼻、鼻腔和鼻旁窦。

（一）鼻腔

鼻腔是位于口腔顶与颅底之间的不规则间隙（图3-23），被垂直的鼻中隔分开，顶部窄、底部宽、前后狭长的腔隙是由骨和软骨及其表面被覆的黏膜和皮肤构成。鼻腔内衬黏膜并被鼻中隔分为两半，向前借鼻孔通外界，向后借鼻后孔通鼻咽部。每侧鼻腔又借鼻阈分为鼻前庭和固有鼻腔。鼻阈为鼻前庭上方的弧形隆起，是皮肤和黏膜的交界处，鼻前庭由皮肤覆盖，鼻前庭富有皮脂腺和汗腺，生有鼻毛，有滤过和净化空气的功能。鼻前庭为疖肿的好发部位，且因其缺少皮下组织，故在发生疖肿时疼痛剧烈。

鼻中隔为鼻腔的内侧壁，由筛骨垂直板、犁骨和鼻中隔软骨构成支架，为一薄层骨板，表面被覆黏膜而成。鼻中隔分为骨部、软骨部和膜部，位置通常偏向一侧。其前下方血管丰富、位置浅表，外伤或干燥刺激均易引起出血，因90%左右的鼻出血均发生于此区，故称易出血区；鼻腔外侧壁上有隆起，自上而下可见上、中、下三个鼻甲，上鼻甲与中鼻甲由筛骨迷路内侧壁向下卷曲的薄骨片覆以黏膜构成，二者之间为上鼻道，中鼻甲与下鼻甲之间为中鼻道，下鼻甲下方称为下鼻道。多数人上鼻甲的后上

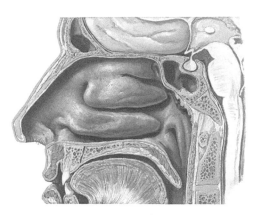

图3-23　鼻腔毗邻关系图

方有最上鼻甲。最上鼻甲或上鼻甲后上方与蝶骨体之间的窝称为蝶筛隐窝。切除中鼻甲，在中鼻甲道中部凹陷向上方的弧形裂隙称为半月裂孔，其前端漏斗状管道为筛漏斗，通额窦和前筛窦，上方圆形隆起为筛泡，其内有筛窦。鼻泪管开口于下鼻道的前上方。鼻黏膜分为两部分，位于上鼻甲与其相对的鼻中隔及二者上方鼻腔顶部者称为嗅区，富含接受嗅觉刺激的嗅细胞，其余部分则富含鼻腺称为呼吸区。

鼻腔前部鼻前庭的黏膜与皮肤相延续，由角化的复层扁平上皮及其深面的结缔组织黏膜固有层组成。向后，在鼻阀处分为非角化的复层扁平上皮覆盖的黏膜和呼吸上皮覆盖的黏膜，后者分布于鼻腔表面的大部分，即除嗅觉上皮分区外，包括鼻甲、鼻道、鼻腔顶和底。

鼻腔黏膜附着在周围骨性结构的骨膜和软骨膜上，在黏膜下层有大量的腺体，鼻甲和鼻中隔处的黏膜最厚，血管最丰富，但在鼻道和鼻窦内及鼻腔顶的黏膜却很薄，所以在采集鼻咽拭子的时候会出血。

（二）咽部

咽是消化管与呼吸道的共同通道。咽呈上宽下窄、前后略扁的漏斗形肌性管道，长约12cm。咽位于第1～6颈椎前方，上端起于颅底，下端约在第6颈椎下缘或环状软骨的高度移行于食管。咽的前壁不完整，自上向下有通向鼻腔、口腔和喉腔的开口；后壁平坦，借疏松结缔组织连于上位6个颈椎体前面的椎前筋膜。咽的两侧壁与颈部大血管和甲状腺侧叶等相毗邻。按照咽的前方毗邻，以腭帆游离缘和会厌上缘平面为界，可将咽分为鼻咽、口咽和喉咽三部分。其中，口咽和喉咽两部分是消化管与呼吸道的共同通道。

1. 鼻咽　是咽的上部，位于鼻腔后方，上达颅底，下至腭帆游离缘平面续口咽部，向前经鼻后孔通鼻腔。鼻咽部的两侧壁上，相当于下鼻甲后方约1cm处，各有一个咽鼓管咽口，咽腔经此口通过咽鼓管与中耳的鼓室相通。咽鼓管咽口平时是关闭的，当吞咽或用力张口时，空气通过咽鼓管进入鼓室，以维持鼓膜两侧的气压平衡。咽部感染时，细菌可经咽鼓管波及中耳，引起中耳炎。由于小儿的咽鼓管较短而宽，且略呈水平位，故儿童患急性中耳炎远较成人为多。鼻咽部上壁后部的黏膜内有丰富的淋巴组织称咽扁桃体，幼儿时期较发达，6～7岁时开始萎缩，约至10岁以后完全退化。有的儿童咽扁桃体可出现异常

增大，致使鼻咽腔变窄，影响呼吸，熟睡时表现为张口呼吸。

2. 口咽 位于腭帆游离缘与会厌上缘平面之间，向前经咽峡与口腔相通，上续鼻咽部，下通喉咽部。口咽的前壁主要为舌根后部，此处有一呈矢状位的黏膜皱襞称舌会厌正中襞，连于舌根后部正中与会厌之间。舌会厌正中襞两侧的深窝称会厌谷，为异物易停留处。口咽的侧壁上有腭扁桃体。腭扁桃体位于口咽部侧壁的扁桃体窝内，是淋巴上皮器官，具有防御功能。咽后上方的咽扁桃体、两侧的咽鼓管扁桃体、腭扁桃体和下方的舌扁桃体，共同构成咽淋巴环，对消化道和呼吸道具有防御功能，见图3-24。

3. 喉咽 位于咽的最下部，稍狭窄，上起自会厌上缘平面，下至第6颈椎体下缘平面与食管相续。喉咽部的前壁上份有喉口通入喉腔。在喉口的两侧各有一深窝称梨状隐窝，常为异物滞留之处，见图3-25。

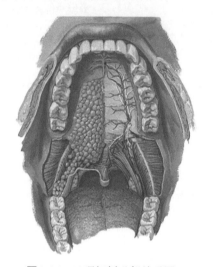
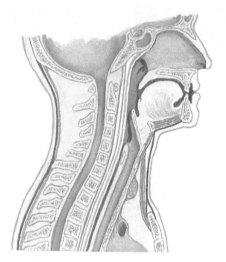

图 3-24　口咽解剖毗邻关系图　　　　图 3-25　喉咽解剖毗邻关系图

第三节　生　理　学

生理学与标本采集密切相关，主要涉及循环系统、泌尿系统、神经系统、止血和凝血。

一、循 环 系 统

心脏和血管组成机体的心血管系统。在心脏搏动的驱动下，血液在心血管系统中按一定方向周而复始地流动，称为血液循环。人体血液循环有两种循环途径，包括体循环和肺循环。体循环从左心室开始，当左心室收缩时，左心室中的血液到达主动脉，并通过主动脉循环到各种动脉分支，供应全身组织、器官，循环至毛细血管处，细胞和血液之间进行物质交换，动脉血转化为静脉血，通过静脉回流到右心房。肺循环从右心室开始，当右心室收缩，右心室的血液泵入肺动脉，肺动脉的分支最后形成肺部毛细血管网，与肺泡紧密相连，通过呼吸膜实现肺换气，将静脉血转化为动脉血，并通过肺静脉流回左心房。循环系统的主要功能是完成体内的物质运输，保证新陈代谢正常进行；激素或其他体液因素，通过血液循环作用于靶细胞，实现体液调节；机体内环境稳态的维持和血液防御功能的实现，也有赖于血液不断地循环流动。

（一）心脏的结构和功能

1. 心脏的结构和生理特性　心肌是由心肌细胞构成的一种肌肉组织。心肌细胞间有闰盘，闰盘上有大量的缝隙连接，缝隙连接处的蛋白质构成细胞间通道。心肌是个机能合胞体。根据心肌细胞的生理特性，心肌细胞可分为两类，一类是工作细胞，包括心房肌和心室肌细胞。工作细胞含有丰富的肌原纤维，除有兴奋、传导功能外，主要完成收缩功能。一类是特殊分化的心肌细胞，构成心脏的特殊传导系统（包括窦房结、结间束、房室交界、房室束和浦肯野纤维网）。它们没有肌原纤维，不具有收缩功能，除有兴奋、传导功能外，具有自动节律性（结区细胞除外），称为自律细胞。

2. 心脏的泵血功能　心脏是推动血液循环的动力器官，起着泵血的功能。心脏呈周期性活动，心房或者心室每收缩和舒张一次，构成一个机械活动周期，称为心动周期。每分钟心搏的次数称为心率，心动周期时程的长短与心率成反比关系。正常成年人心率平均为75次/分。

心脏泵血功能主要靠心室完成，包括心室收缩向动脉射血的过程和心室舒张血液充盈的过程。

（二）血管的结构和功能

不论体循环或肺循环，由心室射出的血液都流经由动脉、毛细血管和静脉相互串联构成的血管系统，再返回心房。动脉或静脉壁结构可分为内膜层、肌层和外膜层三层。内膜层由构成血管光滑内壁的内皮细胞和使血管具有一定弹性和可扩张性的弹性纤维组成。肌层由环绕血管的平滑肌组成，外膜层由疏松的结缔组织组成，见图3-26。各类血管除了直径不同外，主要差别是弹力纤维和平滑肌的多少不同，因而功能不同。

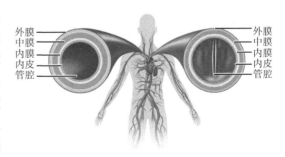

图3-26　血管结构

根据血管的组织结构和生理功能，将血管分为下述类型。

1. 弹性储器血管　指主动脉、肺动脉主干及其大分支。这些血管的管壁坚厚，富含弹性纤维，具有可扩张性和弹性。当左心室射血时，主动脉压升高，一方面推动血流，另一方面使主动脉被动扩张，容积增大，容纳一部分左心室射出的血液。当左心室舒张时，主动脉瓣关闭，动脉压降低，被扩张的动脉管壁发生弹性回缩，将射血期内多容纳的那部分血液继续推向外周。大动脉的这种功能称为弹性储器作用。

2. 分配血管　指从弹性储器血管以后到分支为小动脉前的动脉管道，其功能是将血液输送至各器官组织。

3. 毛细血管前阻力血管　指小动脉和微动脉。小动脉和微动脉的管径小，是影响血流阻力的主要因素。小动脉和微动脉管壁富有平滑肌，其舒缩活动可明显改变血管口径，从而改变血流阻力，影响器官、组织的血流量。

4. 毛细血管前括约肌　由后微动脉侧支分出真毛细血管。毛细血管前括约肌是指环绕在真毛细血管起始部的独立平滑肌。它的交替收缩和舒张可控制该支真毛细血管的关闭和开放。

5. 交换血管　指真毛细血管，其管壁薄，由一层内皮细胞和其外的薄层基膜组成。管壁通透性高，是物质交换的场所。

6. 毛细血管后阻力血管　指微静脉。因其管径小，有一定的血流阻力。它们的舒缩活动可改变毛细血管压和组织液的生成与重吸收。

7. 容量血管　指微静脉以后到大静脉的整个静脉系统。与动脉系统相比，其数量多，口径大，容量大。安静状态下，其容纳了循环血量的60%～70%。容量血管的口径变化可调节其容纳的血量，起着血液储血库的作用。此外，静脉管壁薄，易受跨壁压的变化而改变其容量。

8. 短路血管　指小动脉和小静脉之间的动静脉吻合支。动静脉吻合支的开放使小动脉内的血液不经毛细血管而直接流入小静脉。在手指、足趾、耳廓等处的皮肤中，有较多的短路血管，与体温调节有关。

二、泌尿系统

1. 泌尿系统结构和功能　泌尿系统由肾、输尿管、膀胱及尿道组成。其主要功能为排泄，还能调节水盐代谢和酸碱平衡，并产生多种具有生物活性的物质，对维持机体内环境的稳定有重要作用。泌尿系统由一对肾、两条输尿管、一个膀胱和一条尿道组成。由肾产生的尿液经输尿管流入膀胱暂时储存，当尿液达到一定数量后，经尿道排出体外。输尿管是一对细长的管道，全长20～30cm，上连肾盂，下入膀胱，中间有3个狭窄处，是结石滞留部位。膀胱是储尿器官，大小、形状随着尿液量而变化，膀胱三角在两个输尿管口和尿道内口三者连线之间，这里是肿瘤和结核的好发部位。膀胱的排尿反射受大脑皮质和脊髓排尿中枢的控制，阴部神经属于躯体运动神经，所以排尿受意识控制，这些结构受损伤，可引起尿失禁。

2. 尿液形成过程、正常成分和理化性质　尿液的生成是在肾单位和集合管中进行的。首先是血液流过肾小球毛细血管时，血浆中的水分和小分子物质滤出到肾小囊腔中，形成滤液，又称原尿。然后滤液在流经肾小管和集合管时，其中的一部分水和有用的物质被重新吸收回血液。同时，肾小管和集合管的上皮细胞又分泌或排泄一些物质加入到小管液中，而形成终尿排出体外。

正常人一昼夜所排出的尿量在1000～2000ml，平均约为1500ml。生理情况下，尿量的变化很大，如摄入的水多时，尿量增多，如摄入的水少或出汗很多时，尿量减少。

尿中含水分占95%～97%，溶解于其中固体物仅占3%～5%，固体物可分为无机盐和有机物两大类。无机盐中主要是氯化钠，其余为硫酸盐、磷酸盐、钾盐和氨盐等，有机物中主要是尿素，其余为马尿酸、肌酐、尿色素等。

正常新鲜尿液呈淡黄色、透明，尿的颜色主要来自胆红素的代谢产物，并受食物和药物的影响。尿液的比重随尿量多少而变动，一般介于1.015~1.025。尿液的渗透压一般在50~1200moSm/（kg·H_2O）波动。尿液的pH介于5.0~7.0，最大变动范围为4.5~8.0。尿液的pH主要受食物性质的影响，习惯于荤素杂食的人，尿液呈酸性，而素食者，一般呈碱性。

三、神 经 系 统

神经系统主要功能之一是感知内外环境变化，机体内外环境的刺激作用于感受器后，转换为神经冲动，并传入脊髓和各级特定神经中枢，引起各种反射活动，同时许多传入冲动最终到达大脑皮质，产生各种特定感觉。其中痛觉是机体受到各种伤害性刺激时引起的主观感觉，常伴有不愉快情绪和自主神经系统反应，属于生理心理活动关联现象。痛觉是在机体受损害时的一种报警系统，对机体起到重要的保护作用。痛觉根据伤害性刺激发生的部位分为躯体痛和内脏痛。

（一）躯体痛

1. 痛觉的产生与致痛物质　伤害性感受器是脊髓背根神经节和三叉神经节中初级感觉神经元的游离末梢，广泛地分布于皮肤、肌肉、关节和内脏器官。伤害性感受器最显著的特点：①缺乏适宜刺激，任何形式和性质的刺激只要达到伤害程度即可兴奋。②不易出现适应现象，反复刺激其敏感性不发生减退或消失。

致痛物质是产生痛觉的重要物质基础，目前以化学性刺激学说最为关注，其认为伤害性感受器是一种化学感受器。在外伤、炎症、缺血、缺氧等伤害性刺激的作用下，由损伤组织局部合成、释放一些致痛的化学物质，如H^+、K^+、5-羟色胺（5-HT）、组胺、缓激肽、P物质、前列腺素、白三烯、血栓素与血小板激活因子等。当致痛物质达到一定浓度时，引发伤害性感受器发生电位变化而产生痛觉传入冲动，到达皮质引起痛觉。

2. 体表痛　发生在体表的疼痛感觉称为体表痛。伤害性刺激作用皮肤时，可先后出现快痛和慢痛两种性质的痛觉。快痛特点：①产生与消失迅速；②定位清楚；③性质多为尖锐的刺痛；④常伴有反射性屈肌收缩；⑤吗啡类药物镇痛作用不明显。慢痛特点：①产生与消失缓慢，有长时间的后作用；②定位不清楚；③性质多为烧灼样痛；④常伴有情绪反应和心血管、呼吸变化；⑤吗啡类药物镇痛作用明显。在外伤时，上述两种痛觉相继出现，不易明确区分。皮肤有炎症时，常以慢痛为主。此外，深部组织（如骨膜、韧带和肌肉等）和内脏的痛觉，一般也表现为慢痛。

3. 深部痛　发生在躯体深部组织，如关节、骨膜、韧带和肌肉等部位的痛觉称为深部痛。深部痛多表现为慢痛性质，具有定位不清，伴有恶心、出汗、心率和血压变化等自主神经系统反应，深部痛觉致痛物质常由于局部炎症、痉挛、缺血等导致其释放，刺激了痛觉感受器而引起痛感。

（二）内脏痛与牵涉痛

1. **内脏痛** 是伤害性刺激作用于内脏器官引起的疼痛。内脏无本体感受器，温度觉与触觉感受器也很少，所以内脏感觉主要是痛觉。由于感受器数量分布明显少于躯体，决定了内脏痛定位不准确。

内脏痛与皮肤痛相比有两个明显的特征：①疼痛发生缓慢、持续、定位不精确和对刺激的分辨能力差；常伴有明显的自主神经活动变化，情绪反应强烈，有时甚于疾病本身。②对于切割、烧灼等锐性刺激不敏感，而对机械性牵拉、缺血、痉挛、炎症与化学性刺激则非常敏感，通常引起剧烈疼痛，甚至危及生命。内脏疾病除了引起患病器官本身的疼痛外，经常引起邻近体腔壁疼痛。因体腔壁层浆膜（胸膜、腹膜、心包膜）受到炎症、压力、摩擦或牵拉等刺激产生的疼痛，称为体腔壁痛，这种疼痛与躯体痛类似，是由躯体神经传入，其疼痛定位清楚、准确。

2. **牵涉痛** 某些内脏疾病通常可引起体表某一特定部位发生疼痛或痛觉过敏现象，称为牵涉痛。不同内脏有特定的牵涉痛区域，如心肌缺血时，可出现左肩、左臂内侧、左侧颈部和心前区疼痛；胆囊炎、胆结石时，可出现右肩胛部疼痛；阑尾炎初期，常有上腹部或脐周区疼痛。牵涉痛并非内脏痛所特有的现象，深部躯体痛、牙痛等也可发生牵涉痛。

穿刺是临床上一种检查及治疗的方式，患者会有疼痛的感觉。根据所使用的材料不一样，患者的疼痛感觉也不一样。如果是单纯使用注射器进行穿刺，患者的疼痛感觉相对会比较轻。如果是使用穿刺针进行穿刺，疼痛的感觉相对会比较明显。

静脉穿刺引起的疼痛属于体表痛。静脉穿刺时产生疼痛的原因和机制：①静脉采血时有效穿刺力小，尤其对于结缔组织致密且较厚的患者穿刺较费力，易致患者产生很强的疼痛感；②穿刺速度慢，机械性损伤刺激大，由于是先刺入皮下，再沿静脉方向潜行刺入血管，故时间长、速度慢、机械性潜行对皮肤及皮下组织（浅筋膜）刺激大，致痛物质释放增多，尤其刺激真皮乳头层及皮下组织时，丰富的游离神经末梢使痛觉增强；③进针角度小，针头斜面接触皮肤面积相对大，机械性刺激游离神经末梢易产生快痛。

另外，操作过程中没有较好暴露血管，没有避开容易损伤神经的部位，穿刺进针过深等，会导致神经损伤。头静脉是临床静脉输液中经常选择的血管之一。正常情况下，桡神经浅支与头静脉平行，且在头静脉内侧，在静脉穿刺时，由于针头刺入皮肤后未直接进入血管而沿血管方向潜行一段距离后才进入血管，如果针头在皮下组织行进的距离长，对组织的切割和损伤严重，从而极易损伤桡神经浅支，一旦碰触神经，患者会立即感到针刺或电击样疼痛，并向手背拇指、示指、虎口等处放射，并可能伴有不自主抽搐或颤抖等症状。穿刺点至手背拇指，示指桡侧及虎口外皮肤触摸有麻木、疼痛感。神经受到短时间轻微针刺伤后，经过一段时间可能恢复，少部分患者可能恢复时间较长，需要几个月时间。也有一些患者会出现手发麻现象，主要是由于心理过度紧张引起。静脉穿刺后引起的静脉炎症可导致上肢麻木不适和胀感。

穿刺部位比较表浅，如甲状腺和乳腺结节穿刺，一般在穿刺后6～8小时，患者疼痛症状可完全消失。穿刺部位较深，如肝和肾穿刺，再加上穿刺结束后由于局部压迫不当而造成血肿和出血等，穿刺部位疼痛常会持续较长的时间，部分患者需要2～3天后疼痛才可逐渐缓解。腰椎穿刺术如不当可造成棘上韧带、棘间韧带损伤而出现相应的疼痛症状。

四、止血与凝血

血细胞主要包括白细胞、红细胞、血小板。红细胞是血液中数量最多的血细胞，红细胞的主要功能是运输氧和二氧化碳。白细胞参与机体的防御功能，中性粒细胞是血液中主要的吞噬细胞。单核细胞可发育成巨噬细胞实现抗感染作用，同时还可发育成树突状细胞，树突状细胞不直接参与机体防御，但其是防御较强的抗原提呈细胞。淋巴细胞主要参与细胞免疫和体液免疫，从而发挥机体防御作用。血小板有助于维持血管壁的完整性及血管内皮的完整性，同时，血小板还可释放血管内皮生长因子和血小板源生长因子，促进血管内皮细胞、平滑肌细胞和成纤维细胞的增殖，有利于受伤血管的修复。这些血液细胞是血液循环中的基本成分，也是静脉采血过程中止血、凝血的基础。

1. 血液成分和功能　血液是一种流体组织，由液态的血浆和血细胞两部分组成。将血液标本加入抗凝剂后进行离心，可以分离出血浆和血细胞。

血浆为淡黄色的液体，含有水（93%左右）、蛋白质、电解质和小分子有机化合物及一些气体。由于电解质和小分子有机化合物（又称晶体物质）很容易透过毛细血管壁与血管外的组织液交换，因此，其含量与组织液基本相同。血浆中这些物质的浓度也能够反映组织液中这些物质的水平。

血细胞在全血中所占的容积百分比，称为红细胞压积。红细胞压积的数值反映血液中红细胞数量的相对浓度。贫血患者红细胞压积降低。

血液的主要功能是维持内环境稳态，血浆在血管中不断循环流动，它是内环境中最活跃的部分。血液在维持内环境稳态中的作用主要体现在血液的运输、缓冲和信号传递等方面。血液具有处理侵入体内的异物或病原体的功能。这种功能主要由血液中的白细胞、免疫球蛋白、补体及激肽释放酶-激肽系统等完成。止血也是血液的自我保护功能，止血功能的正常运行既可有效地防止失血，又可保持血管内血流畅通。这种功能主要由血小板和血浆中的凝血因子、抗凝和纤溶物质来完成。

2. 生理性止血　是指正常人小血管破损后，引起的出血在几分钟内自行停止的生理过程。该出血延续的时间称为出血时间，正常出血时间为1~3分钟。由于血小板参与生理止血的全过程，当血小板数量减少时，出血时间会相应延长。

止血是机体的一项重要生理活动。它包括以下几个反应：

（1）受损的小血管收缩：小动脉和小静脉收缩是最先出现的反应。引起血管收缩的原因有两个：一是交感神经兴奋；二是局部缩血管物质的作用。局部缩血管物质来自血小板和破损的血管内皮细胞，主要有5-HT、血栓素A_2和内皮素等。

（2）血小板栓子的形成：血小板在破损处黏附、聚集而形成松软的血小板止血栓，将伤口暂时填塞，实现第一期止血。

（3）血液凝固：受损的血管壁暴露的组织因子和胶原纤维，可启动凝血过程，最终形成凝血块，堵塞破裂的血管壁，完成第二期止血；在血小板收缩蛋白的作用下，使凝血块回缩形成更加牢固的止血栓，巩固第二期止血。

（4）纤维蛋白溶解和抗凝物质的作用。在凝血系统激活的同时，也有抗凝与纤维蛋白溶解系统的激活。它们的激活可限制凝血过程，防止血凝块不断增大，确保正常的血液循环。

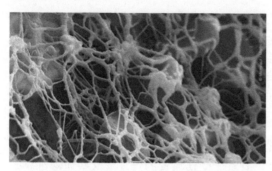

图3-27　血液凝固形成的纤维蛋白示意图

因此，止血既包含了有效地制止出血，又包含了有效地防止凝血。

3. 血液凝固　是指血液由流动的液体状态变成不能流动的凝胶状态的过程，见图3-27。血凝的本质为血浆中的可溶性纤维蛋白原转变为不溶性的纤维蛋白，纤维蛋白呈丝状，交织成网，网罗血细胞和血液的液体成分，形成血凝块。血液凝固后1～2h，血凝块会发生收缩，并释放出淡黄色的液体，称为血清。血液凝固是由一系列凝血因子参与的、复杂的蛋白质酶解过程。

血液凝固是凝血因子按一定顺序的激活，最终使纤维蛋白原转变为纤维蛋白的过程，可分为凝血因子Ⅹ的激活和凝血酶原激活物形成，凝血酶（凝血因子Ⅱa）的激活，纤维蛋白形成3个过程。

凝血因子Ⅹ的激活有两种不同的途径，分别称为内源性途径和外源性途径。一旦凝血因子Ⅹ激活生成凝血因子Ⅹa，就与凝血因子Ⅴ、Ca^{2+}、血小板膜磷脂（PL）组成复合物，称为凝血酶原激活物，以后就进入共同的凝血过程。内源性凝血完全依靠血浆中的凝血因子激活凝血因子Ⅹ。外源性凝血则依靠血管外组织损伤释放的凝血因子Ⅲ参与激活凝血因子Ⅹ的过程。外源性凝血途径通常快于内源性凝血途径。

4. 医源性贫血　造成医源性贫血的原因包括有创检查、外科手术、静脉切开、伤口渗血及导管引流失血等。住院患者因疾病诊断、病情评估等需要，频繁多次静脉采血进行实验室检查，易导致医源性贫血。因此，一天时间内，住院患者最大采血量不能超过全血量的1.3%～2.0%，门诊患者最大采血量不能超过全血量的4.0%，采血量应小于表3-1所列的最大量。实验室应定期进行标本采量的评估，不宜过多造成血液浪费，也不宜过少导致不能完成检测。实验室集中设置，相同标本类型尽量合并成一根试管的血，减少采血试管数量。

表3-1　患者最大采血量估计

患者体重（kg）	住院患者（ml/次）	门诊患者（ml/24h）
1.4	1.5	5
2.3	2.5	8
4.5	7	15
6.8	11	22
9.1	15	30
13.6	22	45
18.2	30	60

患者体重（kg）	住院患者（ml/次）	门诊患者（ml/24h）
22.7	35	75
34.1	55	110
>45.5	70	135

注：儿童的血容量为75～80ml/kg，新生儿的血容量更高。有些参考文献建议成年人的总血量计算为70～80ml/kg。在24小时内，血液标本采集量应该为总血容量的1%～5%；8周内，儿童或危重症患者血液标本采集量应为总血容量的10%。住院患者一天的最大采血量不能超出门诊患者。

第四节　再生与修复

静脉穿刺不当或机体伴随有系列基础疾病时，有可能出现穿刺部位的血管和组织损伤，并可伴有充血、瘀斑、血栓形成等并发症，严重时可造成神经损伤。静脉采血后机体的修复包括皮肤、血管、神经等的修复，其中包括细胞增生、细胞再生、纤维修复、创伤愈合。

一、穿刺后伤口

静脉穿刺时，采血针是按照一定角度穿过皮肤和血管壁，进入血管腔的，并不是垂直刺入，静脉穿刺结束后，会留下两个点的损伤，一个是皮肤组织损伤，另一个是血管壁损伤，且两点之间存在一定的距离，因静脉穿刺后按压是压迫止血，故穿刺后按压一定要准确压迫血管壁出血点，防止患者因按压不当出现血肿、瘀斑等不良反应，见图3-28，图3-29。

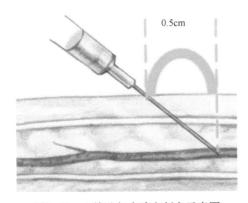

图3-28　血管壁与皮肤穿刺点示意图

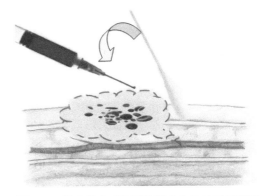

图3-29　针头拔出后按压针眼上方的效果示意图

二、充血和皮下瘀斑

静脉穿刺时常见充血和皮下瘀斑等现象。

　　充血在血液采集过程中比较少见，器官或组织因动脉输入血量的增多而发生的充血，是一个主动过程，表现为局部组织或器官小动脉和毛细血管扩张，血液输入量增加。常见类型有生理性充血和病理性充血。微循环内血液灌注量增多，动脉性充血的组织体积轻度增大，充血发生于体表时，由于局部微循环内氧合血红蛋白增多，局部组织颜色鲜红，因代谢增强使局部温度增高，局部细动脉及毛细血管扩张充血，动脉性充血是短暂的血管反应，原因消除后，局部血量恢复正常，通常对机体无不良影响。

　　皮下瘀斑在静脉穿刺后较为常见，实际上是由于穿刺血管损伤，血液从血管内溢出的现象。发生淤血的局部组织和器官，由于血液的淤积而肿胀。比较常见的是在外伤以后皮下出现了血管损伤，而呈现出淤血状态，也称为皮下血肿。在受伤初期可能伴随有疼痛的反应，随渗血增多，会出现局部肿大；在恢复过程中血肿可以经过外敷等理疗措施而逐渐地吸收。发生于体表时，由于微循环的灌注量减少，血液内氧合血红蛋白含量减少而还原血红蛋白含量增加，局部皮肤呈紫蓝色，称为发绀。由于局部血液停滞，毛细血管扩张，使散热增加，体表温度下降。镜下见局部细静脉及毛细血管扩张，过多的红细胞积聚。毛细血管淤血导致血管内流体静压升高和缺氧，其通透性增加，水、盐和少量蛋白质可漏出，漏出液潴留在组织内引起淤血性水肿。毛细血管通透性进一步增高或破裂，引起红细胞漏出，形成小灶性出血，称为淤血性出血。出血灶中的红细胞碎片被吞噬细胞吞噬，血红蛋白被溶酶体酶分解，析出含铁血黄素并堆积在吞噬细胞胞质内，这种细胞称为含铁血黄素细胞。此时外渗至皮下的血液已属异物，又因皮下神经丰富，所以疼痛感明显。按出血方式、出血量和发生部位的不同，出血可有不同的名称，如溢出的血液进入组织间隙，称为内出血；发生在皮肤、黏膜和浆膜表面的小而广泛的出血称为瘀点；直径＞5mm的较大的出血斑点称为瘀斑。

　　静脉穿刺后出现皮下瘀斑由多种因素导致，可能与按压位置有误、按压方式错误、按压时间不足等因素密切相关，也可能与患者年龄、自身疾病、临床用药、基础病及采血员操作等有关。若出现皮下瘀斑，可24h内先冷敷，24h后再热敷。皮下瘀斑是由于血液从毛细血管破裂处外渗至皮下，初期血液内氧合血红蛋白含量减少而还原血红蛋白增加，皮肤呈紫蓝色。其间，患者会感到肿胀、疼痛等症状更明显，随后血红蛋白分解释放出含铁血黄素，皮肤会慢慢呈现黄褐色。一般皮下瘀斑吸收需要1～2周，少数患者可能需1个月时间才能完全吸收并恢复正常。

三、细胞的再生

　　再生可分为生理性和病理性再生。生理性再生是指在生理过程中，机体有些细胞、组织不断衰老、消耗，被同种细胞增生、补充，如表皮的表层角化细胞经常脱落，而表皮的基底细胞不断增生、分化予以补充。如红细胞的寿命是120天，白细胞的寿命长短不一，短的如中性粒细胞，存活时间较短，只存活1～3天，因此需要不断从淋巴造血器官输出大量的新生细胞进行补充。生理性再生始终保持着原有的结构和功能，病理性再生是指病理状态下细胞、组织发生缺损后发生的再生。

细胞增殖周期由G_1期（DNA合成前期）、S期（DNA合成期）、G_2期（分裂前期）、M期（分裂期）构成。生理状态下，大多数细胞处于G_0期（静止期）。不同种类的细胞，其细胞周期的时程长短不同，在单位时间内可进入细胞周期进行增殖的细胞数也不相同。按再生能力的强弱可将人体细胞分为下述三类。

1. 不稳定细胞　这类细胞总在不断增殖，以代替衰亡或破坏的细胞，如表皮细胞、呼吸道和消化道黏膜被覆细胞、淋巴及造血细胞、间质细胞。这些细胞的再生能力很强。由其构成的组织超过1.5%的细胞处于分裂期（M期）。干细胞的存在是这类组织不断更新的必要条件，干细胞在每次分裂后，子代之一继续保持干细胞的特征，另一个子代细胞则分化成相应的成熟细胞，表皮的基层细胞和胃肠道黏膜的隐窝细胞即为典型的成体干细胞。

2. 稳定细胞　又称为静止细胞。生理状况下，这类细胞增殖现象不明显，处于静止期（G_0期），但受到损伤或刺激时则进入DNA合成前期（G_1期），表现出较强的再生能力。这类细胞包括各种腺体或腺样器官的实质细胞，如肝、胰、涎腺、内分泌腺、汗腺、皮脂腺和肾小管的上皮细胞。它们不仅有较强的再生能力，而且原始的间叶细胞还有较强的分化能力，可以向许多特异的间叶细胞分化。目前认为，器官的再生能力是由其复制潜能决定的而不是取决于处于分裂期的细胞数量，如肝，处于分裂期的细胞数量低于1/15000，但是切除70%肝后，仍可快速再生。

3. 永久性细胞　又称为非分裂细胞。属于这类细胞的有神经细胞、骨骼肌细胞及心肌细胞。一旦受损则成为永久性缺失，此类细胞受损后基本通过瘢痕修复。

四、组织再生

（一）上皮组织再生

1. 被覆上皮再生　鳞状上皮缺损时，由创缘与底部的基底层细胞分裂增生，向缺损中心迁移，先形成单层上皮，之后增生分化为鳞状上皮。如胃肠黏膜缺损后由邻近的基底部细胞分裂增生加以修补，新生的细胞起初是立方形的，之后增高变为柱状细胞。

2. 腺上皮再生　腺上皮虽然有较强的分裂再生能力，但损伤的状态不同，其再生情况也各异。如果仅有腺上皮的缺损而腺体的基底膜未被破坏，则由残存细胞分裂再生，可完全恢复原来腺体结构。如果基底膜破坏，则难以再生。

（二）纤维组织再生

损伤刺激下，受损处的成纤维细胞进行分裂、增生。成纤维细胞可由静止状态的纤维细胞转变而来，或由未分化的间叶细胞分化而来。成纤维细胞停止分裂后，开始合成分泌前胶原蛋白，在细胞周围形成胶原纤维，细胞逐渐成熟，变为长梭形，细胞质越来越少，细胞核越来越深染，成为纤维细胞。

（三）血管再生

1. 毛细血管的再生 由血管内皮细胞分裂增生而成。先以出芽的方式形成实性的内皮细胞，条索在血流的冲击下逐渐形成管腔，形成毛细血管，进而彼此吻合构成毛细血管网。新生的毛细血管基底膜不完整，内皮细胞间空隙多较大，所以通透性较高，为适应功能的需要，这些毛细血管还会不断改建，有的管壁增厚成为小动脉、小静脉，其平滑肌成分可能由血管外未分化间叶细胞分化而来。

2. 大血管的恢复 大血管离断后需手术吻合。吻合处两侧内皮细胞分裂增生，互相连接，恢复原来内膜结构，但离断的肌层不易完全再生，则由结缔组织增生连接，形成瘢痕修复。

（四）神经组织再生

脑及脊髓内的神经细胞破坏后不能再生，由神经胶质细胞及其纤维修补，形成胶质瘢痕。外周神经受损时，如果与其相连的神经细胞仍存活，则可完全再生。若断离的两端相隔太远，或两端之间有瘢痕或其他组织阻隔，或失去远端，则可形成创伤性神经痛，可发生顽固性疼痛。

五、纤维性修复

组织损伤比较严重，累及实质细胞和间质细胞并伴有坏死和炎症反应时，常产生纤维性修复。纤维性修复是指缺损处或周围肉芽组织增生，溶解、吸收损伤局部的坏死组织及其他异物，并填充组织缺损，之后肉芽组织转化成以胶原纤维为主的瘢痕组织的过程。

（一）肉芽组织

肉芽组织由新生的薄壁毛细血管及增生的成纤维细胞构成，并伴有炎性细胞浸润，肉眼表现为鲜红色，颗粒状，柔软湿润，形似鲜嫩的肉芽，故而得名。

1. 肉芽组织的成分和形态 镜下可见3种成分，即新生的毛细血管、成纤维细胞、炎性细胞。内皮细胞增生形成的实性细胞索及扩张的毛细血管，对着创面垂直生长，并以小动脉为轴心，在周围形成袢状弯曲的毛细血管网，在此种毛细血管周围有许多新生的成纤维细胞，此外有大量的渗出液及炎性细胞。炎性细胞常以巨噬细胞为主，也有多少不等的中性粒细胞及淋巴细胞。巨噬细胞能分泌PDGF、FGF、TGF-β、IL-1及TNF，加上创面凝血时血小板释放的PDGF，进一步刺激成纤维细胞及毛细血管增生。

2. 肉芽组织的作用及结局 肉芽组织在损伤修复过程中有重要作用，主要包括：①抗感染保护创面；②填补创口及其他组织缺损；③机化或包裹坏死、血栓、炎性渗出物及其他异物。肉芽组织在损伤2～3天后出现，自下向上（如体表创口）或从外周向中心（如组织内坏死）地向坏死或缺损处生长推进填补创口或机化异物。随着时间的推移（1～2周），间质的水分逐渐吸收减少，炎性细胞减少甚至消失，部分毛细血管数目减少、闭塞，成纤维细胞产生越来越多的胶原纤维，同时转化为成纤维细胞，肉芽组织成熟为纤维结缔组织，并逐渐变为瘢痕组织。

（二）瘢痕组织

瘢痕组织是指肉芽组织完成损伤修复作用后改建成熟形成的纤维结缔组织。瘢痕组织由大量平行或交错分布的胶原纤维束组成，纤维束通常呈均质性红染即玻璃样变。纤维细胞很稀少，核细长而深染，组织内血管减少。大体上局部呈收缩状态，颜色苍白或者灰白半透明，质地硬韧并缺乏弹性瘢痕组织的作用。其对机体的影响可概括为下述两个方面。

1. 瘢痕组织对机体的有利作用　①填补伤口或缺损，保持组织器官完整性；②大量的胶原纤维比肉芽组织的抗拉力要强很多，从而保持组织器官的坚固性。

2. 瘢痕组织对机体不利影响　①瘢痕收缩，特别是发生在关节附近和重要的器官的瘢痕，常引起关节痉挛或者活动受限，如十二指肠溃疡瘢痕可引起幽门梗阻。②瘢痕性粘连；特别是在器官之间或者器官与体腔壁之间发生的纤维性粘连，常不同程度地影响其功能。③器官内广泛损伤导致广泛纤维化玻璃样变，可发生器官硬化。④瘢痕组织增生过度，突出于皮肤表面并向周围不规则地扩延，称为瘢痕疙瘩（临床上又称为"蟹足肿"）。

六、神经修复

肢体许多神经与一些静脉伴行，因此静脉穿刺有可能造成神经损伤，或穿刺后血液外漏，静脉输入的药物漏出也可能损伤神经。穿刺造成的神经损伤一般极少见，患者会有患肢疼痛、麻木等症状。外周神经受损时，如果与其相连的神经细胞仍然存活，则可完全再生。首先，断处远侧端的神经纤维髓鞘及轴突崩解，并被吸收，近侧端的数个Ranvier节神经纤维也发生同样变化。然后由两端的神经鞘细胞增生形成带状的合体细胞并将断端连接。近端轴突以每天约1mm的速度逐渐向远端生长，穿过神经鞘细胞带，最后达到末梢鞘细胞，鞘细胞产生髓磷脂将轴索包绕形成髓鞘。此再生过程常需数月以上才能完成。若断离的两端相隔太远，或者两端之间有瘢痕或其他组织阻隔，则再生轴突均不能到达远端，而与增生的结缔组织混杂在一起，卷曲成团，成为创伤性神经瘤，可发生顽固性疼痛。穿刺若造成神经损伤，可以采用药物增强改善神经受损处局部血液循环，预防粘连，增加微循环血供以预防神经缺血变性。运用适当的神经营养药及功能训练来获得早日恢复。

七、创伤愈合

创伤愈合是指机体遭受外力作用，皮肤等组织出现离断或缺损后的愈合过程，包括各种组织的再生和肉芽组织增生、瘢痕形成的复杂组合，表现出各种过程的协同作用。

（一）皮肤创伤的愈合

最轻度的创伤仅限于皮肤表皮层，可通过上皮再生愈合。创伤稍重者有皮肤和皮下组织断裂，并出现伤口；严重的创伤可有肌肉、肌腱、神经的断裂及骨折。

伤口的早期变化：伤口局部有不同程度的组织坏死和血管断裂出血，数小时后出现炎症反应，局部红肿。伤口中血液和渗出液中的纤维蛋白原很快凝固形成凝块，有的凝块表面干燥形成痂皮，凝块及痂皮起着保护伤口的作用。

伤口收缩：2～3天后边缘的整层皮肤及皮下组织向中心移动，于是伤口迅速缩小，直至14天左右停止。不过在各种具体情况下，伤口缩小的程度因伤口部位、伤口大小及形状而不同。

肉芽组织增生和瘢痕形成：大约从创伤后第3天开始从伤口底部及边缘长出肉芽组织填平伤口。第5、6天起成纤维细胞产生胶原纤维，随着胶原纤维越来越多，出现瘢痕形成过程，大约在创伤后1个月瘢痕完全形成。

表皮及其他组织再生创伤：发生在伤口形成24h内，伤口边缘的基细胞即开始增生，并在凝块下向伤口中心迁移，形成单层上皮，覆盖于肉芽组织的表面。当这些细胞彼此相遇时，则停止迁移，并增生、分化成为鳞状上皮。健康的肉芽组织对表皮再生十分重要，可供上皮所需的营养及生长因子。如果肉芽组织长时间不能将伤口填平并形成瘢痕，则上皮再生将延缓。穿刺后血管恢复过程较快。

（二）皮肤创伤愈合的分类

根据损伤程度及有无感染，创伤愈合可分为以下两种类型。

1. 一期愈合　见于组织缺损少、无感染、创缘整齐，经粘合或缝合后创面对合严密的伤口，如手术切口的愈合。这种伤口只有少量的血凝块，炎症反应轻微，表皮再生在24～48h内便可将伤口覆盖。肉芽组织在第3天就可从伤口边缘长出并很快将伤口填满。第5～7天伤口两侧出现胶原纤维连接，达临床愈合标准，1个月后覆盖切口的表皮结构已基本正常，纤维结缔组织仍富含细胞，胶原组织不断增多，抗拉力强度在3个月达到顶峰，切口数月后形成一条白色线状瘢痕。

2. 二期愈合　组织缺损较大、创缘不整、移位、无法整齐对合或伴有感染的伤口。这种伤口由于坏死组织多，炎症反应明显；伤口大，填补伤口所需肉芽组织多；愈合时间较长，形成的瘢痕较大，常影响组织、器官的外形和功能。

本 章 小 结

静脉采血涉及的相关医学基础包括解剖学、生理学和再生与修复。涉及标本采集的主要解剖部位有肘前区、手背部、腕部、足背部、手指、头皮、颈部、股部、鼻咽部，通过对其血管、神经、皮肤、肌肉等的详细介绍，掌握相关医学基础知识不仅能够帮助医务人员快速准确地选择穿刺部位，还能够有效地避开动脉、神经，减少采血穿刺过程中的意外损伤，最大限度地减轻患者的痛苦。标本采集相关的生理学知识点包括循环系统、泌尿系统、神经系统、止血与凝血等。静脉穿刺时会有皮肤组织损伤和血管壁损伤，常出现充血和皮下瘀斑等现象，修复过程包括细胞增生、细胞再生、纤维修复、创伤愈合。

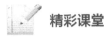 **精彩课堂**

1. 我国最常见的肘前区的浅静脉类型呈"N"或"H"形排列。

2. 静脉采血穿刺部位涉及头皮（主要针对婴幼儿）、颈部、上肢及下肢。

3. 手腕桡侧的桡动脉较表浅，神经偏离，易固定，因此常作为临床血气分析的动脉采血点。

4. 正常成年人的血液总量相当于体重的7%～8%，即每千克体重70～80ml血液，体重为60kg的人，血量为4.2～4.8L。

5. 一天时间内，住院患者最大采血量不能超过全血量的1.3%～2.0%，门诊患者最大采血量不能超过全血量的4.0%。

6. 生理性止血分为血管收缩、血小板血栓形成和血液凝固三个过程。

7. 静脉采血后机体的修复过程包括细胞增生、细胞再生、纤维修复、创伤愈合。

 思考要点和小组讨论

1. 肘部静脉的分布类型有哪些？

2. 常见的采血部位有哪些？选择的原则是什么？

3. 鼻腔的解剖结构有哪些？

4. 尿液的形成过程是怎样的？

5. 静脉采血后的凝血过程是怎样的？

6. 静脉采血后的修复过程是怎样的？

（楼航芳　张　博　饶　芳　顾晶晶）

参 考 文 献

步宏，李一雷，2018.病理学.9版.北京：人民卫生出版社.

丁文龙，刘学政，2018.系统解剖学.9版.北京：人民卫生出版社.

郭光文，王序，2018.人体解剖彩色图谱.3版.北京：人民卫生出版社.

苏珊·斯坦德林，2008.格式解剖学：临床实践的解剖学基础.39版.徐群渊，译.北京：北京大学医学出版社.

王庭槐，2018.生理学.9版.北京：人民卫生出版社.

张绍祥，张雅芳，2015.局部解剖学（8年制）.3版.北京：人民卫生出版社.

第四章

实验室结果的检验前影响因素

检验前质量管理是全程检验质量管理体系的重要组成部分。检验前大部分工作在临床完成,如检验申请、患者准备、病房标本采集和标本运送等,涉及的操作环节多,影响因素复杂,因而质量控制难度大。标本质量是保证检验结果可靠性的基础。有学者报道,临床反馈不满意的检验结果中有70%是由于检验前质量得不到有效控制造成的。因此,检验前是临床实验室质量保证体系中最重要的环节之一,是保证检验信息正确有效的先决条件。

若要控制好检验前质量,获得准确可靠的检验结果,需要得到临床医生、护士、标本运送人员和病人的密切配合。临床检验在临床医学中占据重要位置,其影响因素众多。因此,医护人员加强患者宣教和沟通,严格按执行标准操作,规范标本采集方式,是确保检验结果准确的前提。

第一节 生理性影响因素

患者的身体状况和状态对各种检测指标能否正确反映患者的实际情况有重大影响。临床医护人员及实验室工作人员在标本采集前应事先了解患者的状态、相关检测项目标本采集要求,并将相关的要求和注意事项告知患者,请患者配合,尽可能减少非疾病因素对所采集样本的影响,保证其能客观真实地反映患者当前的身体状况。

一、饮食对检验结果的影响

健康来源于良好的饮食习惯和生活方式。不适宜的饮食会使某些检验结果产生变异而误导诊断。

(一)饮食后检验指标的变异

饮食结构、食物种类和餐后时间的长短会对检验指标造成影响。餐后食物的各种成分被吸收入血,使血中有关物质的浓度升高。随着食物被继续消化,其浓度也将继续升高,一般持续3~5h,再恢复至空腹时水平。

1. 不同食物种类可导致不同检测指标的变异 高蛋白(豆类、蛋类、内脏、肉类奶等)、高嘌呤(虾、紫菜、香菇、鱼卵等)膳食可使尿素氮(BUN)、尿酸(UA)水平增高。文献报道，10例高尿酸血症患者，正常饮食3天后血UA水平（450.8±53.6）μmol/L、BUN水平（6.98±2.18）mmol/L，高嘌呤饮食3天后血UA水平（528.6±87.3）μmol/L、BUN水平（8.02±2.09）mmol/L，均显著增高。32名素食女性的UA平均浓度为（226±59）μmol/L，显著低于38名杂食妇女的UA平均浓度（258±54）μmol/L。

高脂肪（芝麻、花生、油炸食品）饮食可使外源性乳糜微粒（CM）及甘油三酯（TG）浓度升高，还会影响肝功能和免疫球蛋白等的测定。多数人餐后2~4h碱性磷酸酶（ALP）含量增高。文献报道，40例血清总胆固醇（TC）水平不高的冠心病患者，禁食12h后，高脂餐组餐后2、4、5、7h后测定TG与空腹状态（1.70±0.65）mmol/L比较均有显著性差异，于餐后4h达高峰（2.87±1.42）mmol/L。低脂餐组，餐后血清TG虽轻度升高至（2.13±0.56）mmol/L，但与空腹状态（1.84±0.56）mmol/L比较无显著性差异。38名健康志愿者禁食12h，空腹TG（1.52±0.41）mmol/L，高脂肪餐饮食后4h测得TG（2.53±0.48）mmol/L，较低脂肪餐饮食差异显著。

高核酸食物（鱼白、沙丁鱼等）及动物内脏可致尿素（Urea）明显增加；高复合糖类（南瓜、土豆等）及多不饱和脂肪酸膳食（核桃、花生米等）可降低低密度脂蛋白胆固醇（LDL-C）水平；菠萝、番茄、香蕉、凤梨可增加尿5-羟吲哚乙酸的排泄；鱼油可抑制极低密度脂蛋白胆固醇（VLDL-C）及TG的合成，富含鱼油的食物可降低血清VLDL及TG水平。文献报道，25例高脂血症患者，每日给予个体化的饮食护理干预并口服鱼油补充剂胶囊800mg 6周，TG水平显著降低而高密度脂蛋白胆固醇（HDL-C）水平显著升高。

2. 食用标准餐后检测指标的变异　参考《中国居民膳食指南（2022）》，餐后血中TG水平上升50%，天冬氨酸转氨酶（AST）增加20%，胆红素（Bil）、葡萄糖（Glu）、无机磷（P）水平增加15%，钾（K）及丙氨酸转氨酶（ALT）水平上升15%，总蛋白（TP）、BUN、Urea等增加5%，胰岛素（INS）释放因受吸收的葡萄糖刺激可比餐前高10倍。文献报道，10名健康受试者摄取50g淀粉后引发胰岛素分泌量为423pmol/（h·L），如摄取50g脂肪则分泌量为459pmol/（h·L）。餐后升高的检验指标有AST、ALT、TG、Glu、Bil、甲状腺激素（T₄）、生长激素、无机磷、胰岛素（INS）、睾酮、肌酐（Cr）、UA、Urea、血氨（AMM）、血及尿微量白蛋白等。餐后降低的检验指标有TC、游离甲状腺素（FT₄）、同型半胱氨酸、游离三碘甲状腺原氨酸（FT₃）、孕酮、氧化钠、D木糖、钙（Ca）等。

（二）饥饿对检测结果的影响

空腹时间过长（超过16h），可以使血中多项指标发生改变：白蛋白（Alb）、补体、前白蛋白（PA）、转铁蛋白（TRF）、Glu、TC、TG、载脂蛋白（Apo）、Urea等含量下降。因为空腹时间过长，机体会出现体内内分泌适应现象，垂体激素和调节激素水平下降，葡萄糖代谢下降，血浆蛋白分解代谢加强。若肝功能不好会导致肝的合成障碍，此时血脂也会下降。文献报道，30名肥胖个体限制禁食14天后，BUN浓度从4.4mmol/L降至3.0mmol/L，有显著性差异。33例6~15岁男童禁食14h后Glu浓度为4.4mmol/L，40h后下降至3.4mmol/L。25例6~15岁女童禁食14h后浓度为4.3mmol/L，40h后为3.6mmol/L。

相反，空腹时间过长时，血Cr、UA、血清Bil升高，尿酮体增加，先天性非溶血性黄疸患者空腹48h后可使Bil增加240%，而TCh无明显改变。文献报道，11名患者禁食5天后，UA从基线浓度260μmol/L显著增高至650μmol/L，另外6名个体禁食10天后，UA从基线浓度270μmol/L显著增高至640μmol/L。给4名偏瘦个体200 kcal/d饮食6天，UA从基线浓度268μmol/L显著增高至363μmol/L，同时，体重减轻4.1kg。30名肥胖的个体限制禁食14天后其Cr的平均基线浓度从（83±3.5）μmol/L上升到（100±2.8）μmol/L。

（三）空腹和非空腹采血

空腹标本一般是指禁食8～14h后采集的血液标本。建议在早晨采集空腹标本，此时，检验结果受饮食、日间生活、生理活动的影响较小，若多次检查同一项目，固定时间采血利于结果的比较。在采血前1天应保持平常的饮食和生活习惯，晚餐后不吃零食及不喝酒、咖啡、浓茶或饮料等。少量饮水一般不会对检验结果产生明显的影响。对于检测血脂的项目，应在采血前3天避免高脂饮食，且要求禁食12～14h。因为食物中的脂肪以TG的形式存在，被人体吸收后呈乳糜微粒循环于血中，要经过约12h才能从血中消除。正常人血浆中的肌酐有两种来源：一是食物，尤其是荤食中的动物肉类，即外源性肌酐；二是体内肌酸代谢产物，称为内源性肌酐，其含量稳定。采血检查肾功能要尽量素食3天，每日蛋白摄取量少于40g，同时避免剧烈运动。肝功能、Glu、血脂、INS等有空腹要求。

紧急及特殊患者可根据需要随时采血，如孕妇、创伤患者、小型外科手术患者。另外，人体绝大部分时间处于非空腹状态，非空腹采血也可方便患者，如常规血脂检测时可以使用非空腹血，但参考区间不同，如餐后TG的参考区间＜2.0mmol/L。肿瘤标志物、感染性血清学指标、甲状腺功能及抗体、特定蛋白也可随时采血检测，其变异程度在可接受的生物学变异范围内，不影响检测结果的准确性。文献报道，10种肿瘤标志物[癌胚抗原（CEA）、糖类抗原199（CA19-9）、糖类抗原724（CA72-4）、甲胎蛋白（AFP）、糖类抗原125（CA125）、糖类抗原153（CA15-3）、前列腺特异性抗原（PSA）、游离前列腺特异性抗原（FPSA）、胃泌素释放肽（Pro-GRP）、鳞状细胞癌抗原（SCCA）]并不需要空腹12h进行采血，对于临床肿瘤患者的诊断、高危人群的筛查及体检人群体检均可随时采血检测，其变异程度均在可接受的范围内。感染术前8项[乙型肝炎病毒表面抗原（HBsAg）、乙型肝炎病毒表面抗体（HBsAb）、乙型肝炎病毒E抗原（HBeAg）、乙型肝炎病毒E抗体（HBeAb）、乙型肝炎病毒核心抗体（HBcAb）、丙型肝炎病毒抗体（anti-HCV）、梅毒螺旋体抗体（anti-TP）、人类免疫缺陷病毒抗体（anti-HIV）]，各项指标餐前与餐后检测结果差异无统计学意义（$P > 0.05$），可以随时采血检测。甲状腺功能及抗体项目[促甲状腺素（TSH）、甲状腺球蛋白抗体（TG-Ab）、甲状腺过氧化物酶抗体（TPO-Ab）、三碘甲状腺原氨酸（T_3）、甲状腺素（T_4）、游离三碘甲状腺原氨酸（FT_3）、游离甲状腺素（FT_4）]，餐前与餐后检测结果差异无统计学意义（$P > 0.05$），餐前与餐后检测对甲状腺疾病的诊断及体检人群筛查无实质性影响。特定蛋白项目[免疫球蛋白G（IgG）、免疫球蛋白A（IgA）、免疫球蛋白M（IgM）、补体3（C3）、补体4（C4）、抗链球菌溶血素O（ASO）、C-反应蛋白（CRP）、类风湿因子（RF）]，餐前与餐后数据检测结果差异无统计学意义（$P > 0.05$）。对于应用非空腹采血检验，一些检验项目还需评估相关指标餐后的参考区间。此外对于各种项目可区分对待进行应用，如需Glu进行监测时，对于普通饮食的受试者，餐后4h的Glu水平可恢复正常，而对于餐后2h的受试者，则可通过糖化血红蛋白等指标判断其平均Glu水平。

二、运动对检验结果的影响

运动会因为出汗及呼吸加快使人体内液体的容量及分布改变，血液内的化学成分也会改变。

（一）暂时的变化

血清非酯化脂肪酸浓度先迅速下降后上升，丙酮酸、乳酸（LAC）升高，可升高至运动前3倍，其原因为呼吸急促，PCO_2下降，pH升高。文献报道，27名男性受试者跑步400米，运动前后AMM[（75.57±31.55）μmol/L vs.（181.67±44.28μmol/L）]、LAC[（2.86±3.11）mmol/L vs.（19.27±3.45mmol/L）]、肌酸肌酶（CK）[（105.56±27）IU/L vs.（321.58±69IU/L）]、乳酸脱氢酶（LDH）[（157.49±47）IU/L vs.（297.38±51）IU/L]比较，运动后均显著高于运动前。21名马拉松运动员赛前INS浓度为（27.0±10.0）pmol/L，赛后为（11.8±6.4）pmol/L，赛后12h后为（13.1±6.1）pmol/L，赛后36h后为（12.4±2.6）pmol/L。

（二）持续较长时间的变化

因细胞内酶的释放引起血清中ALT、AST、LDH、ALP等浓度的升高。ALT的峰值在11h后，可达运动前的1倍，持续60h后才恢复到原水平。文献报道，170位完成67km爬山比赛的运动员，平均AST活性从比赛前的28IU/L增高至比赛后的66IU/L。14名士兵经历严格的体能训练13周后，UA从基线浓度（333±77）μmol/L显著增高至（487±113）μmol/L，休息8天后，浓度又变为（315±54）μmol/L。

运动对检验结果的影响程度与个体平时的体育锻炼情况有关：①不经常运动的人，血清CK和氨基转移酶活性比经常运动的人高。当过量运动时，血清CK和氨基转移酶活性就会明显升高。文献报道，检测2.1万名男性的ALT浓度，积极锻炼的酶活性为20.5IU/L，时常锻炼的酶活性为23.0IU/L，偶尔锻炼的酶活性为24.0IU/L，不锻炼的酶活性为26.5IU/L。②激烈运动会导致一定程度的血管内溶血，使游离血红蛋白（FHb）增加。结合珠蛋白与之结合后被清除出血液循环，血浆结合珠蛋白浓度下降，可激活凝血和纤溶活性，凝血因子Ⅷ活性迅速增高，还可以诱导血尿。③平时积极参加运动及锻炼会对身体带来益处，可使血中LDL-C、载脂蛋白B（Apo B）、TG水平减低，载脂蛋白AⅠ（Apo AⅠ）、HDL-C水平升高。长期坚持体育锻炼还会提高性激素水平。文献报道，26名经常运动学生和50名不经常运动学生进行9分钟步行900m（100m/min）的运动，于空腹状态运动前和运动后5分钟内TG和LDL-C明显减低。运动后经常运动组TG、LDL-C均低于不经常运动组[TG（0.69±0.39）mmol/L vs.（0.97±0.43）mmol/L，LDL-C（1.68±0.57）mmol/L vs.（2.05±0.66）mmol/L]。

另外，运动会对红细胞（RBC）、白细胞（WBC）、血红蛋白（Hb）、肾上腺素、去甲肾上腺素、促肾上腺皮质激素、糖皮质激素、生长激素的测定造成影响，可造成假性升高，而INS减低。文献报道，80例受试者安静坐位15分钟和轻度运动15分钟后立即坐位采集静脉血标本，WBC计数坐位为（7.91±1.53）×10^9/L，轻度运动后为（8.55±1.61）×10^9/L。14名经严格训练的士兵高强度的训练13周，WBC计数从基础水平的（5.2±1.0）×10^9/L增加至训练后的（9.5±2.0）×10^9/L，经24h休息后，下降至（6.5±1.4）×10^9/L。

为了减少运动对检验结果的影响，一般建议检验前2天内尽可能避免剧烈运动，在采血的前1天晚上不应剧烈运动，同时要好好休息。在采血前不要长距离行走、跑步或爬楼，采血前应休息15～20分钟，以稳定血压、情绪，避免紧张和恐慌。一般建议在上午采血，住院患者可在起床前采血。表4-1列举了运动后部分检验指标的变异情况。

表4-1　运动引起变异的检验指标

运动后增高的检验指标	运动后降低的检验指标
天冬氨酸转氨酶、葡萄糖、谷氨酸转氨酶、游离钙、乳酸脱氢酶及同工酶、载脂蛋白AI、肌酸激酶及同工酶、尿微量蛋白、a抗胰蛋白酶、前列腺特异抗原、促肾上腺皮质激素、红细胞生成素、生长激素、肾上腺素、肾素、胰岛素生长因子、醛固酮、睾酮、催乳素、转铁白蛋白、白蛋白、铜蓝蛋白、纤维蛋白、凝血因子Ⅷ、免疫球蛋白A、结合珠蛋白、血红蛋白、乳酸、胆固醇、酮体、血氨、尿素、肌酐、碳酸氢盐、血小板、中性粒细胞	降钙素、胰岛素、甲状旁腺激素、孕酮、总甲状腺激素、低密度脂蛋白、甘油三酯、钙、铁、血pH、尿酸、二氧化碳分压、凝血酶原时间

三、体位改变对检验结果的影响

体位改变可引起某些生理指标的显著变化，某些成分存在立位、坐位、卧位之间的差异。卧位血是指在患者早晨醒来未下床活动前采集的血液标本，一般适用于住院患者。立位血是指患者早晨下床活动1h以上采集的血标本，主要是指门诊和急诊患者。

（1）从卧位变换为立位或坐位时（人在卧位时的血容量一般比立位时多600～700ml），由于体内的水和电解质由血管内移至组织间隙，血容量降低10%左右。伴随血浆中液体的减少，不能通过血管的大分子物质浓度即升高，如蛋白质、酶类、激素[肾上腺素、去甲肾上腺素、儿茶酚胺类、醛固酮（ALD）、血管紧张素Ⅱ、肾素和抗利尿激素]、免疫球蛋白G（IgG）、Ca、铁（Fe）及药物浓度增加5%～8%。Hb、HCT、RBC等亦可增加。对于可以被滤过的小分子物质不受体位的影响，如Glu。

（2）从立位变换为卧位或由坐位变换为仰卧位时的情况正好相反，此时血管外的液体进入血管内，血液成分被稀释，有些成分的浓度比立位时下降。文献报道，107名志愿者做了从立位到卧位再到坐位测试的比较，除TP、UA、Cr、Glu以外，其余28项常规生化指标水平在坐位高于卧位，其中肌酸激酶-MB（CK-MB）活性在坐位为（25±13）IU/L，在卧位为（16±4）IU/L，TBA在坐位为（5.62±4.66）μmol/L，在卧位为（4.00±2.97）μmol/L。分析200例志愿者肝功能检测结果，从卧位到立位结果逐渐升高，依次为卧位<坐位<立位，除总胆红素（TBil）、直接胆红素（DBil）外其余检测结果平均升高12%，卧位后坐15分钟，各指标可基本恢复原坐位水平。20名健康人卧位10分钟后，WBC计数从立位时

的7.12×10^9/L 显著下降至6.70×10^9/L。

此外，在进行血气分析检测时，因呼吸的影响，卧位采血的PCO_2比立位采血时高 $3\sim4$mmHg，PO_2则低$2\sim3$mmHg。高血压患者卧位采血的血管紧张素比立位采血时显著上升。

为了减少体位差异带来的影响，采血时的体位应当固定，在采血前应有至少15分钟的时间稳定体位，同时也提示临床医生需考虑这种生理差异带来的影响。由于体位的因素，在确定生物参考区间时，应考虑门诊和住院患者可能存在的结果差异，故采集标本时要注意保持正确的体位和保持体位的一致性。由于体位的因素，尽量不要让住院患者到门诊采血检测，以免变换体位引起的误差。

四、饮酒和吸烟对检验结果的影响

特殊的个人生活习惯如饮酒、吸烟、饮茶、喝咖啡和熬夜等也会对检验结果产生影响，分析检验结果时应考虑这些因素。

（一）饮酒对检验结果的影响

酒中有效成分是乙醇，饮酒后，会在$0.5\sim3$h完全吸收。人体全身乙醇的浓度由其在血中的浓度直接反映。乙醇大多在肝代谢、分解（根据性别、年龄、生活习惯的不同，肝每天可消化的乙醇大约为50ml），摄入乙醇过量，会引起肝病。乙醇分子较小，可直接吸收入血和通过血脑屏障，最终引起一系列慢性疾病，如酒精性肝病、脂肪肝、肝纤维化、肝硬化、心脑血管疾病、高血压、心力衰竭、心律失常、脑栓塞、慢性胰腺炎、胃黏膜损伤等，甚至引起死亡。

饮酒对人体指标的影响分为短期及长期效应：

（1）短期效应是指在饮酒后$2\sim4$h产生的效应，包括Glu水平降低，LAC和UA水平升高。乙醇通过代谢，变成乙醛，最后代谢为乙酸，引起UA水平升高。LAC水平升高会消耗碳酸氢根离子，从而导致代谢性酸中毒的发生。

（2）长期效应是指长期饮酒者，会对血液中一系列物质的量产生影响。例如，会造成血液中Urea、GLU、CO_2水平降低，血浆LAC、UA、乙醛、乙酸、Ca、无机磷增高，血脂代谢紊乱。此外，长期饮酒者的RBC、平均红细胞容积（MCV）、MCH会明显升高，可能是乙醇长期直接对肝细胞毒性作用或叶酸肠肝循环受阻的结果。长期饮酒者HDL-C偏高、MCV增加、谷氨酰转肽酶（GGT）亦较不饮酒的患者为高，可以将这三项作为嗜酒者的筛查项目。

饮酒的程度不同，对于指标的影响也不同。例如，饮酒的程度决定了乙醇对血清脂质影响的大小，从不饮酒的人短期饮酒后，血清中VLDL、TG水平升高，脂肪餐同时饮酒时血清中TG水平增高更显著。当每日饮酒量少于40g时，血清中HDL-C、Apo AⅠ、Apo AⅡ水平升高，当每日饮酒超过80g时，VLDL合成增加，但由于脂蛋白脂肪酶（LPL）同时被激活，被LPL水解的VLDL及TG也增加，故血清VLDL水平可无明显改变。

文献报道，与正常人相比，大量嗜酒组TCh、TG、LDL-C、Apo B水平明显升高，

HDL-C、Apo A I 水平明显降低；小量嗜酒组 TCh、TG、LDL-C、Apo B 水平与正常人相比差异无统计学意义，HDL-C、Apo A I 水平明显升高。有文献对 1781 例矿工使用美国贝克曼 DXC800 封闭系统，酶反应速率法进行饮酒状态与 GGT 相关分析，结果显示，饮酒与 GGT 相关，饮酒越多 GGT 越高，每日饮用白酒 50g 者，33% 的人 GGT 超过 50IU/L，饮用 100g 以上者，GGT 上升人数可达 70%。与 75 例健康成年人比较，67 例长期饮酒者使用日本东京 1024i 全自动生化分析仪检测 ALT、AST、GGT 活性增高 [ALT（34.40±10.08）IU/L vs.（30.22±7.9）IU/L，AST（32.10±8.70）IU/L vs.（29.07±7.6）IU/L、GGT（31.20±8.95）IU/L vs.（20.51±8.27）IU/L]。19 名长期嗜酒妇女戒酒 2 周后 GGT 酶活性从 127IU/L 降至 66IU/L，26 名乙醇中毒男性平均 AST 活性为 88IU/L，而 19 名正常对照者为 26IU/L。

饮酒后升高的检验指标：ALD、儿茶酚胺、黄体化激素、肾素、LAC、CK 及同工酶、酮类、血管紧张素转化酶（ACE）、网织红细胞（Ret）、血浆胆碱酯酶（CHE）、铜（Cu）、Fe、铅、TG、TCh、HDL、Apo A I、结合珠蛋白、铁蛋白（Fer）、纤维蛋白原（FIB）、氯化物（Cl）、红细胞沉降率（ESR）、尿微量白蛋白、GGT 等。饮酒后降低的检验指标：脱氢表雄甾酮（DHEA）、抗利尿激素、锌（Zn）、甲状旁腺激素（PTH）、镁（Mg）、香草扁桃酸（VMA）、K、INS、高钙素、催乳素（PRL）、乙酰胆碱酯酶（AchE）、5-羟基吲哚乙酸、维生素 B_{12}（VB_{12}）、维生素 C（VC）、叶酸、淋巴细胞、PLT、尿比重等。

（二）吸烟对检验结果的影响

烟草中含有的烟碱、一氧化碳等物质对人体有较大的危害，会刺激机体产生应激反应，使得血液中的部分检测指标在短期或者长期影响下发生变化，干扰检测进行或者对人体造成损伤。

焦油中的芦丁蛋白可促进血小板聚集，从而使血液黏滞度增加，缩短凝血时间。烟碱可引起血管收缩、血流速度减慢、并促进脂肪分解为游离脂肪酸，使心肌耗氧量增加。尼古丁对检验结果的影响程度与其含量和持续时间相关。

（1）吸烟后 1h 内，血浆肾上腺素、皮质醇、ALD、游离脂肪酸、游离甘油浓度会上升，抽一支烟 10 分钟内 Glu 浓度增加 0.56mmol/L 并维持 1 小时，30 分钟内生长激素浓度可增加 10 倍，从而干扰相关指标的测定。

（2）长期吸烟可使一氧化碳结合血红蛋白、Hb、WBC、RBC、MCV 升高。长期吸烟者体内二氧化碳等酸性物质增加，红细胞膜的通透性和红细胞变形能力受到影响，全血黏度增高，血小板聚集严重，使得凝血检测异常。同时长期吸烟者血中镉水平比健康非吸烟者显著升高，以及 HDL-C 水平降低，降低的程度与每日吸烟的数量相关。血硫氰酸盐及尼古丁的代谢产物柯替宁水平与吸烟的程度有关，其半衰期比尼古丁长，为 20～28h，是评价吸烟严重程度的理想标志物。

文献报道，对 200 例不吸烟者及 200 例吸烟者采用 Abbott I2000 化学发光免疫分析法进行血清 CEA 浓度测定，结果显示，吸烟史在 15 年以下组与健康对照组 [（2.19±1.22）μg/L vs.（1.74±0.92）μg/L 比较有显著性差异，而吸烟史在 15 年以上组 [（4.05±1.63）μg/L] 与健康对照组比较亦有显著性差异。对 1855 例吸烟者及 405 例不吸烟者用化学发光免疫分析法测定血清 CEA 浓度，结果显示，20 年以上烟龄组实测值（3.87±2.73）μg/L，日吸烟量大于半包小于1包组实测值（2.86±1.05）μg/L、日吸烟量大于1包组实测值（4.37±5.18）μg/L均显著高于对照组实测值（1.85±1.03）μg/L，其中在每组血清CEA浓度＞5μg/L人群比例中，20年以上烟龄组138例、日吸烟量大于半包小于1包组51例、日吸烟量大于1包组76例均显著高于对照组19例。21 000名男性中，每天吸20支以上香烟者ALT浓度平均为23IU/L，与不吸烟者相比，无显著性差异；每天吸31～40支香烟者，ALT浓度平均为26IU/L；每天吸41支以上香烟者，ALT浓度平均为28IU/L。

吸烟后增高的检验指标：ALD、CEA、儿茶酚胺、淀粉酶（AMY）、可的松、雌二醇（E2）、DHEA、Apo B、促肾上腺皮质激素、铜蓝蛋白、GGT、抗核抗体（ANA）、TCh、TG、LDL-C、红细胞生成素（EPO）、钴、铅、葡萄糖耐量受损、Glu、5-羟基吲哚乙酸、C反应蛋白（CRP）、类风湿因子（RF）、IgA、IgE、单核细胞、嗜酸细胞、淋巴细胞等。

吸烟后降低的检验指标：TT4、雌三醇（E3）、睾酮、HDL-C、Apo AI、Alb、VC、叶酸、Urea、UA等。

（三）饮茶和咖啡

茶叶中的茶碱和咖啡中的咖啡因可影响体内某些代谢环节。例如，咖啡因可抑制磷酸二酯酶的水解活性，延缓AMP转变为5′-AMP，使糖酵解产物增多；还可增强脂肪酶活性，加速脂肪分解，使甘油和游离脂肪酸增多。咖啡因还可使Glu、血管紧张素、儿茶酚胺等浓度升高，一次摄入咖啡因250mg，经3小时后血浆肾素活性及儿茶酚胺水平升高。

五、药物对检验结果的影响

药物种类、药物动力学、药物颜色、药物化学特性及用药方式等，都能使检验结果发生变化。药物进入人体内引起的物理和化学变化是导致临床检验结果错误（非病理性异常值）的主要因素之一。

（一）药物对检验结果的影响主要有4条途径

1. 影响反应系统待测成分物理性质　例如，右旋糖酐干扰双缩脲法测定总蛋白，使结果假性增高；先锋霉素类药物可使血Cr比色测定时最大吸收峰由505 nm变为535 nm而使检验结果偏高。

2. 参与化学反应　例如，服用高剂量维生素C，可使尿干化学胆红素试验和尿糖试验假阴性，而使班氏尿糖测定呈假阳性，还可使AST水平偏高，CK、LDH水平偏低；高浓度Glu和一些抗生素可与碱性苦味酸反应生成红色物质，对检测产生干扰，引起Cr假性增高。

3. 影响机体组织器官生理功能及细胞的物质代谢　例如，使用大量含氟、溴或碘离子药物治疗时，可使血清氯水平偏高；使用抗凝药如静脉使用肝素、口服抗凝剂华法林，可干扰和抑制凝血系统。

4. 对器官的药理活性和毒性作用　例如，汞化合物与氟化物可抑制尿素酶活性，均致Urea假性减低；吗啡可使血AMY、脂肪酶、ALT、AST、ALP活性增高，又使Bil、胃泌素、促甲状腺素（TSH）、PRL增高，而引起INS、去甲肾上腺素、神经紧张素及胰多肽水平降低。

（二）各类药物对临床医学检验结果的影响

1. 激素类药物　能影响人体的血脂正常含量，使葡萄糖耐量试验降低，并可引起PLT、RBC数量减少及肝氨基转移酶含量升高。

2. 抗菌药物　磺胺类药物和青霉素等抗生素能增加血液中尿酸浓度，出现尿浊度及尿糖、尿蛋白质假阳性或升高。一些药物如氯霉素，可抑制骨髓细胞的有丝分裂，而使WBC计数减少，退热的药物如尼美舒利，能使WBC计数严重降低。

3. 解热镇痛类药物　水杨酸类药物，会导致血、尿中的淀粉酶明显升高，尿酸、尿糖、儿茶酚胺值明显增加；盐酸哌替啶能改变肝功能试验，尿糖出现假阳性或升高。

4. 利尿药物　双氢克尿噻、呋塞米、利尿酸等由于对肾有保钠排钾作用，可使血液中的钾离子浓度明显降低，导致低钾、低血容量、低氯，长期使用后可出现氮质血症和高尿酸血症。

5. 抗癌药物　对造血系统有抑制和毒性作用，可引起血液中RBC、WBC、PLT、Hb的数量减少及肝功能改变，并使葡萄糖耐量降低，血脂出现异常。

6. 其他药物　抗凝药肝素能促进组织脂蛋白酶的释放，引起血液TG显著下降。治疗帕金森病的药物左旋多巴可使测定尿中酮体的显色异常，掩盖原来的反应，出现黄疸、ALT、AST等增高。

（三）药物对于临床检验的影响分类

1. 药物对于生化检验的影响

（1）丙米嗪、普萘洛尔、氯贝丁酯、依他尼酸、黄体酮、硫脲类、氯化钾与红霉素等药物，会导致Glu测定结果明显降低，影响糖尿病的早期诊断。

（2）别嘌醇药物会导致某些患者发生过敏反应，引起氮质血症。苯唑青霉素大剂量的使用，会导致一过性氮质血症。氨基酸静脉滴注时会导致尿液中BUN升高。此类药物会影响相应指标测定，对患者肾功能损害程度的诊断造成干扰。

（3）恶性肿瘤患者应用长春碱及弥散性血管内凝血患者使用肝素后，会导致血清中钠离子测定值降低。青霉素、氯化钾、环磷酰胺等药物会导致血清钾浓度降低。环孢霉素会导致血中醛固酮浓度降低与肾小管损害，导致高血钾症与高血氯症。此类药物会对患者的电解质测定造成干扰，影响医生的正确诊断。

（4）右旋糖酐、维生素A会使血清胆红素浓度明显升高；咖啡因会使血清胆红素浓度降低。这两种药物都会对胆红素的正确测定及相应疾病的诊断造成干扰。

（5）羟苯磺酸钙是一种微血管保护剂，测定Cr水平的方法主要有碱性苦味酸法和酶法，目前国内约2/3的实验室采用酶法测定Cr水平。通过体外添加试验、志愿者口服试验等进一步证实羟苯磺酸钙对于肌氨酸氧化酶法肌酐检测的负干扰普遍存在于国内、外主流酶法肌酐检测系统，且结果负偏离可高达60%以上，尤其对于肾功能较差的患者更为显著。其机制是羟苯磺酸钙的结构与酶法肌酐试剂中的色原相似，也可以与反应产生的过氧化氢发生作用，从而导致结果的假性降低。

（6）降压药培哚普利会使UA水平较治疗前升高。文献报道，21例高血压患者治疗一年后UA水平从（274.11±32.49）μmol/L升高至（356.66±43.72）μmol/L。

2. 药物对血液学检验的影响　能引起药源性血液病的药物，皆可引起Hb、PLT、RBC与WBC等的改变。

（1）阿糖胞苷大剂量长期应用可引起WBC计数、PLT、Hb浓度与RBC计数降低，但停药几天后就可恢复正常。

（2）氯霉素、氨基比林、甲磺丁脲等常因药物毒性可引起单纯红细胞再生障碍性贫血，干扰RBC的检测。

（3）肝素可使白细胞聚集、解体、破坏，干扰WBC计数，使结果降低。用过肝素的弥散性血管内凝血患者的血液样本应于2h内完成WBC计数。

（4）大剂量右旋糖酐、维生素A的使用能加快红细胞沉降的速度。

（5）注射血管造影剂24h内可降低血液凝固能力，抑制血块收缩，使患者出血时间与凝血时间延长；右旋糖酐可致出血时间延长；氯氮䓬、吲哚美辛等可使血浆凝血酶原时间延长。这些药物能影响出血时间和凝血时间的测定，对临床诊断造成影响。

3. 药物对尿液与粪便检验的影响

（1）奎宁、磺胺嘧啶药物后能引起强碱性尿。当pH＞9时，尿液蛋白测定呈假阳性反应，若用磺基水杨酸测定则呈假阴性反应，干扰了肾病的诊治。

（2）还原性药物，如维生素C，可使尿糖测定呈假阴性反应，干扰糖尿病的诊治。

（3）广谱抗生素能抑制肠道菌群将胆红素转变为尿胆原，而使尿胆原含量降低，尿胆原测定呈假阴性反应，干扰对肝病的诊断。

（4）铁剂或其他具有过氧化酶作用的重金属离子等药物（这些药物均有过氧化酶的作用）能使粪便隐血试验呈现假阳性结果，导致消化性溃疡、恶性肿瘤等疾病而产生临床的错误判断。

4. 药物对免疫学检验的影响

（1）先锋霉素Ⅳ或大剂量青霉素G能导致药源性溶血性贫血，抗人球蛋白呈阳性反应，干扰了自身免疫性贫血的诊断。

（2）门冬酰胺酶能增强肝合成IgG、IgM和IgA等免疫球蛋白，可使体液中这3种免疫球蛋白含量明显升高，影响免疫球蛋白的测定。

（3）氯丙嗪与吩噻嗪类药物在免疫检测法测定妊娠试验时，可形成假阳性反应，导致误诊。

（4）人体补充生物素后，会对基于"生物素-链霉素亲和素"的检测方法产生影响。文献报道，生物素达到12.5ng/ml时，可对CK-MB、β-HCG、AFP、皮质醇、Fer的检测产生10%以内的偏差；生物素＞6.25ng/ml时，可以显著影响TSH的检测，偏差可达20%；生物素为1.5ng/ml时即可对PRL检测产生显著影响。

患者服药情况对临床检验结果质量影响显著，长期用药者差错率、受干扰率高于近日用药、近期用药、未用药者，四联用药者差错率、受干扰率高于单用药、二联用药、三联用药者，见表4-2。

表4-2 用药情况对临床医学检验结果的影响

用药情况		例数	差错	严重失真	失真	未失真
长期用药	单用药	43	0	8	17	18
	二联用药	154	15	36	38	65
	三联用药	130	28	48	28	26
	四联用药	75	25	27	23	0
近日用药		132	3	13	36	80
近期用药		200	2	10	34	154
未用药（患者准备因素）		266	2	14	44	206
合计		1000	75	156	220	549

（四）药物对检验结果影响的对策分析

为了最大限度地避免药物对检验结果的影响，可以采取以下措施：

（1）检验工作者在工作中应该将出现的药物对检验结果的影响记录在案，构建药物干扰检验结果的信息数据库，为检验工作者与医师提供相关信息。

（2）医师应根据患者的给药途径、药物用量、药物代谢所需要的时间及药物可能对检验结果的影响来判断药物对检验结果的影响程度。若病情允许，尽量在药物代谢结束后进行检测。

（3）检验工作者应该熟悉检验项目详细的操作程序和检验方法，对有药物干扰情况的检验项目，应改用特异性较高的方法，以减少药物对检验结果的影响。

（4）加强医师和检验工作者的联系。医师要将患者近期内使用的药物写在检验申请单上，检验工作人员应认真核查药物，发现药物对临床医学检验结果有影响时及时与临床医师联系，医师综合患者各方面的情况，决定是否换药或者更换时间进行临床检验；在临床检验结果出现问题的情况下，检验工作者应该分析异常结果是否由药物引起，是否需要停药后重新检测，并将分析结果告知医师。

当检验结果与临床症状不符时，应分析这种现象产生的原因并了解纠正的办法，特别应了解药物对哪些项目有影响。护士应避免在输液时和用药4h以内采集检验标本，必要时停药后再复查，以防药物的干扰。药物对检验的影响非常复杂，在采样检查之前，应了解可能对检验结果产生的影响。

六、情绪对检验结果的影响

情绪也是影响因素之一，在紧张、恐惧、兴奋、寒冷或者受压等状态下，通过大脑皮质等途径导致TSH、肾上腺素、去甲肾上腺素、糖皮质激素、促肾上腺皮质激素、血清非酯化脂肪酸、LAC、Glu和生长激素等指标的升高，而INS降低。在应激状态下因肾上腺素分泌增多，可使RBC、WBC、Hb水平增加，嗜酸性粒细胞减少。环境温度也是影响因素之一，当采血处的环境温度与外界环境相差较大时，如患者从室外进入室内后应休息片刻后再采血。因为人体在寒冷及酷热时的激素分泌量是不同的，会导致血液中许多化学物质的变化，从而影响检验结果的准确性。

在一天之中，人的代谢总是波动的，其代谢率并非是一个水平。因此在一天中，不同时间对某些检测项目有明显影响，如在进行RBC、WBC等检测时，上午、下午波动范围很大。因此，为了反映患者的临床状态，建议下次复查时应在上次检查的同一时间进行。另外，还应考虑患者的生物钟规律，特别是激素水平分析，如女性生殖激素与月经周期密切相关；TC则在经前期最高，排卵期最低；纤维蛋白原在经前期最高，血浆蛋白则在排卵期减少。生长激素于入睡后会出现短时高峰。Bil、血清铁以清晨最高；血浆蛋白在夜间降低；血Ca浓度通常在中午出现最低值。

第二节 生物学变异

因受生物学变异（biological variation，BV）的各种因素影响，任何人的检验结果都会随时间变化而变化，而在不同个体间结果的均值也不可能是完全相同的。临床实验室结果的变异主要包括分析前影响、分析中变异和生物学变异。采用标准化的检验程序和指南，如患者准备、标本采集、运输、离心、储存等，可以将分析前的影响减少到一个可接受的水平，而分析中变异也可以通过精密仪器或设备、商品化试剂盒、室内质控、室间质评等降至最低。检验结果最大的变异主要来源于生物学变异，如年龄、性别、季节、妊娠、月经周期和生活方式等因素。

一、生物学变异的定义

生物学变异是人体体液物质围绕体内环境稳定调节点的自然波动过程，包括日、月、季节等时间变异，性别、年龄、种族等人群变异，饮食、运动、精神等生理变异。这些变异在内环境稳态点随机波动，其标本检测值围绕一个"界点值"变化，这是除分析前和分析中之外第三个重要的影响因素。不同受试者间"界点值"的差异称为群体间变异。生物学变异重要的术语和定义如下所述。

1. 离散程度　常用方差、标准差、变异系数表示。生物学变异的度量常用离散程度来表示。

2. 分析不精确度（analytical coefficient of variation，CV_A）　从单个测试样品中获得的重复测量值的分散程度。无论是人体样品还是质控材料，都是测试仪器/方法的性能指标。

3. 个体内生物学变异（within-subject biological coefficient of variation，CV_I）　是指在单个个体中观察到的生物学变异，个体内生物标志物浓度的正常生理波动，这种波动发生在个体的稳态设定点附近。

4. 群体间生物学变异（between-subject biological coefficient of variation，CV_G）　是指受试者之间的生物学变异，是个体间内环境稳态点的差异。

二、生物学变异和分析前变异的关系

生物学变异和分析前变异是影响检验结果的两个重要因素，都会直接影响标本的最终结果。分析前变异作为一个检验结果变异的重要来源，在常规工作模式下很常见，即便严格按照操作规程来，依旧会发生，包括标本采集和处理时产生的分析变异。研究报道，从采血角度入手，考虑的分析前因素包括不同手臂、连续取样、止血带使用、采血管品牌和类型、离心前和离心后储存等。共招募健康成年志愿者21名，每位志愿者左右臂各连续采集5管标本，生物学变异研究以间隔1周再采集3次标本标记为N2～4，每人共13份标本，见图4-1。

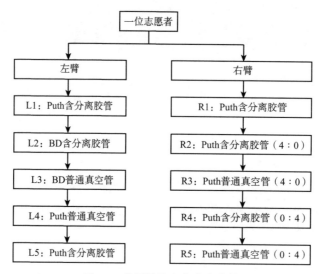

图4-1　分析前取血方案和代号

血液样品L1～L5、R1和N2～4室温放置30～60分钟使凝血，1500g下离心10分钟，分离血清，储存于−70℃；R2和R3室温放置4h后离心，R4和R5离心后放置4h，再如上分离和储存血清，分别标记为4：0和0：4储存。在同一批分析中完成全部生化分析，重复分析两次。结果显示，由各种分析前处理造成的变异总体小于生物学变异，Cl、Na、Ca分析前变异较小（CV＜1%），K、TB、Cr、Glu、UA、Urea、TP、Alb、TC、HDL-C、LDL-C、TG、ALT、AST、CK、GGT分析前变异CV为1%～7%。不同检验项目生物学变异不同，平均生物学变异Cl、Na、Ca较小（CV＜2%），TB、TG、ALT、CK较大（CV＞20%），K、Cr、Glu、UA、Urea、TP、Alb、TC、HDL-C、LDL-C、TG、AST、GGT介于两者之间，个体内生物学变异存在较大的个体差异。

此外，生物学变异和分析前变异可能有一部分内容是存在交叉和争议的。例如，生物属性引起的生理性变异（年龄、种族、性别等），有些学者认为这些是生物属性，当属生物学变异的范畴。无论生理性变异是属于哪种，在临床工作中都应该充分考虑这些因素，如果年龄、性别、区域、民族、生活习性等存在明显差别则应使用个性化的参考区间，并考虑生物学变异影响，保证检验结果的正确应用。

三、生物学变异的影响因素

可引起人体生物学变异的因素有很多，包括运动、饮食、性别、年龄、妊娠、月经周期、季节、药物、疾病等。

（一）运动

运动时人体内液体的容量及分布发生改变，血液内的化学成分也会改变。与不常运动的人群相比，经常运动的人由于骨骼肌肉含量增加和剧烈运动时骨骼肌的挤压，其血清骨骼肌的相关酶活性更高。运动的长期影响是CK、醛缩酶、AST和LDH水平升高。慢性有氧运动会使CK、AST、ALT和LDH等肌酶类的血浆浓度小幅度升高。长跑运动员血清中的促性腺激素和类固醇浓度降低，而PRL水平升高。

文献报道，30名铁人三项运动员，在整个运动季内重复测量血清样本中蛋白质、肝酶、脂质和肾相关的29个常规检验项目，与一般人群相比，大多数运动员的CV_I相似或仅略高，而AMY、ALT、AST和ALP水平增加了2～3倍。血气分析项目中，除LAC外，运动员pH、PCO_2、碳酸氢盐、剩余碱、TCO_2、Ca^{2+}的CV_I都高于一般人群。

（二）饮食

饮食习惯及人体对食物的吸收可以显著影响血浆成分的组成，其中饮食结构不同，对各种指标的影响也各不相同。高脂肪饮食会使TG水平大幅度升高，高蛋白饮食会使氨、UA和Urea水平升高；素食主义者的LDL-C与VLDL-C比非素食主义者下降37%和12%。

人体绝大部分时间处于非空腹状态，欧洲心脏协会（EAS）和欧洲临床化学和检验医学联盟（EFLM）联合建议，常规血脂检测不需要空腹，当TG＞5.0mmol/L时考虑空腹标本。有文献报道，41位中国健康志愿者，试验当天不改变其日常饮食和生活习惯。在同一天的6：30（空腹）、9：00（餐后2h）、12：00（餐后0.5h）、15：00（餐后3.5h）、18：30（餐后1h）共5个时间点各采血5ml，在1h内分离血清保存于–80℃。用同一批试剂在Hitachi 7600生化分析仪检测血脂。正常人血脂的天内个体内和群体间生物学变异，见表4-3。TG正常餐后的结果高于空腹，其中最高值在12：00（餐后0.5h），比空腹高（0.10±0.94）mmol/L，TG的天内生物学变异较大（CV_I是25.0%，CV_G是35.9%）。大部分志愿者TC、HDL-C、LDL-C、Apo A I、Apo B餐后的结果比空腹低，变化率较小（＜–4%），天内生物学变异较小（CV_I 2.4%～4.4%，CV_G 11.8%～18.7%）。血脂项目天内变化的个体间差异很大，有的个体天内变化很小，而有的个体天内变化很大，餐后TG的结果异常时，临床解释时应考虑饮食因素，建立空腹或定期复查。

表4-3　正常人血脂的天内个体内和群体间生物学变异（%）

分析物	均值	CV_A（95% CI）	CV_I（95% CI）	CV_G（95% CI）
胆固醇（mmol/L）	1.38	2.1（1.8～2.4）	25.0（22.2～28.6）	35.9（25.5～47.7）
甘油三酯（mmol/L）	3.99	1.1（1.0～1.2）	3.5（3.0～4.0）	11.8（9.3～15.8）
低密度脂蛋白（mmol/L）	2.12	1.1（1.0～1.2）	4.4（3.8～5.0）	18.7（14.8～25.0）

分析物	均值	CV_A（95% CI）	CV_I（95% CI）	CV_G（95% CI）
高密度脂蛋白（mmol/L）	1.15	1.8（1.6～2.0）	3.7（3.0～4.1）	15.8（12.4～21.1）
ApoA I（g/L）	1.58	1.7（1.5～1.9）	2.3（1.6～2.4）	12.8（10.1～17.1）
ApoB（g/L）	0.65	3.7（3.3～4.2）	2.4*	14.8（11.7～19.8）

CV_A为分析不精密度；CV_I为个体内生物学变异。*因为ApoB的CV_A大于CV_I，故CV_I的95%CI无法计算。

（三）性别

性别的差异可表现在多种血液学和生化指标上。男性比女性高的常见指标有TG、胆红素、转氨酶、Cr、肌红蛋白、UA、Urea、AMM、AST、Hb、酸性磷酸酶（ACP）、RBC计数、氨基酸、ALP、CHE、Fe、Glu、LDL-C、TCh等。女性比男性高的常见指标有HDL-C、Ret、IgM等。其中，文献报道的部分检验结果性别间的变化如下。①尿酸：268名年龄65岁及以上的男性，UA平均浓度为（340±83）μmol/1，显著高于261名相同年龄妇女的UA浓度（307±71）μmol/1。②胰岛素：2464名年轻芬兰人中，男性INS浓度均值为（9.53±6.29）mU/L，女性为（10.42±8.52）mU/L，男性显著低于女性。③肌酸激酶：黑色人种的平均活动值，男性170IU/L，女性94IU/L，西班牙男性99IU/L，女性64IU/L，亚洲男性108IU/L，女性64IU/L，白色人种男性94IU/L，女性57IU/L，男性平均活动值高于女性，可能与男性较女性有更多的肌肉组织有关。④肌酐：健康男性的平均Cr浓度为（97±13）μmo/L，明显高于女性的（79±10）μmol/L。

（四）年龄

年龄是引起生物学变异的另一关键因素，其影响可以用不同的参考范围来区别。可表现为：①健康的生长期儿童的骨骼生长和发育表现为成骨细胞分泌ALP增加，因此，生长期儿童的ALP的活性比健康成年人约高3倍。②新生儿的RBC计数高于成年人，出生后大量红细胞被破坏，使Hb水平增加，Hb在网状内皮系统中转变成间接胆红素，由于新生儿肝中缺乏葡萄糖醛酸转移酶，不能将间接胆红素转变成水溶性的结合胆红素，表现为血清中总胆红素和间接胆红素水平增加。其中，部分检验结果的年龄变化如下。尿素：参考区间，男（20～59岁）3.1～8.0mmol/L，男（60～79岁）3.6～9.5mmol/L；女（20～59岁）2.6～7.5mmol/L，女（60～79岁）3.1～8.8mmol/L。碱性磷酸酶：参考区间，28天～6个月：98～532IU/L；6个月～1岁：106～420IU/L；1～2岁：128～432IU/L；2～9岁：143～406IU/L；9～12岁：146～500IU/L。儿童显著高于成人。甘油三酯：85位72～93岁的健康老年人平均浓度[（1.34±0.47）mmol/L]显著低于98名24～55岁健康对照人群的平均浓度[（1.70±1.23）mmol/L]。肌酐：65岁男性肌酐平均浓度为（103±16）μmol/L，而35岁时为（90±7）μmol/L。在男性中，在20岁以下或60岁以上其肌酐平均浓度比20～59岁年龄段增加了12%，而女性中，在相同年龄段内其平均浓度增加了14%。

生物学变异文献报道，在相同条件下对比135名80岁以上的志愿者与118名年轻受试者的研究显示，18种生化和8种血液学检验项目，所获得的BV在许多病例中显示出统计学差异，但一般来说，老年患者和年轻患者的数据都在一般人群的范围内。肌钙蛋白Ⅰ（TNI）的个体内变异：在性别、年龄、气候季节和样本间隔时间的影响中，4个变量的个体内变异（CV_I）无显著性差异，但男性和女性的群体间变异（CV_G）在年龄方面有显著性差异。

（五）妊娠

妊娠时机体的代谢发生了明显的变化，导致许多检验结果产生改变。可表现为：①妊娠时血容量增加导致血液稀释，微量元素的测定结果明显降低；妊娠期代谢需求增加使脂肪动员增加，Apo AⅠ、Apo AⅡ、TG和TCh（特别是LDL-C）显著增加；妊娠时胎盘生成热稳定ALP、AFP、铜蓝蛋白、急性时相蛋白和凝血因子，使相应的检验结果升高。②在妊娠后期，胎盘产生雌激素和人绒毛膜促性腺激素使血清Glu的水平升高。其中，部分检验结果的变化如下。

尿酸：40名妊娠期妇女，UA浓度在妊娠2～4个月时显著降低至（196±48）μmol/L，5～7个月时UA浓度为（208±42）μmol/L，随后恢复到非妊娠状态的浓度（250±59）μmol/L。然而，第10个月的时候，浓度再次显著增高。分娩时12名妇女分娩当天的平均浓度（291±15）μmol/L显著高于妊娠前3个月的浓度（230±13）μmol/L及非妊娠状态的浓度（258±23）μmol/L。

尿素氮：6.43mmol/L在非妊娠女性为正常，但在妊娠女性为异常。妊娠后降低约25%，特别是妊娠期前2个月。非妊娠女性的平均浓度为（3.93±1.07）mmol/L，与此相比，40岁以上的妊娠妇女浓度显著下降：妊娠2～4个月浓度为（3.23±1.07）mmol/L；妊娠5～7个月浓度为（2.86±0.71）mmol/L，妊娠8～9个月浓度为（2.86±0.36）mmol/L，妊娠10个月浓度为（3.23±0.71）mg/dl。

肌酐：在妊娠期间，肌酐的浓度进行性下降，妊娠15～18周肌酐的平均浓度为43μmol/L，妊娠19～22周的肌酐平均浓度为47μmol/L，妊娠23～26周的肌酐平均浓度为45μmol/L，妊娠27～30周的肌酐平均浓度为42μmol/L，妊娠31～34周的肌酐平均浓度为39μmol/L，妊娠35～38周的肌酐平均浓度为38μmol/L。

甘油三酯：91名妊娠女性28周甘油三酯浓度为（2.21±0.68）mmol/L和32周甘油三酯浓度为（2.52±0.80）mmol/L，显著高于40名非妊娠女性甘油三酯浓度（1.12±0.62）mmol/L。110名正常妊娠女性，不足10周为1.51mmo/L，35周后增加了53%至2.31mmol/L，从12～36周逐步增加，产后达到最高。

生物学变异文献报道，167名孕妇，妊娠早期游离β人绒毛膜促性腺激素（β-hCG）和妊娠相关血浆蛋白A（PAPP-A）的个体内生物学变异研究，β-hCG为29%和PAPP-A为49.7%，均具有较高的生物学变异，且随着采样间隔的延长而增加。

（六）月经周期

育龄女性机体激素水平受月经周期的影响而发生波动，肿瘤标志物CA15-3也会随着月经周期变动。以健康且有规律月经周期的中国人群为例，正常育龄期妇女月经周期中激素浓度的变化特点，见图4-2。

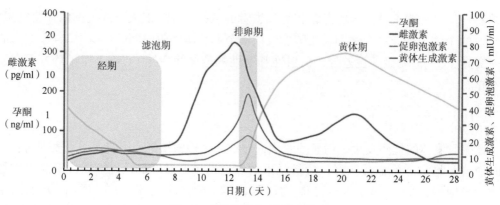

图4-2 月经周期和性激素关系

文献报道，按正常月经周期分为3组：A组21例，月经期第8～15天；B组22例，月经期第16～23天；C组24例，月经期第24～30天。采用STAGO血凝仪，凝血功能结果见表4-4，随着经后时间的推移凝血酶原时间（PT）、部分活化凝血酶时间（APTT）、凝血酶时间（TT）有升高的趋势。抗米勒管激素（AMH）在月经周期内和周期间维持稳定，可在月经周期任一天进行检测。

表4-4 月经周期与凝血功能指标变化

	例数（例）	PT（s）	FIB（g/L）	APTT（s）	TT（s）
A组	21	11.5	3.93	32.75	17.1
B组	22	13.0	3.74	35.4	19.5
C组	24	14.5	3.30	37.2	20.41

（七）季节

季节的转变也会使相关指标发生变化，与环境温度、人体活动等有关。例如，不同季节的紫外线强度不同，维生素D（VD）浓度呈季节性变化。其他的部分检验结果的变化如下。尿酸：观察了500名妇女3年以上，从春季到秋季尿酸浓度下降4.0%。男性工人的尿酸浓度在5月份为359μmol/L，显著高于9月份时的浓度（332μmol/L）。在春天和冬天未观察到显著性增高。白细胞：26名健康人，夏季平均计数为$5.9×10^9/L$，低于冬季$6.2×10^9/L$、春季$6.6×10^9/L$和秋季$6.3×10^9/L$。肌酐：体内肌酐浓度有明显的季节变异性，春秋时浓度最高，夏季时浓度最低，春秋时浓度比夏季高6.6%。天冬氨酸转氨酶：冬高秋低，对500例女性超过3年的观察，两季有显著性差异，冬季比秋季高16.1%。

文献报道，22名正常受试者（女性11名，男性11名）在1年内脂质（TCh、TG、LDH、Apo B）均有较大的个体内变异。TG的个体内生物学变异最大30.5%，生物学变异/分析变异之比为33.1，其他脂质的比值要小得多，比值范围4.2～6.8。不同的受试者在一年中几乎每个月都达到了最大值和最小值。夏季TCh、LDH、LDL和Apo A I显著降低，而TG在此期间呈不显著升高，Apo B呈不显著下降。

文献报道，21名健康女性血液中，TCh、脱氢异雄酮硫酸盐、PRL和游离睾酮呈周期性的季节性变化。PRL和游离睾酮在一天内发生了变化。检测项目TCh的平均值、CV_I、CV_G分别为5.1mmol/L、13%、12%；脱氢异雄酮硫酸盐的平均值、CV_I、CV_G分别为6.6mmol/L、20%、49%；IgA的平均值、CV_I、CV_G分别为2.1g/L、5.9%、13%；PRL的平均值、CV_I、CV_G分别为136mU/L、58%、53%，游离睾酮的平均值、CV_I、CV_G分别为5.4pmol/L、55%、68%。结果建议，在一天中特定时间或一年中特定时间采集样本可降低生物学变异。

文献报道，一项关于11名常规生活和工作的健康女性尿中肾上腺素、去甲肾上腺素和皮质醇的季节性和生物学变化的研究。肾上腺素、去甲肾上腺素和皮质醇的排泄呈季节性变化。6月和7月的尿肾上腺素浓度高于一年内的其他时间，而12月和1月的尿皮质醇浓度高于其他时间。与其他时间相比，6月和7月的去甲肾上腺素的排泄量较低。受试者内部和个体之间的差异很大，这不能用月经周期、行为、情绪或认知压力反应来解释。研究表明，各种内分泌功能都有显著的昼夜节律和季节周期性，建议在数据的统计评估中纳入抽样时间，并了解随季节变化的日变化。

文献报道，26名健康志愿者（13名男性，13名女性）一年内（每月采一次血液），评估TSH、T_3、FT_4、PRL、皮质醇和睾酮的季节性生物学变异。TSH有显著的年、4个月、两年节律，春季TSH最低。T_3有显著的年节律，春季和夏季均低于其他季节。TSH和T_3的年变化的峰谷差异分别为29.1%和8.2%。男性和女性皮质醇的年变化有显著性差异，年变化的峰谷差异分别为17.6%和31.8%。PRL、FT_4和睾酮水平均无明显的季节性节律。CV_I/CV_G分别为：TSH 29.3%/48.4%、T_3 9.4%/18.5%、FT4 7.1%/9.1%、PRL 39.2%/ 65.0%、皮质醇21.7%/46.2%、睾酮12.6%/40.8%。基于人群的参考区间可能不能正确地识别个体受试者中这些激素的主要变化。

（八）疾病

人体患病时，生物学变异可能会变大，这些明显的差异对疾病的诊断和监测具有临床意义。某调查征集住院肾病患者46名，同一天留取晨尿、上午和下午随机尿共3次。2h内用生化分析仪检测N乙酰氨基葡萄糖苷酶、尿蛋白、尿视黄醇结合蛋白（URBP）、a_1-微球蛋白、尿免疫球蛋白G（UIgG）、尿微量白蛋白和尿电解质，每个项目重复检测一次。尿液生化检测结果显著高于参考范围，但在晨尿、上午和下午随机尿3个时间点的差异无统计学意义（$P > 0.05$）。肾病患者的天内个体内和群体间生物学变异，见表4-5。尿液生化项目的CV_A差异（<2.5%）较小，天内CV_I差异（4.6%～25.9%）较大，天内CV_G差异（10.0%～85.2%）特别大。慢性肾病患者尿液生化的天内CV_I差异大且个体间差异明显，临床应用时要注意计算参考变化值（RCV），当$RCV > 2.77(CV_A^2 + CV_I^2)^{1/2}$时才有意义。

表4-5 肾病患者的天内个体内和群体内生物学变异（%）

检验项目	均值	参考范围	CV_I（95%CI）	CV_G（95%CI）	CV_A（95%CI）
a_1-微球蛋白蛋白（mg/L）	20.75	<12	10.7（9.0～13.0）	29.8（22.6～39.7）	1.2（1.1～1.4）
尿钙（mmol/L）	0.8	0.01～6.25	14.9（12.6～18.1）	40.7（30.9～54.3）	1.2（1.1～1.4）
尿钾（mmol/L）	15.9	1.0～3.9	16.1（13.6～19.6）	15.5（5.4～20.3）	0.5（0.4～0.5）
尿镁（mmol/L）	1.52	0.8～1.0	13.3（11.1～16.1）	32.4（24.2～43.1）	2.5（2.2～2.8）
尿钠（mmol/L）	62.8	1.6～5.8	4.6（3.9～5.6）	10.0（7.3～12.4）	0.3（0.3～0.4）
尿蛋白（g/L）	0.32	0.01～0.14	11.1（9.3～13.5）	85.2（67.7～113.9）	1.8（1.6～2.0）
无机磷（mmol/L）	7.55	12.9～42.0	23.6（20.0～28.7）	23.8（9.7～31.2）	0.4（0.4～0.5）
N乙酰氨基葡萄糖苷酶（IU/L）	5.56	0.3～11.5	25.9（21.2～31.4）	36.0（22.4～47.6）	7.0（6.2～8.0）
尿免疫球蛋白G（mg/L）	12.04	7.7～10.1	11.9（9.9～14.5）	60.0（47.2～80.1）	2.7（2.4～3.0）
尿视黄醇结合蛋白（mg/L）	0.66	0.0001～0.14	5.8（4.8～7.1）	43.9（34.9～58.7）	1.3（1.1～1.4）
尿微量白蛋白（mg/L）	54.08	0～25	11.4（8.3～13.5）	36.8（28.2～49.0）	5.9（5.2～6.8）
尿氯（mmol/L）	50.3	2.5～8.9	21.0（17.8～25.6）	43.1（31.3～57.3）	1.3（1.1～1.4）

文献报道，23例2型糖尿病（T2DM）患者的CV_I和CV_G结果，TCh为11.34%和18.01%、Apo A为6.59%和17.81%、同型半胱氨酸为9.69%和18.29%、高敏肌钙蛋白T为18.87%和56.27%、N端前脑利钠肽（NT-pro BNP）为38.16%、57.25%。T2DM心血管生化指标CV_I或CV_G较高，高于健康人群，个体指数（index of individuality）0.34～1.03，在T2DM患者的临床决策中，应谨慎使用基于人群的参考区间。

四、常用检验项目的生物学变异

利用检验项目的生物学变异数据向临床提供准确有价值的检验结果解释，是临床检验工作的一个严峻考验。生物学变异的研究过程非常复杂，国外许多专家致力于生物学变异的研究并积累数据，如Westgard QC数据库（https://www.westgard.com/biodatabase1.htm）和EFLM（欧洲临床化学与检验联合会，https://biologicalvariation.eu/meta_calculations）数据库。通常不需考虑个体数据、研究时间、方法学及研究所在的国家，检验项目的生物学变异基本一致，可以参照数据库来使用常用检验项目的生物学变异，EFLM数据库见表4-6，值得注意的是，分析物和生物学变异数据在官网上会不定期更新。

表4-6 常用检验项目的生物学变异

分析物	样本类型	CV_I（95%CI）	CV_G（95%CI）
17-a-羟基孕酮	血清/血浆	28.3（24.0～34.5）	38.5（27.0～61.4）
25-羟基维生素D_3	血清/血浆	6.8（4.7～12.8）	26.1（23.0～64.3）
a_1抗胰蛋白酶	血清/血浆	4.1（3.8～13.5）	10.5（10.1～18.3）
实际碳酸氢盐	全血	4.0（3.3～4.7）	4.8（3.3～7.7）
脂联素	血清/血浆	18.8（14.6～25.5）	51.2（35.0～90.9）
肾上腺素	血浆	135.0（129.2～141.2）	54.0（36.8～93.7）

续表

分析物	样本类型	CV_I（95%CI）	CV_G（95%CI）
丙氨酸转氨酶	血清/血浆	10.0（9.3～15.6）	29.3（28.0～38.3）
白蛋白	血清/血浆	2.5（2.4～3.1）	4.9（2.1～6.3）
醛固酮	血清/血浆	36.6（32.2～42.2）	34.7（25.4～49.2）
碱性磷酸酶（ALP）骨同工酶	血清/血浆	6.6（5.1～8.9）	35.6（24.7～62.6）
碱性磷酸酶（ALP）肝型	血清/血浆	5.3（4.5～6）	24.0（19.9～26.5）
甲胎蛋白	血清/血浆	4.5（4.1～26.6）	55.1（43.6～57.7）
淀粉酶	血清/血浆	6.5（6.2～7.0）	30.2（25.6～36.9）
抗米勒管激素	血清/血浆	19.2（17.3～21.4）	\
载脂蛋白 A I	血清/血浆	5.3（3.6～10.4）	11.1（8.0～15.9）
载脂蛋白 B	血清/血浆	7.3（4.2～13.5）	20.1（10.7～27.2）
天冬氨酸转氨酶	血清/血浆	9.5（9.5～13.5）	20.7（20.3～23.8）
β_2微球蛋白	血清/血浆	4.1（4.0～5.9）	11.5（11.2～15.5）
嗜碱性粒细胞	全血	12.4（11.3～32）	26.3（22.1～33.9）
胆红素	血清/血浆	20.0（18.7～27.2）	26.6（22.9～28.0）
降钙素	血清/血浆	13.0（12.2～13.8）	65.8（56.3～79.1）
钙（Ca）	血清/血浆	1.8（1.6～2.2）	2.7（1.1～3.7）
糖类抗原125（CA-125）	血清/血浆	8.7（8.6～23.3）	25.4（10.6～70.6）
糖类抗原19-9（CA 19-9）	血清/血浆	4.3（4.0～27.2）	57.4（56.0～102.2）
糖类抗原72-4（CA 72-4）	血清/血浆	50.3（43.5～59.5）	103.4（77.7～151.1）
二氧化碳（总量）	全血	4.0（3.3～4.7）	4.8（3.3～7.7）
癌胚抗原（CEA）	血清/血浆	6.8（6.4～30.8）	59.3（37.1～59.8）
铜蓝蛋白	血清/血浆	4.9（4.6～5.1）	15.2（13.2～17.8）
氯化物	血清/血浆	1.0（0.8～1.4）	1.3（1.2～1.3）
总胆固醇	血清/血浆	5.3（5.1～6.4）	16.2（14.6～17.4）
嗜铬粒蛋白 A	血清/血浆	14.8（12.8～16.3）	30.6（26.3～33.5）
补体3（C3）	血清/血浆	4.6（4.3～4.8）	15.2（13.2～17.8）
补体4（C4）	血清/血浆	6.9（6.5～7.3）	24.5（21.2～28.8）
铜	血清/血浆	7.4（4.6～8.0）	13.2（4.3～19.6）
皮质醇	血清/血浆	16.3（15.5～26.6）	48.7（46.2～53.1）
C-反应蛋白（CRP）	血清/血浆	34（29.4～74.4）	83.6（71.3～94.0）
超敏C-反应蛋白（hs-CRP）	血清/血浆	58.9（53.1～66.0）	77.4（55.9～121.4）
肌酸激酶	血清/血浆	15（14.5～29.5）	37.9（32.8～44.7）
肌酐	血清/血浆	4.4（4.2～5.7）	14.1（7.0～17.4）
胱抑素 C	血清/血浆	3.9（3.9～8.6）	12.1（12.0～15.1）
硫酸脱氢表雄酮（DHEAS）	血清/血浆	5.9（1.5～8.1）	21.0（14.7～35.8）
二羟基睾酮（DHT）	血清/血浆	11.5（9.4～14.6）	37.1（26.5～61.3）
嗜酸性粒细胞	全血	14.9（12.4～20.8）	65.3（61.5～70.5）
红细胞	全血	2.6（1.4～4.0）	6.4（6.1～7.4）
雌二醇	血清/血浆	15.0（13.2～16.5）	13.0（9.9～18.1）

分析物	样本类型	CV$_I$（95%CI）	CV$_G$（95%CI）
铁蛋白	血清/血浆	12.8（11.5～13.7）	\
成纤维细胞生长因子-23	血清/血浆	13.9（13.9～14.2）	21.4（13.4～26.4）
促卵泡激素（FSH）	血清/血浆	12.3（11.0～17.3）	42.1（36.0～49.0）
κ轻链	血清/血浆	4.8（4.2～5.5）	15.3（10.9～25.3）
λ轻链	血清/血浆	4.8（4.2～5.5）	17.3（12.3～28.6）
果糖胺	血清/血浆	2.3（1.5～3.0）	6.3（4.6～9.4）
γ谷氨酰转移酶	血清/血浆	9.1（7.3～12.0）	44.4（40.1～47.0）
葡萄糖	血清/血浆	4.9（4.1～12.0）	8.1（2.7～10.8）
糖化白蛋白	血清/血浆	1.4（1.2～2.1）	5.7（4.6～10.6）
红细胞压积（Hct）	全血	2.8（2.2～2.8）	5.4（5.2～6.5）
血红蛋白A1c（IFCC）	全血	1.6（1.3～2.4）	7.1（6.7～7.5）
血红蛋白A1c（NGSP）	全血	1.1（0.2～1.9）	4.8（3.3～6.8）
血红蛋白	全血	2.7（1.7～3.6）	5.9（3.2～7.0）
结合珠蛋白	血清/血浆	8.6（7.4～25.7）	39.0（28.8～39.4）
高密度脂蛋白-C	血清/血浆	5.7（5.6～8.8）	24.4（18.4～51.4）
人附睾蛋白4（HE4）	血清/血浆	7.0（6.7～9.7）	17.9（16.4～18.5）
氢离子（H$^+$）	全血	3.5（2.9～4.1）	2.0（1.1～3.5）
免疫球蛋白A（IgA）	血清/血浆	5.6（5.0～6.7）	19.5（13.0～35.0）
免疫球蛋白G（IgG）	血清/血浆	3.4（3.0～4.4）	17.1（13.0～22.0）
免疫球蛋白M（IgM）	血清/血浆	5.9（5.1～6.8）	48.5（34.7～80.1）
胰岛素	血清/血浆	25.4（21.1～37.1）	33.4（31.5～81.8）
胰岛素样生长因子-1（IGF-1）	血清/血浆	9.4（7.8～11.6）	27.0（18.6～47.7）
白细胞介素-6（IL-6）	血清/血浆	27.8（21.5～51.6）	33.9（26.4～185.8）
铁	血清/血浆	20.6（19.8～27.3）	32.3（23.4～47.7）
乳酸脱氢酶	血清/血浆	5.2（4.9～5.4）	12.6（10.9～14.8）
低密度脂蛋白-C	血清/血浆	8.3（7.0～10.3）	26.1（18.5～37.6）
白细胞	全血	10.8（8.9～15.9）	16.4（15.0～23.7）
脂肪酶	血清/血浆	9.2（7.6～41.1）	24.8（23.0～37.6）
脂蛋白（a）	血清/血浆	8.8（4.3～26.7）	\
促黄体激素（LH）	血清/血浆	22.7（22.0～24.0）	30.8（27.0～37.0）
淋巴细胞	全血	10.8（9.8～14.7）	22.6（21.3～25.1）
镁	血清/血浆	2.8（1.6～5.8）	5.7（0.7～8.5）
平均红细胞血红蛋白浓度（MCHC）	全血	0.9（0.6～1.8）	1.4（0.9～2.3）
平均红细胞血红蛋白（MCH）	全血	0.8（0.3～1.5）	4.3（4.0～5.6）
平均红细胞体积（MCV）	全血	0.8（0.7～1.6）	3.7（3.4～4.7）
平均血小板体积（MPV）	全血	2.2（2.2～4.3）	7（6.9～8.1）
单核细胞	全血	13.3（13.0～16.4）	22.2（/）
神经元特异性烯醇化酶	血清/血浆	10.8（10.1～21.5）	16.6（11.5～28.8）
中性粒细胞	全血	14.0（6.3～24.4）	23.5（21.2～32.6）

分析物	样本类型	CV$_I$(95%CI)	CV$_G$(95%CI)
酸性糖蛋白	血清/血浆	7.3(6.8～19.3)	24.0(24.0～24.9)
骨钙素	血清/血浆	8.9(5.4～9.1)	32.3(20.5～32.6)
胰淀粉酶	血清/血浆	6.6(6.3～9.3)	25.7(24.9～31.7)
甲状旁腺激素	血清/血浆	15.7(14.7～25.9)	23.5(21.8～43.4)
二氧化碳分压	全血	4.8(3.9～5.7)	5.3(3.6～8.6)
磷酸盐	血清/血浆	7.7(7.6～9.5)	10.7(8.2～12.9)
血小板	全血	6.4(6.4～11.6)	13.5(12.4～14.5)
血小板分布宽度（PDW）	全血	3.8(3.2～4.2)	12.3(12.0～12.7)
钾	血清/血浆	4.0(3.0～5.4)	4.1(4.0～7.7)
催乳素	血清/血浆	29.5(19.8～39.2)	43.0(27.0～65.1)
前列腺特异性抗原（PSA）	血清/血浆	6.8(6.1～7.4)	42.0(34.0～54.8)
结合前列腺特异性抗原（PSA）	血清/血浆	8.8(8.0～9.7)	57.7(46.6～75.6)
游离前列腺特异性抗原（FPSA）	血清/血浆	7.1(6.5～7.7)	46.2(37.4～60.2)
总蛋白	血清/血浆	2.6(2.3～2.7)	4.6(2.7～15.1)
红细胞分布宽（RDW）	全血	1.6(1.4～3.7)	4.2(3.6～6.8)
肾素	血清/血浆	30.1(26.6～34.6)	41.6(31.9～57.5)
网织红细胞血红蛋白当量（RET-He）	全血	1.7(0.7～3.4)	3.3(2.7～4.0)
网织红细胞	全血	9.7(6.4～11)	27.1(22.1～30.5)
S100钙结合蛋白B（S100B）	血清/血浆	10.2(9.7～10.7)	32.7(28.5～38.3)
硒	血清/血浆	7.7(2.5～12.0)	11.3(6.9～14.0)
性激素结合球蛋白（SHBG）	血清/血浆	9.6(4.3～14.0)	36.2(30.0～94.7)
钠	血清/血浆	0.5(0.0～1.0)	0.9(0.5～1.4)
可溶性转铁蛋白受体（sTfr）	血清/血浆	6.9(6.4～7.3)	19.1(16.5～22.5)
标准碳酸氢盐	血清/血浆	4.2(3.9～4.4)	4.4(3.6～5.3)
致癌抑制因子2（ST2）	血清/血浆	10.5(9.0～12.1)	30.4(23.9～41.3)
抗酒石酸酸性磷酸酶（TRAP）	血清/血浆	10.8(8.0～15.0)	13.3(8.0～24.8)
睾酮	血清/血浆	12.5(10.9～15.1)	21.4(17.0～83.4)
游离睾酮	血清/血浆	21.9(17.5～26.4)	29(19.4～50.7)
甲状腺球蛋白	血清/血浆	10.5(10.3～16.2)	77.2(29.1～128.0)
促甲状腺激素（TSH）	血清/血浆	17.6(14.7～29.3)	35.9(23.9～48.4)
游离甲状腺素（FT$_4$）	血清/血浆	4.8(4.8～9.5)	7.7(7.5～12.1)
总甲状腺素（TT$_4$）	血清/血浆	6.4(4.9～7.4)	11.8(11.0～12.2)
总三碘甲状腺原氨酸（T$_3$）	血清/血浆	9.4(6.9～10.4)	12.2(4.4～20.4)
转铁蛋白	血清/血浆	3.8(3.4～5.8)	13.9(12.0～16.3)
转甲状腺素	血清/血浆	10.9(9.8～12.2)	19.1(14.3～28.1)
甘油三酯	血清/血浆	20.0(18.4～21.7)	37(23.6～40.3)
游离三碘甲状腺素（FT$_3$）	血清/血浆	4.9(4.7～7.9)	8.3(8.0～22.5)
高敏肌钙蛋白I（每两周或每月采样）	血清/血浆	12.0(2.6～95.4)	35.8(25.9～63.0)
高敏肌钙蛋白T（每两周或每月采样）	血清/血浆	11.3(8.3～30.4)	30.8(26.8～51.2)

续表

分析物	样本类型	CV_I（95%CI）	CV_G（95%CI）
肿瘤坏死因子（TNF）	血清/血浆	16.1（12.7～43.0）	26.7（24.5～29.0）
酪氨酸	血清/血浆	7.5（4.5～10.2）	11.9（8.1～19.4）
尿酸盐	血清/血浆	8.2（7.7～10.1）	22.4（9.7～24.6）
尿素	血清/血浆	13.9（9.5～14.4）	20.9（13.4～22.5）
维生素A	血清/血浆	6.1（5.5～25.7）	21（19.7～21.2）
维生素E	血清/血浆	7.0（3.8～15.2）	17.3（6.6～21.0）
锌	血清/血浆	8.5（6.2～11.0）	8.8（3.9～23.2）

CV_I. 个体内生物学变异，CV_G. 个体间生物学变异。有的项目的BV数据仅基于个别研究或少数研究。

五、生物学变异的研究规范

当前生物学变异研究非常热门，为了使生物学变异的研究结果具有一致化和标准化，建议采用国际标准的研究设计方案，包括受试者招募、样本采集过程、样本检测和数据分析。

1. 标题/摘要/关键词　标题应包括研究人群和对象、标本矩阵、检测项目、受试者健康状态、生物学变异研究内容。摘要应包含研究人群主要特征、生物变异数据、检测项目特点、采取统计方法、研究持续时间。

2. 引言　明确研究背景和目的，引用以往关于该检测项目生物学变异的相关研究，说明研究的创新点。

3. 方法　详细描述检验方法和操作过程。

（1）检验项目：描述研究的检验项目，宜采用国际标准术语和编码，如LOINC、SNOMED。

（2）研究对象：制订纳入标准和排除标准。受试者愿意提供多份标本，表观或自我感觉健康，未服用影响结果的药物，无不良生活方式或习惯，不抽烟不喝酒。详细描述研究对象和人群，使生物学变异数据可转移，数据集至少达到最低要求，包括病例数、年龄、性别、健康状态等。

（3）检测程序：清晰地描述分析方法，确定分析性能规范。可以引用参考资料，说明与标准操作程序、厂家推荐方法的偏差，应明确检测程序的标准化和溯源性。

（4）研究时间：清楚描述研究的时间周期，可参照临床中的重复检测时间。研究周期不能太短（几天），也不能太长（几年），以免受到季节变化等影响。

（5）标本采集：标本采集说明，包括患者准备、采样条件、标本采集数量。样本采集间隔时间与检验项目结果的"稳态"水平有关。通常每周采集一次样本，但也可以不同的时间间隔采集。

（6）标本：推荐至少10个个体，每个个体的测量数比个体的总数更重要。详细记录研究的开始和结束时间，以及标本采集时间。

（7）标本检测条件：详细描述标本分析条件，达到最佳精密度。部分项目，可以把样本储存在-80℃，用同一台仪器、同一个操作员、同一批试剂及耗材、同一天进行测试，建议对样本重复两次测试。

4. 数据分析　描述数据分析统计技术。

（1）离群值分析：数据最终分析前应排除离群值，包括重复分析之间、受试者内样本之间、受试者之间的离群值排除。离群值可采用Cochran's检验、Reed标准。应给出离群值的数量和排除原因。

（2）方差不齐：应排除受试者方差的离群值，应给出离群值的数量和排除原因。

（3）描述适当的统计方法：描述所使用的统计方法，非正态分布的数据应进行适当的转换。采用nested ANOVA、CV-ANOVA或线性混合模型回归进行统计。

5. 结果　描述本次研究的结果。

（1）术语：应采用标准的生物学变异的术语和符号。

（2）结果显现和管理：以表格形式展示生物学变异数据、计算相关指数，计算生物学变异的可信区间，必要时可按性别、年龄分组显示生物学变异数据。结果部分应分析离群值结果，并确认数据集的同质性。

6. 讨论　应关注研究结果的影响因素，便于其他应用。如果研究数据用于设置分析性能指标、RCV、研究个性指数，应遵循生物学变异应用指南要求。说明该研究的优势和局限性。

六、生物学变异数据应用

生物学变异数据对结果的正确应用和临床解释提供重要信息，包括设定精密度、偏倚和总误差等分析性能规范，计算个体化指数以帮助临床确定参考区间的合理性及实用性，计算参考变化值以判断个体连续检测的系列结果之间是否具有显著性意义，评估自我平衡设定点要求的样品数，评估报告结果的最佳方式，选择具有最低变异的最佳样本。

（一）设置分析性能规范

基于个体内和群体间生物学变异，设定最低水平、适当水平、最佳水平的分析性能规范，计算公式见表4-7。可以让临床了解检测过程给实验结果带来的误差最大有多少，更有利于检测结果的临床应用。

表4-7　基于生物学变异的分析性能规范计算公式

不同水平	允许不精密度（%）	允许偏倚（%）	允许总误差（%）
最低水平	$CV_A \leq 0.75CV_I$	$B \leq 0.375(CV_I^2 + CV_G^2)^{1/2}$	$TE \leq 1.65(0.75\,CV_I) + 0.375(CV_I^2 + CV_G^2)^{1/2}$
适当水平	$CV_A \leq 0.50CV_I$	$B \leq 0.250(CV_I^2 + CV_G^2)^{1/2}$	$TE \leq 1.65(0.50\,CV_I) + 0.250(CV_I^2 + CV_G^2)^{1/2}$
最佳水平	$CV_A \leq 0.25CV_I$	$B \leq 0.125(CV_I^2 + CV_G^2)^{1/2}$	$TE \leq 1.65(0.25\,CV_I) + 0.125(CV_I^2 + CV_G^2)^{1/2}$

注：CV_A. 分析精密度；CV_I. 个体内生物学变异；CV_G. 群体间生物学变异；B. 允许偏倚；TE. 允许总误差。

（二）评价系列结果改变的意义

通常用患者的一系列不同时间的检验结果变化来监测患者的健康或疾病的发生发展过

程，判断当前治疗是否有效，并做出及时合理的临床决策。但是，临床医生不能简单地从检测结果的数值来判断疾病的进展和疗效，还应考虑检测结果的变异和患者个体的生物学变异。CV_I 可用于评价连续检验结果变化值的显著性，$RCV=2^{1/2}\times Z\times(CV_A^2+CV_I^2)^{1/2}$，公式中 $2^{1/2}$ 表示选用 2 个标本，Z 是适合于选择概率的标准偏差数（如 $P<0.05$ 时 $Z=1.96$，$P<0.01$ 时，$Z=2.58$）。RCV 可用于帮助临床对患者疾病和健康状况的临床监测。当个体因疾病或健康状况发生变化时，系列的检验结果变化可高于 RCV 允许限值。

（三）评估参考区间的合理性

参考区间通常是正常人群的 95% 区间，是分析和解释结果的一个基本尺度和依据，影响着临床对疾病的诊断和医疗决策。许多检验项目的 CV_I 相比 CV_G 要小很多，通过计算个体指数 = $(CV_A^2+CV_I^2)^{1/2}/CV_G$，可靠性系数（reliability coefficient，R）= $CV_G^2/(CV_A^2+CV_I^2+CV_G^2)$，用于评估群体生物参考区间的合理性。当某个指标 CV_I 越小，CV_G 越大时，R 值越接近 1，对应的个体指数将越低，检验项目将有极其显著的个体性，即项目的个体内生物学变异相对较小，个体间生物学变异相对较大。说明检测项目参考范围较宽，对于已有健康问题的个体患者检测结果可以处在参考范围之内，或者多次连续检测结果，都可能在参考区间内，但其结果变化已经有重要意义。某个项目当个体指数 < 0.6 时，以人群为基础的参考区间对个体连续变化评估的能力有限，当个体指数 > 1.4 时，可以用参考区间来解释结果。

（四）计算所需的样本量

计算在规定概率情况下，测定值落在内环境稳态点附近一定百分比范围内所需要的样本量。多次抽样或重复测定可以使分析变异变小，对单个样本进行重复检测可以发现分析中存在的偶然误差，重复测定分析变异比单次测定分析变异小。$n=[Z\times(CV_A^2+CV_I^2)^{1/2}/D]^2$，$P<0.05$ 时 Z 通常为 1.96，D 是测定值接近内环境稳态点程度的期望值，以百分比表示。

示例：TCh 的个体生物学变异是 6%，实验室 TCh 测定的分析变异 CV_A 为 3%，若希望测得值有 95% 的概率落在内环境稳态点周围 10% 以内的范围，那么所需要的样本量 n 就是 2。

（五）结果的最佳报告形式

有时一个检验项目可以用不同的方式进行结果报告。示例：通常测定 24 小时尿的总体积或总重量，然后取其中一部分进行检测，测定结果为浓度（IU/L），随后根据尿液总量计算排出量（IU/d），应该报告哪个结果？以肌酐为例，研究表明，肌酐结果以浓度表示时 CV_I 为 23.8%，以排出量表示时 CV_I 为 13.0%，后者比前者要小得多，应选择后者进行结果报告。

（六）最佳样本留取的选择

一些项目可以留取不同类型的样本进行检测。例如，有的尿液项目，可以留取晨尿、随机尿、24 小时尿液，每一种样本类型的 CV_I 是不同的，可以选择变异最小的样本类型。

例如：检测糖尿病患者的尿微量白蛋白时，不同样本种类的CV_I，晨尿为36%，随机尿为86%，24小时尿为38%，显然选择晨尿样本较好。

第三节　标本状态对检验结果的影响

标本颜色、所含的颗粒等会对一些检测方法产生干扰，从而导致最终检测结果产生偏差。因此在检验工作中不可忽视标本状态对检验结果的影响。对最常见的标本状态如溶血、脂浊、黄疸对检验结果的影响进行讨论，其他的如标本放置时间过长、标签错误等将在本书第十章第四节"常见不合格标本及处理"进行讨论。

一、溶血对检验结果的影响

溶血（hemolysis，H）：是指血液中血细胞如红细胞、血小板、白细胞等破裂后，释放的某种成分会干扰或影响检测指标的测定，以红细胞被破坏最为常见。溶血的血液标本在离心后，由于Hb的释放，其血清或血浆呈现红色，当释放的Hb浓度大于0.3g/L，能被肉眼识别。

溶血是临床检验中最常见的一种干扰因素，可分为体内溶血和体外溶血。体内溶血可由物理因素（如人工心脏瓣膜）、生物因素（如恶性疟疾）和药物毒性反应等引起。体外溶血可由物理因素（抽血时负压过大、水浴温度过高）、化学因素（血样接触表面活性剂）而引起。

临床上常见导致标本溶血的因素：皮肤上用于消毒的乙醇未干就进行穿刺；穿刺定位进针不准，造成淤血而导致溶血；采血时压迫静脉过久，或止血带使用时间过长；注射器因漏气产生的气泡造成溶血；抽血后未卸下针头，强力将血液注入试管；用力摇动血液或拨动血块；试管中的抗凝剂和血液比例不适当，造成渗透压改变而导致溶血；注射器、容器带水或质量不合格，试管质量粗糙或材料中所含成分影响标本；患者严重脱水、低血容量性休克等因素导致穿刺困难造成的溶血；全血放置时间过长，突然冷却或受热，或离心力过大，或反复冻融。

溶血干扰检验结果的机制有下列3种：

（1）有些检测指标红细胞内的成分和血浆中的成分相差十多倍甚至百多倍。溶血使血细胞内的高浓度成分逸出到细胞外，使血浆或血清中相关成分的浓度增高，如K、镁、LDH、AST、ALT、ACP、CK、Cr、精氨酸、叶酸、醛缩酶、丙酮酸激酶等。溶血后细胞内含量低的物质进入血清，使血清成分稀释，导致测定结果降低，见表4-8。文献报道：40例门诊患者空腹采集静脉血，溶血后血清AST比未溶血标本上升了91.7%，TBIL上升了315.0%，ALT、CK和K^+升高的幅度在20%～30%，Cr比未溶血标本下降了27.7%。50例健康人群血液标本在溶血前后指标ALT[（21±5）IU/L vs.（32±8）IU/L]、CK[（61±25）IU/L vs.（94±32）IU/L]、LDH[（153±15）IU/L vs.（368±95）IU/L]、AST[（20±7）IU/L vs.（75±11）IU/L]、GGT[（37±20）IU/L vs.（371±128）IU/L]、α-HBDH[（150±21）IU/L vs.（371±128）IU/L]。

10名健康志愿者，采用AXSYM化学发光分析仪，检测正常混合血清标本及不同溶血程度的混合血清标本NSE含量，结果当血清中Hb含量达0.338g/L时，血清NSE检测出现假阳性，在正常人血清中，溶血每增加1g/L的Hb，就会使NSE含量平均增加30.99μg/L，NSE高值血清中，溶血每增加1g/L的Hb，就会使NSE含量平均增加27.10μg/L。

表4-8　血浆和红细胞中部分物质浓度的差别

物质	红细胞	血浆	红细胞/血浆（倍）
钙（mmol/L）	0.5	5.0	0.10
纳（mmol/L）	16.0	140.0	0.11
氯（mmol/L）	52.0	104.0	0.50
尿酸（mg/100ml）	2.5	4.6	0.55
总胆固醇（mg/100ml）	139.0	194.0	0.72
碳酸氢根（mmol/L）	19.0	26.0	0.73
无机磷（mg/100ml）	2.5	3.2	0.78
尿素氮（mg/100ml）	14.0	17.0	0.82
葡萄糖（mg/100ml）	74.0	90.0	0.82
肌酐（mg/100ml）	1.8	1.1	1.63
镁（mmol/L）	5.5	2.2	2.4
非糖还原物质（mg/100ml）	40.0	8.0	5.0
丙氨酸转氨酶（IU/L）	1.6	0.24	6.7
钾（mmol/L）	100.0	4.4	22.7
天冬氨酸转氨酶（IU/L）	31.0	0.8	40.0
酸性磷酸酶（IU/L）	200.0	3.0	67.0
乳酸脱氢酶（IU/L）	25000.0	360.0	160.0

（2）溶血生成大量的血红蛋白可对分光光度测定的吸光度造成干扰。溶血能使可见光谱的短波长（300～500nm）处测定吸光度值明显增高，如溶血会导致重氮单试剂法胆红素测定结果明显升高。溶血还干扰多种比色测定，Hb在431～555nm处有吸收峰，当选用此两种波长做测定时，吸光度会假阳性增高。

（3）细胞内成分对化学反应造成干扰。例如，在使用J-G法检测胆红素时，Hb会竞争性地抑制胆红素与重氮试剂反应，从而导致测定结果偏低。Hb还可通过氧化还原的作用使测定物不能完全参与反应，如Hb可将胆红素氧化成胆绿素，此时胆红素测定结果偏低。另外，溶血后来自红细胞中的腺苷酸激酶（AK）会参与血清CK动力学法测定中的指示反应而使CK结果假性增高。溶血还易使ELISA双位点一步法产生假阳性，对竞争抑制法产生假阴性。

溶血时，除了红细胞被破坏外，粒细胞系统及血小板亦可被破坏。被破坏的粒细胞系统会释放出谷氨酸脱氢酶等酶类，使被检测的血清酶浓度升高。血小板被破坏后，可使钾、镁、酸性磷酸酶、醛缩酶等含量升高。表4-9列举了部分受影响的检验指标。严重溶血标本原则上不能使用，应重新采血送检，特殊原因不能重新采样者应在报告单上注明

"溶血"字样，提醒临床注意。

表 4-9 溶血对部分血清酶活性测定的影响

项目	不溶血血清 酶活性（IU/L）	活性变化（%）				
		0.8g/L（Hb）	1.7g/L（Hb）	3.4g/L（Hb）	5.0g/L（Hb）	6.6g/L（Hb）
丙氨酸转氨酶（ALT）	7	0	0	11	11	33
天冬氨酸转氨酶（AST）	9	0	22	78	100	156
乳酸脱氢酶（LDH）	165	58	96	106	302	365
酸性磷酸酶（ACP）	8	0	13	50	75	125
肌酸激酶（CK）	37	5	8	22	30	45
碱性磷酸酶（ALP）	96	−7	−12	−21	−28	−37

二、脂血对检验结果的影响

脂血（lipemia，L）：多表现为血浆中乳糜微粒、TCh、TG等水平升高，离心后上层血浆为乳白色。脂血常见于高脂肪饮食或高脂血症患者中。高脂血症是指由于脂肪代谢或运转异常使血浆中一种或几种脂质高于正常，多表现为血浆中TCh和（或）TG水平升高。血脂含有悬浮颗粒CM和VLDL，使标本产生混浊或形成看起来像牛奶的混悬液。

（一）脂浊对生化项目的干扰机制

脂浊造成光散射、不可溶物质增多使标本混浊、增加标本内物质的极性与非极性等。脂血常对采用比色或比浊法检测的生化项目造成较大干扰。因为脂浊能散射光线，使样本浊度增加，透光度下降，吸光度升高，产生正向干扰，致使检验结果偏高，且不能用两点法或连续监测法排除干扰。

（二）脂血对许多检测会产生干扰

脂血会造成TP检测结果增高，UA及BUN结果轻度降低。高脂血对梅毒、病毒、真菌、支原体等的抗体检测也有影响。文献报道，25份健康体检人员的血液标本，制备成脂血血清标本，结果均明显高于对照组血清标本，TBIL（11.2±2.1）μmol/L vs.（61.7±7.9）μmol/L、ALT（25.4±3.9）IU/L vs.（58.1±4.7）IU/L、GLU（4.7±0.4）mmol/L vs.（9.5±1.4）mmol/L等。

（三）对于不同的检测项目应采取不同的措施降低干扰

对于生化检测，乙醚作为有机溶剂提取脂血，经处理过的脂血标本可以排除脂浊对ALT、AST、TP、TBIL、DBIL、HBDH、CK-MB、Cr等指标的干扰。用高速离心样本，分离出CM层，吸下层清液测定，纠正脂血对ALT、AST、GGT、Cr、TP生化指标测定的干扰。脂血对于凝血时间和D-二聚体（D-Dimer）的检测也会产生影响，可以采用磁珠法测量凝血时间和用免疫比浊法测定D-二聚体，避免脂血对检测结果的干扰。

三、黄疸对检验结果的影响

黄疸（jaundice，I）：黄疸是由于胆红素代谢障碍而引起血清内胆红素浓度升高。当血清TBil在17.1～34.2μmol/L，而肉眼看不出黄疸时，称隐性黄疸或亚临床黄疸。当血清TBil浓度超过34.2μmol/L时，临床上即可发现黄疸，称为显性黄疸。TBil是直接胆红素和间接胆红素的总和。黄疸的产生原因是多方面的，其机制可以分为五类：①胆红素生成过多；②肝细胞功能低下或有功能肝细胞数量减少；③肝细胞破坏结合胆红素外溢；④肝内型胆汁淤积性黄疸；⑤大胆管的梗阻引起的黄疸。常见病因有晚期肝硬化、暴发性肝炎、肝衰竭，胆管的任何部位发生阻塞或胆汁淤积均可造成胆红素增高。

（一）黄疸对生化项目的干扰机制

黄疸样本中胆红素的干扰机制主要有三方面即本底干扰、光谱干扰和程序干扰。黄疸主要通过分光光度法和化学干扰对化学试验产生影响。胆红素在400～540nm吸收光，峰值在460nm左右。在此光谱特性下进行吸光度测量的比色分析可能会受到影响。

胆红素作为还原剂的特性使其能够与过氧化氢反应，与其他试剂发生化学反应，从而导致终产物值的降低。此外在某些反应中胆红素也可以在化学性质上干扰分析。过氧化氢是一些常见化学物质（包括TCh、TG、UA等）的中间体，因此易受黄疸干扰。文献报道，当血清胆红素接近430mmol/L时，就会干扰白蛋白[4-羟基偶氮苯-2-羧酸（HABA）方法]、TCh（使用氰化铁试剂）和总蛋白（双缩脲法）的检测。胆红素的非结合形式也可能对某些测定产生不同影响，其在浓度342μmol/L时对肌酐的干扰误差为-5.69%、对FDP的干扰误差为5.95%。

（二）胆红素对检测项目干扰

1. 对肌酐检测的干扰　有文献报道，用Beckman LX-20肌酐法检测，384μmol/L浓度的胆红素使肌酐浓度降低44μmol/L。在Hitachi 737上用Kinetic Jaffe法检测肌酐浓度，胆红素浓度与肌酐降低浓度量呈线性关系，每含100μmol/L胆红素使检测的肌酐浓度降低6～9μmol/L。用Beckman CX5分析仪，每增加100mmol/L的胆红素使浓度为170μmol/L肌酐降低10μmol/L。

2. 对蛋白检测的干扰　有文献报道，在双缩脲法中，342μmol/L胆红素可使61g/L蛋白含量降低6.0g/L。用Beckman CX5分析仪，670nm作为第二波长，进行校正检测蛋白含量时，胆红素浓度为100mmol/L，浓度为64g/L的蛋白可降低1%。用Beckman CX5分析仪非校正法检测，浓度100mmol/L的胆红素可使浓度为64g/L的蛋白降低3%。

3. 对TG检测的干扰　有文献报道，TBil浓度为30mg/dl可影响Beckman Coulter Synchron定时终点空白三酰甘油法，给结果造成≤-0.50mg/dl的负影响。Bil浓度为5mg/dl可影响Beckman Coulter Synchron定时终点空白三酰甘油法，给结果造成≤-0.80mg/dl的负影响。

4. 对TCh检测的干扰　有文献报道，在Hitachi717系统的TCh检测中，137μmol/L、239μmol/L、325μmol/L、427μmol/L和496μmol/L的Bil可使检测结果分别下降3%、7%、

10%、13%和15%。用Beckman检测的TCh浓度为400mg/dl时，浓度为30mg/dl的Bil可对检测结果造成−25mg/dl的干扰。Beckman Synchron CX5生化仪检测TCh浓度为4.3mmol/L时，浓度为100mmol/L的Bil加入可使检测结果下降0.3mmol/L。

5. 对UA检测的干扰　　有文献报道，用Hitachi717系统检测，浓度为137μmol/L、239μmol/L、325μmol/L的Bil可使UA的浓度检测结果分别下降2%、6%、5%。用Beckman Coulter Synchron双酶法检测，Bil浓度为10mg/dl将对10mg/dl的UA浓度引起−1.0mg/dl负偏差。

（三）对于不同的干扰应采取不同的措施

避免黄疸样本对检测结果干扰的方法一般为优化检测方法，如采用双试剂、设定合理的双波长、测定波长避开胆红素优势波长、加入适当氧化剂等方法降低胆红素的干扰。然而对于高浓度的黄疸样本，前述方法的纠正能力有限，只能用生理盐水稀释样本后再检测才能降低干扰。

四、血清指数

血清指数是指对标本的溶血、脂血、黄疸程度进行检测和分级，用于判断是否会对检测项目的结果产生干扰。通常试剂厂家会在试剂说明书中，提供血清指数的阈值。以某公司生化项目γ-谷氨酰转移酶为例说明抗干扰能力，在40IU/L（0.67μkat/L）时，回收率在初始值±10%范围内。①溶血：H指数＜200时，无明显干扰。②黄疸：结合胆红素I指数达50，未结合胆红素I指数达20时，无明显干扰。③脂血：L指数达700时，无明显干扰。

全自动生化分析仪或标本前处理系统可检测血清指数。如某全自动生化仪将标本加入HIL试剂后，在同一反应杯中用透射比浊法以波长660/700nm测定脂浊吸光度值，用比色法以波长480/505、570/600nm测定黄疸和溶血吸光度值，再计算出HIL指数。某些全自动流水线系统，利用样本前处理系统的拍照功能，对血清图片进行计算机视觉处理，代替人眼进行血清指数判断，基本实现血清指数的自动化检测和智能监控。

实验室应按检验项目使用的试剂要求，设置合适的血清指数阈值，如I：0～200；L：0～200；H：0～80，超出阈值时提醒标本状态对检验结果的影响。血清指数可用于辅助进行结果审核和临床解读，减少血清质量导致的分析前误差，同时简化了实验室工作流程，降低不正确解读导致的错误诊断。

本 章 小 结

实验室检验结果的生理性影响因素主要有饮食、运动、体位、饮酒、吸烟、药物、情绪等。临床检验中要尽可能减少这些非疾病因素的影响，以保证检测结果能客观真实地反映患者当前的身体状况。临床实验室结果的变异主要包括分析前影响、分析变异和生物学变异。生物学变异是人体体液物质围绕体内环境稳定调节点的自然波动过程，包括日、月、季节等时间变异，性别、年龄、种族等人群变异，饮食、运动、精神等生理变异。生物学变异的常见检验项目的数据库有Westgard和EFLM。生物学变异数据常应用于设置分析性能规范，评价系列结果改变的意义，评估参考区间的合理性，计算所需的样本量，结果的最佳报告形式，最佳样本留取的选择。最常见的有溶血、脂血、黄疸等标本状态，均会对检验结果造成影响。

精彩课堂

1. 饮食结构、食物种类和餐后时间的长短会对检验指标的结果造成影响。

2. 餐后 Glu、INS、TG 等项目升高，而 TC、FT4 等项目降低。

3. 空腹一般指禁食 8～14 小时，期间不吃零食、不喝酒、不喝咖啡或浓茶或饮料等，可少量饮水。

4. 运动会因为出汗及呼吸加快使人体内液体的容量及分布改变，血液内的化学成分也会改变。

5. 住院患者一般采用卧位、门诊患者采用坐位进行血液标本采集。

6. 长期饮酒 GGT 结果会明显升高。

7. 住院患者结果解释时，应考虑药物对检验结果的影响。

8. 临床实验室结果的变异包括分析前影响、分析变异和生物学变异。

9. 生物学变异数据库主要有 Westgard 和 EFLM 数据库。

10. 血清指数是标本的溶血、脂血和黄疸的程度。

思考要点和小组讨论

1. 如何控制分析前的各种影响因素对检验结果的影响？

2. 如何设计和研究检验前因素对某一检验项目结果的影响？

3. 如何设计和研究一个检验项目的生物学变异？

4. 非空腹采血在哪些情况下适用？

5. 生物学变异数据的应用有哪些？

（曹晓强　杨大干　周云仙）

参考文献

李素珍，林福禧，沈波，等，2003. 人体位改变对 32 项生化指标影响的研究. 中华检验医学杂志，26（2）：107-109.

曾洁，赵海舰，张传宝，等，2010. 19 项临床生化检验项目的分析前变异和个体内生物学变异. 中华检验医学杂志，33（8）：776-781.

Braga F，Panteghini M，2016. Generation of data on within-subject biological variation in laboratory medicine：an update. Crit Rev Clin Lab Sci，53（5）：313-325.

Maes M，Mommen K，Hendrickx D，et al，1997. Components of biological variation，including seasonality, in blood concentrations of TSH, TT_3, FT_4, PRL, cortisol and testosterone in healthy volunteers. Clin Endocrinol（Oxf）, 46（5）: 587-598.

Nazir DJ, Roberts RS, Hill SA, et al, 1999. Monthly intra-individual variation in lipids over a 1-year period in 22 normal subjects. Clin Biochem, 32（5）: 381-389.

Wang X, Zeng Y, He H, et al, 2022. Biological variation of cardiovascular biochemical markers in patients with Type 2 Diabetes Mellitus. Clin Chim Acta, 534（1）: 161-166.

第五章

静脉血液标本采集流程

血液标本的正确采集是获取准确、可靠检验结果的关键。在临床实验室,血液标本分为静脉血、动脉血和末梢血。其中,静脉血液标本占绝大多数,因此规范静脉血液标本采集流程至关重要。静脉穿刺是一项复杂的有创操作,需具备一定的专业知识和操作技能。负责静脉血液标本采集的医护人员应具有医学教育相关背景,并经过专业的培训,掌握相关的理论知识和熟练的操作技能及其他应急事件的处理能力。采血人员应明确自己的岗位职责,树立和蔼可亲的形象以获得患者的信任,耐心为患者提供有关标本采集和检验的相关信息。标准化静脉血液标本采集可分为采集前准备和标本采集两个流程。

第一节 静脉血液标本采集前流程

在采集血液标本时,采集前的准备流程包括患者建档、检验申请、患者沟通、确认患者身份、采集前评估、手卫生、患者评估、患者体位等。

一、患者建档

当前,患者信息可通过小程序、网上预约、自助挂号、人工服务等多种方式完成个人信息实名登记,建立医院个人档案。患者信息至少包括姓名、性别、身份证号、住址、联系电话、付费方式,其他还可包括身高、体重、籍贯、血型等内容。建档后可以按就诊需求预约挂号和分时段就诊,医生根据病情需求进行检验申请。

二、检验申请

(一)检验申请的形式

检验申请的形式依据各医疗机构的条件不同,可以分别或同时采用电子、纸质、电话/口头申请等多种方式。依据诊疗情况的紧急与否,分为一般常规检验申请或急诊检验申请。

1. 电子申请　优先推荐电子检验申请方式。临床医生可以调用医院信息系统(HIS)中的患者信息,减少手工填写的工作量和可能发生的错误。电子申请的内容一般以条形码形式出现,条形码打印应该清晰、无折痕。通过集成临床决策支持系统,依据现病史、主诉、既往史、辅助检查等资料，可通过数据、模型、AI算法等辅助手段为医生诊疗工作提供决策支持和帮助，包括智能医嘱、辅助诊断、治疗方案推荐等。

2. 纸质申请　申请单中除了需要填写患者的姓名、性别、年龄等基本信息外，还应根据检验项目要求填写患者的诊断、病史、相关检查结果等信息。已经采用电子申请的医院，对于一些特殊的检验项目，也可保留书面申请，如骨髓细胞形态学检验、产前诊断和筛查等，以提供这些检验项目所必需的信息。

3. 电话/口头申请　在特殊情况下，如手术中或危重患者的紧急抢救中，医生也可采用电话/口头提出检验申请，检验科接到电话/口头申请后，简要记录可供识别的患者信息，检验结果书面或电脑保存，通过电话报告的方式将结果报告给临床科室。事后临床医生补开医嘱和检验申请，检验科重新输入结果，形成正式报告单。

4. 急诊检验申请　临床医生开具急诊检验申请时，应在医生工作站和条形码上做清晰标记，以区别于非急诊检验项目。申请单上可有明显的"急诊"标记。标本运送人员和检验科工作人员看到有"急诊"标记的标本，应尽快送检标本和进行标本检验。医院应根据专科设置特点制订急诊检验项目一览表，医生应在急诊检验项目一览表中选择相应的项目。一般来说，急诊检验资源是有限的，医生应该严格把握急诊检验申请的适应证，不得随意开具急诊检验申请。

5. 发热门诊检验申请　发热门诊开具发热检验申请时，应在医生工作站和条形码上做清晰标记，以区别于非发热检验项目。申请单上应有明显的"发热门诊"标记。标本运送人员和检验科工作人员看到有"发热门诊"标记的标本，应尽快送检标本和进行标本检验。

6. 追加检验申请　标本保存期内，在标本量充足且项目稳定性符合要求的前提下，为了减少患者重复采样，检验科可根据临床申请，追加某些项目的检测。

（二）检验申请的构成要素

不论何种形式的申请单，应至少包括下列基本信息：①患者姓名、性别、年龄或出生日期；②科室、住院号或门诊号；③临床诊断；④申请日期及申请医师的姓名或其唯一性标识；⑤送检标本类型；⑥检验项目；⑦标本采集地点；⑧标本收集日期和时间；⑨特殊标记，如是否急诊等；⑩其他特殊信息，如凝血检验申请时应注明患者是否使用过抗凝药物、标本采集是否需要指定部位等。

（三）检验申请数据交互

当收到血液标本采集请求时，采血人员应检查所有申请信息的完整性，确保标本标签和检验申请之间完全匹配，如需其他任何说明，联系患者或主管医生。在一些实验室中，检验申请直接进入实验室信息系统（LIS）。如果实验室将检验申请或授权信息转录或输入到LIS，实验室必须确保信息转录或输入准确无误。

三、患者沟通

采血人员接近住院患者时，必须遵守采血区域的相关条件和程序，包括但不限于：观察患者的标牌、手环和其他指示患者特定预防措施的标识，如高危跌倒、防止坠床等；观察患者ID带的使用情况；观察锐器盒的可用性、位置和状态；观察是否存在妨碍采血人员接近患者的障碍物；观察是否提供适当的手部卫生用品和（或）设备；观察是否存在妨碍患者正确体位的情况；观察是否有需要另一位医护人员协助的情况；观察是否有血管通道装置（VAD）的存在；观察患者的意识状态，睡眠中的患者在采血前必须被唤醒。采血人员在接近患者时必须保持同理心和尊重患者，并消除任何可能妨碍静脉采血程序顺利进行的状况。表5-1推荐了不同患者的沟通方式。

表5-1　采血人员和不同患者的沟通方式

患者类型	推荐的方法
住院患者	敲门进入或者以其他方式通知进入
长期照护机构的患者	护士站登记，敲门进入或者以其他方式通知进入
门诊采血患者	从候诊区召唤患者，引导患者到采血区域并确保患者处于安全的体位
家中采集血液的患者	到达前联系患者，按门铃或敲门，除非事先得到患者、看护人或监护人允许，否则不得擅自进入患者家中

四、确认患者身份

确认患者身份是血液标本采集前的重要环节，应确保检验申请单上的患者和采血患者是一致的。采血人员不得依赖病床标签或在病床上、台面上或仪器旁放置的表格或记录中的信息来完成患者身份的确认。针对不同类型的患者，采取不同的核对方式，但至少应采用两种方法核对患者身份信息（如患者姓名、住院号或诊疗卡号）。

采血人员需要格外关注门诊和住院患者中确认身份时的高危情况，如兄弟姐妹或双胞胎；新生儿；常见名；看起来或听起来相似的名字；同一个房间的多名患者。

当多名医务人员参与同一患者标本采集过程时，如一位医务人员采集患者血液标本不顺利，需要另一名医务人员重新进行血液标本采集时，或者一名医务人员护送患者从候诊室到标本采集点，另一位医务人员进行标本采集，患者信息必须在交接点重新进行确认。对于OGTT、胰岛素和C肽释放实验、皮质醇等特殊检验项目还应确认其采样时间是否符合规定。

在进行患者身份确认的过程中，向患者询问信息时，采血人员应当采用开放式问题来获得患者口头回应，而不是简单地回答是或者不是，如应询问患者叫什么名字？而不能问患者你是不是叫张三？

患者信息确认时常见的患者类型包括有ID腕带的患者（住院患者）、无ID腕带的患者、无法参与身份验证识别过程的患者和不能确认身份的急症患者。

（一）有ID腕带的患者（住院患者）

住院患者身上均戴有用来确认其身份的ID腕带，采血人员在进行血液标本采集前，可采取以下步骤来完成患者身份信息的确认。

（1）让患者说出他（她）的全名。

（2）询问患者的出生日期。

（3）通过与ID腕带进行比较，确认其所提供的信息，该ID腕带必须戴在患者身上。

（4）ID腕带上提供的信息（包括患者完整姓名和患者特定标识符）必须与申请单和（或）所有标本标签上的信息相匹配。采血人员不能仅依赖床头卡的患者标识和没有戴在患者身上的ID腕带来识别患者。

（二）无ID腕带的患者

无ID腕带的患者，如门诊患者、精神病房的住院患者等，可采取以下步骤来完成患者身份信息的确认。

（1）让患者说出他（她）的全名。

（2）询问患者的出生日期。

（3）要求患者提供一个身份证明（建议是带照片的身份证明），该身份证明要能够满足该机构对患者特定标识符的要求。如果患者没有现成的身份证明，可以向监护人或家庭成员征求所需的信息。

（4）将患者提供的信息（包括完整的姓名和患者的特定标识符）与检验申请和（或）标本标签的信息进行比对。

（三）无法参与身份验证识别过程的患者

有些情况下患者不能参与身份验证过程。如果患者有语言障碍，应该及时联系口译服务人员，以促进患者与采血人员的沟通；有些患者可能因为年龄过小、半昏迷、昏迷，或存在认知障碍而不能参与身份验证过程。此时，采血人员应遵循以下步骤。

（1）询问专门的看护人员、患者亲属或朋友，提供患者身份信息，如全名和出生日期等两种以上的信息进行身份验证。

（2）将提供的信息与检验申请单的信息进行比对，住院患者应与患者所佩戴的腕带上的信息进行比较。

（3）必要时，在患者病历或者标本采集记录中记录参与确认患者身份信息的人员的姓名，如果是医务工作者，记录其工号和（或）姓名。

（四）不能确认身份的急症患者的暂时处理程序

采集血液标本时必须正确识别患者身份，在身份被确认前，未经身份确认的急症患者应给予能清晰表示其身份的临时标识，直到其有一个永久的ID号。对于一个不能马上被识明身份的人，可采取以下步骤。

（1）按照医院要求为患者指定一个原始（临时的）识别号码。

（2）选择适当的、使用原始识别号码的检测申请表和记录表。

（3）采用手工或计算机方式填写所需标识，并在采集结束后将标识粘贴在检测申请表上和标本管上。

（4）当患者获得永久识别号码后，临时识别号码与永久编号应相互关联，保证正确识别患者身份及患者与其检测信息的关联。

（5）在任何情况下，姓名和永久或临时识别号码必须贴在患者身体上，或采用手环及某些类似形式的装置。除隔离患者外，患者标识不得替代手环。

由于门诊就诊患者多，流动性很大，就诊主要持病历本和就诊卡，辨别患者身份存在困难；冒用他人就诊卡不仅涉及套用医保费用，还带来医疗安全隐患；应用合适的方式教育和提醒患者使用本人的就诊卡进行就医。

五、采集前评估

（一）提供信息并获得同意

在进行采集操作前，采集人员首先应向患者或其陪伴者介绍自己的身份，建立和谐的气氛并获得患者的信任。采集人员应向患者提供关于标本采集和检验的信息，获得患者对采集过程的知情同意。采集人员不得违反患者或陪护者的意愿进行血液标本的采集。如果患者在操作过程中撤回采集许可，采集人员必须立即安全地结束操作，同时向医生反馈患者的拒绝情况。

（二）生理因素

采血人员应该了解哪些生理因素可影响检验结果及其影响程度，如活动、饮食、药物、体位和时间（昼夜节律）等。有些标本因为药物、禁食和（或）生物学变异（昼夜节律）的影响，需要在特定的时间收集。定时检验需要在指定的时间间隔内收集。定时标本的检验包括耐受性试验（如葡萄糖耐量试验）、皮质醇测定、治疗监测[如凝血酶原时间（PT）、活化部分凝血活酶时间（APTT）、地高辛等药物]。实验室结果的检验前影响因素详见本书第四章相关内容。

六、手　卫　生

手卫生主要是利用化学或其他方式消灭手部的大部分微生物，让常见的致病细菌减少，达到安全的水平。卫生手消毒监测的细菌菌落总数应≤10cfu/cm^2。采集人员由于工作的特殊性，在采血时可能会用手指固定静脉再进针的情况，既接触患者的皮肤，又接触采血针，如果手消毒不合格，会造成医源性感染和血液污染的可能。所以，为了在采血前控制细菌污染，采集人员接触每例患者前后必须清洁双手，以避免交叉污染。可以使用肥皂水（消毒液）和清水按照图5-1所示的八步洗手法进行手卫生，或者使用凝胶状酒精、快速手消净等进行手卫生。手卫生的五个时间点（两前三后），参照表5-2。

八步标准洗手法：

第一步：先取适量的洗手液或肥皂涂于掌心。

第二步：洗手掌。流水湿润双手，涂抹洗手液（或肥皂），掌心相对，手指并拢相互揉搓。

第三步：洗背侧指缝。手心对手背沿指缝相互揉搓，双手交换进行。

第四步：洗掌侧指缝。掌心相对，双手交叉沿指缝相互揉搓。

第五步：洗指背。弯曲各手指关节，半握拳把指背放在另一手掌心旋转揉搓，双手交换进行。

第六步：洗拇指。一手握另一手大拇指旋转揉搓，双手交换进行。

第七步：洗指尖。弯曲各手指关节，把指尖合拢在另一手掌心旋转揉搓，双手交换进行。

第八步：洗手腕、手臂。揉搓手腕、手臂，双手交换进行。

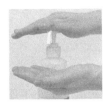

①取：取适量消毒剂于掌心

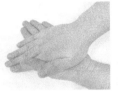

②内：掌心对掌心相互揉搓

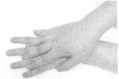

③外：掌心对手背交叉揉搓，双手交替

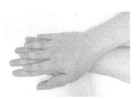

④夹：掌心对掌心十指交叉揉搓

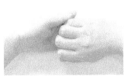

⑤弓：十指弯曲紧扣转动揉搓

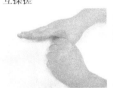

⑥大：掌心握拇指转动揉搓

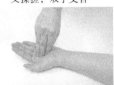

⑦立：指尖在掌心揉搓，双手交替

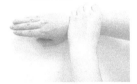

⑧腕：掌心握手腕转动揉搓，双手交替

图5-1　专业八步洗手法

表5-2　手卫生的五个时间点

1. 接触患者前	做什么？	在接触患者前清洁双手
	为什么？	保护患者免受手上有害菌的感染
2. 清洁或无菌操作前	做什么？	清洁或无菌操作前立即清洁双手
	为什么？	保护清洁物品免受污染；保护患者免受有害菌的感染，包括患者自身的有害菌进入体内
3. 体液暴露后	做什么？	发生体液暴露后（以及摘除手套后）立即清洁双手
	为什么？	保护自身和医疗卫生环境免受患者携带的有害菌污染
4. 接触患者后	做什么？	在接触患者及其物品后立即清洁双手
	为什么？	保护自身和医疗卫生环境免受患者携带的有害菌污染
5. 接触患者周围环境后	做什么？	即使未接触患者，接触过患者周围环境中的任何物品或家具后也应立即清洁双手
	为什么？	保护自身和医疗卫生环境免受患者携带的有害菌污染

七、患者评估

为了保证采血操作顺利进行，采血人员在进行采血操作前应对患者进行以下项目的评估。

（1）评估患者是否有采血方面的问题，如晕针、晕血，以及是否有血液标本采集相关的并发症，如医源性贫血、恶心、惊厥等。有晕厥史的患者宜选择卧位进行血液标本采集。

（2）如果使用了乳胶用品，评估患者是否对乳胶过敏。据报道有出现严重乳胶过敏反应的病例，并出现过敏性休克，对于这种乳胶高度敏感的患者，不能使用乳胶用品，如手套、止血带等。

（3）评估患者口腔内是否有异物，如食物、液体、口香糖、体温计等，除非医疗需要，如新生儿接受口服液或使用呼吸机的患者，患者口腔内不能有异物。

（4）评估患者禁食时间是否符合采血要求。饮食对血液生化项目的影响较大，详情参照本书第四章节相关内容。

（5）评估患者有无运动、吸烟、饮酒或服用影响检查结果的特殊药物。吸烟和饮酒对检验结果有较大影响；运动后会由于出汗及呼吸加快，体液量及分布改变，对血液生化指标产生影响。另外精神紧张、激动、恐慌状态下可使血红蛋白、白细胞增高。因此，建议患者休息至少30分钟后再采血。

（6）评估女性患者是否处于生理期，有无妊娠等。不同年龄组的个体及妇女的妊娠期、月经期，血液成分有一定的差异，应该注意与病理情况进行区别。因此，为了保证血液标本检验的准确性，医护人员应在适当的时间采集血液标本。

八、患者体位

采血人员应协助患者取舒适自主体位，由于患者的体位对一些检验结果有影响，所以建议统一患者的体位，尽可能地保证同一患者每次采血都在相同的条件下进行。一般来说，安静状态下体位以舒适为原则，住院患者宜采取卧位，门诊患者宜采取坐位。上肢完全伸直，上臂和前臂在一条直线上，即直肘姿势，患者的手臂应水平放置或略微向下倾斜放在适当的支撑物上（扶手、桌子等）。手臂伸展成一条从肩部到手腕的直线。采血人员可以帮助患者伸展其手臂到适当的位置，患者肘部稍微弯曲以避免伸展过度，协助采血人员确定静脉的位置。采血人员不能强行要求由于脑卒中、受伤或其他原因导致手臂不能完全伸展的患者伸展其手臂。

（一）坐位

坐位采血的患者一定要坐在具有安全功能的椅子上，如有扶手或专业的静脉穿刺椅，能够提供支撑并防止患者失去知觉时跌倒。当椅子的安全功能不可用时，患者宜采用卧位进行标本采集。患者不能坐在检查台、床边、任何没有扶手或其他没有防跌倒屏障的物体表面进行标本采集。如有必要，采血人员应协助患者固定体位，如果采血椅子有轮子，在操作过程中，必须固定椅子以防止移动。如果患者在一个可调节的病床上进行标本采集，采血人员应在不违背医院政策或医生医嘱的情况下，尽量调低床头以便于患者手臂的伸展。

（二）卧位

采血人员应该指导患者处于半卧位或仰卧位的舒适体位，如床上或者躺椅上。对于处于镇静状态、认知障碍、语言障碍等沟通困难的患者，如有必要，采血人员应帮助患者处于安全舒适的卧位。如果患者处于半卧位，采血操作更容易进行。如果患者处于仰卧位，则需要额外支撑，应在患者手臂静脉穿刺部位的下面垫一个枕头，患者手臂自然伸展下垂，从肩部到手腕自然伸直，使上臂与前臂呈直线，手掌略低于肘部，充分暴露采血部位。

（三）特殊体位

婴幼儿根据静脉的选择，采取不同的体位，包括被动体位和怀抱坐位。头皮静脉采血时采用45°头低足高位为宜，颈外静脉采血时可根据情况采用单纯侧卧头位或侧卧颈部垫枕头后仰位。

醉酒、昏迷、烦躁、中毒、呼吸衰竭等特殊情况患者采血体位选择被迫体位。失血性休克患者体位：头和躯干抬高20°～30°，下肢抬高15°～20°。

呼吸衰竭、心力衰竭等危重患者，由于各种原因不能平卧时，可在半卧位情况下进行股静脉血液标本的采集。

第二节　静脉血液标本采集

在标本采集前，采血人员应根据检验需求决定采血方法、采血量、试管及添加剂。目前优先推荐使用真空采血法。真空采血器由真空采血管、采血针（包括直针和蝶翼针）、持针器三个部分组成。真空采血管是其主要组成部分，主要用于血液标本的采集和保存，在生产过程中预置了一定量的负压，当采血针穿刺进入血管后，由于采血管内的负压作用，血液自动流入采血管内。同时采血管内预置了各种添加剂，能满足临床血液检测要求，且安全、封闭、转运方便。

一、用物准备

采血用物必须符合《医疗器械监督管理条例》（国务院令第739号）相关要求，检查各种可能出现的失效情况和有效期。

1. 采血用物　真空采血管、无菌采血针、持针器、手套、消毒液、棉签、敷贴、纱布等。检查穿刺针头是否锐利平滑，有无空气和水分，采血管头盖是否有松动和裂缝。准备好锐器盒、医用垃圾桶等。

2. 采血系统　采血人员必须选择正确的种类和规格的采血管，采用颜色编码和标识有助于简化步骤和操作。如果采血系统各组件来自于不同的生产厂家，应进行检查以保证其相容性。注意在识别患者之前，不得预先装配采血用物。

3. 采血管准备　仔细查看患者检验项目并决定采血量，准备每项检验所需的采血管，并按一定顺序排列，可采用自动化的试管贴码系统完成采血管准备工作。

二、穿刺位置选择

首选的静脉穿刺部位是肘窝，因为靠近皮肤表面的大静脉多位于肘前区。当无法在肘前区的静脉进行采血时，可选择手背静脉进行穿刺，应注意腕掌表面和拇指上方腕外侧至前臂中部的静脉禁止使用。

一般情况下，不建议将动脉穿刺作为静脉穿刺困难时的一种替代。因为相较于静脉血液标本，动脉血液标本中许多成分是不相同的，而且动脉穿刺也会增加患者的痛苦，并造成更大程度的损伤和并发症发生的风险。如果无法避免，则需在医师共同操作下完成动脉穿刺。在没有对其解剖结构和涉及风险充分了解的情况下，采血人员不宜在建议穿刺部位以外的其他部位进行穿刺。

乳腺腺癌根治术且进行腋下淋巴结清扫的患者同侧肢体进行静脉穿刺时有淋巴水肿的风险，无论术后多久，除非医生许可，采血人员才能在行乳房切除术患者的手术侧肢体进行静脉穿刺。

在选择静脉穿刺位置时，一定不能选择带瘘管或血管移植物的手臂，选择穿刺部位时的注意事项和限制见表5-3。

表5-3　选择静脉穿刺部位的注意事项和限制

禁止使用的位置	
位置	理论基础
瘘管，带瘘管的手臂，或血管移植物	危及瘘管和血管移植物的完整性，可能导致患者严重的并发症
动脉	如果使用动脉血而不是静脉血，可能会导致检验结果错误。穿刺动脉血管而造成的患者损伤和并发症发生的风险显著增加
腕外侧及掌面（下侧）静脉	增加神经、肌腱和动脉受累的风险
感染部位	有改变检验结果、感染恶化和引发患者不适的可能性
需要医生许可的位置	
位置	理论基础
乳房切除术一侧的肢体	淋巴水肿的风险和改变检验结果的可能性
下肢的任何部位	糖尿病患者的组织坏死风险和凝血功能障碍患者的血栓性静脉炎风险
应该避免的位置	
位置	理论基础
广泛的瘢痕，愈合的烧伤部位	触诊、穿刺困难和无法避免不良反应
血肿	可能会导致患者不适和潜在的检验结果改变
输液部位的上下方	静脉输液可能污染标本
炎症部位	患者不适和可能引起并发症
水肿部位	改变检验结果的可能性
受到脑卒中和受伤影响的肢体	无法避免不良反应，如神经损伤、疼痛、感染

三、静脉选择

（一）使用止血带

前臂伸展，掌心向上，暴露穿刺部位。并在肘下放一枕垫，以促进静脉触诊和标本收集，采血人员宜在待穿刺部位上方5.0～7.5cm处绑扎一根止血带。绕手臂一圈后系一活结，止血带末端朝上。

止血带作用的松紧程度须根据患者自身静脉充盈程度而定，应保持压力适中，以达到减缓远端静脉血液回流，同时不压迫动脉血流的目的。止血带绑扎松紧适宜时，在肢体远端应很容易触及动脉搏动。如果患者预计绑扎止血带的部位有皮肤破损，应考虑更换采血部位，或在患者外衣上绑扎止血带。止血带不能扎得过紧或者让患者感到不适。为了患者的舒适，止血带可以作用于衣服上或使用纱布护垫等隔开止血带和皮肤，以防止皮肤挤压。止血带如果操作不当不仅给患者带来风险，也可能会影响检验结果。用止血带时间不超过1分钟时血液标本中各检验指标没有明显变化，而压迫时间过长则可使血液成分发生改变。止血带绑扎应不超过1分钟，否则局部血液淤滞会造成血液浓缩和血液进入组织的现象。研究表明，血液浓缩会导致蛋白质、红细胞压积和其他细胞成分异常高值，受影响的分析物包括但不限于白蛋白、钙、钾、红细胞、白细胞、血红蛋白、红细胞压积、葡萄糖、甘油三酯、总蛋白和碱性磷酸酶等。如果在进行静脉穿刺之前止血带已经作用超过1分钟，则必须释放止血带选择对侧肢体，如果一定要在同侧进行静脉穿刺，可在两分钟后重新绑扎止血带进行穿刺。

卡扣式止血带使老年患者采血穿刺成功率提高。卡扣式止血带有一定的宽度，可随意调节松紧度，与皮肤接触面积大，以较小的力量阻断浅静脉，使静脉充盈明显，且柔软舒适，操作方便，易扎紧，进针时血管固定不易滑动，可使老年患者疼痛刺激减少。为防止医院获得性感染，止血带应一人一用，重复使用的止血带用后应消毒备用。

（二）肘关节局部静脉血管

肘前静脉位置因人而异，最常见的静脉分布是"H"形和"M"形。"H"形中，最显著的头静脉、肘正中静脉和贵要静脉以类似于倾斜的"H"或"N"的形状分布在手臂上。"M"形中最显著的头静脉、头正中静脉、贵要正中静脉和贵要静脉的分布类似于"M"的形状。"H"形在大多数人群中占主导地位，见图5-2。

1. 贵要静脉　起自于手背静脉网尺侧，渐转至前臂，过肘窝时接肘正中静脉后变粗，继续沿肱二头肌内侧上行，至臂中点稍下方处穿深筋膜注入肱静脉（又称臂静脉）或伴肱静脉上行直达腋腔，与肱静脉共同构成腋静脉总干。因管径粗，位置表浅恒定，其入口处与肱静脉或腋静脉的方向相延续，因而临床经常选择该静脉做有关医疗操作。

2. 头静脉　起于手背静脉网桡侧，转至前臂前面，肘部前面，循肱二头肌外侧沟上行。该静脉在肘窝处通过肘正中静脉与贵要静脉交通。

3. 正中静脉　粗而短，变异很多，通常于肘窝处连接贵要静脉和头静脉，有时还接前臂正中静脉。

（三）静脉选择的优先次序

由于肱动脉和几个主要的神经通过肘前区，静脉的选择必须了解解剖结构和所涉及的风险，以防止动脉穿刺和神经损伤。通过解剖，可见肘正中静脉和前臂正中静脉，因为它们都覆盖在双腱膜上，这是一种纤维膜，对表面下的结构（如神经和动脉）提供保护。根据风险优先顺序选择静脉，可以将损伤和并发症的可能性降至最低。采血人员必须遵循的肘前静脉优先顺序如下所述。

（1）位于中间位置的静脉，即中间和侧面的肘正中静脉：肘正中静脉是最常用的静脉采血部位，因为肘正中静脉通常比较粗大表浅，穿刺成功率相对较高，对患者造成的痛苦最小。肘正中静脉接近皮肤，容易固定，穿刺时疼痛感较轻，而且针的位置偏斜时不容易损伤神经。在找其他血管替代前，优先在双侧手臂选择肘正中静脉。

（2）外侧静脉，即头静脉和副头静脉：尽管静脉穿刺过程中外侧神经损伤很少，但除非双侧肘前区中间的其他静脉已被排除，否则不考虑。

（3）内侧静脉，即贵要静脉和肘正中静脉的内侧（图5-2）：在这些静脉部位尝试静脉穿刺更可能损伤肱动脉和中前臂皮肤神经。因此，除非没有其他静脉可以提供安全和顺利的穿刺，否则不应考虑肘前区内侧静脉。

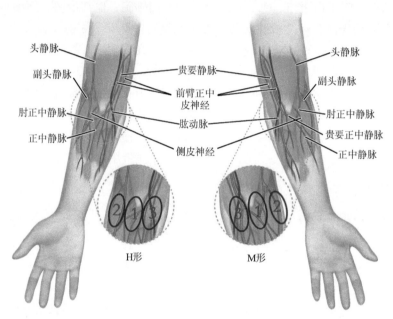

图5-2 前臂浅表静脉

（四）握紧拳头

尽管不是强制性要求，但握拳会使患者静脉变得充盈显露，有利于进针。如有必要，采血人员可以要求患者握紧拳头直至血液流入收集装置。采血期间，采血人员不得指示或允许患者反复攥拳等手部运动。手部运动可导致采集的血液标本血钾浓度显著升高，且可导致并发症和患者管理不当。

四、选择适当的用物

采血人员必须检查所有物品是否存在缺陷，检查使用物品是否在有效期内。在确认患者之前，采血人员不得预先组装采血用物。

（一）采血器具的选择

常见的采血器具包括注射器、真空采血针（直针或双向针）、分体式真空采血针（蝶翼针）和安全型静脉采血针。在临床工作中，采血人员在进行标本采集时用的采血器具选择原则：

（1）一般人群：注射器、直针或双向针。

（2）特殊人群：儿童和难采患者建议选择分体式真空采血针。

（3）感染风险人群：安全型静脉采血针。

为了使采血人员更好地进行职业防护，提升患者采血穿刺的成功率，提高患者满意度，进一步详细了解常用采血器具的结构特点尤为重要。

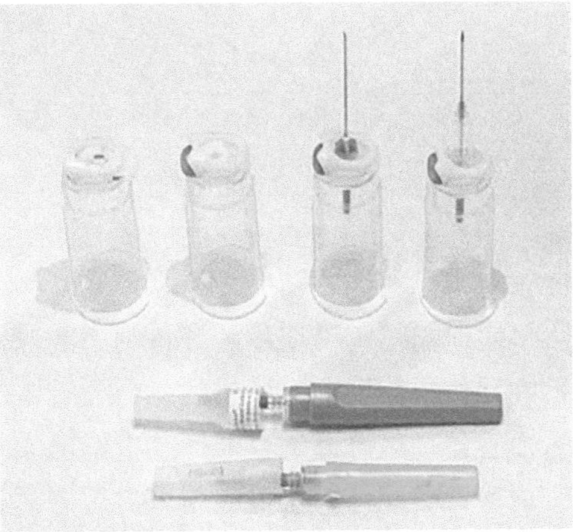

1. 真空采血针（直针或双向针） 直针或双向针的结构特点是贯通的针管，其两端都有锋利的刀口；针管中下段固定在针座上，前端称为静脉穿刺针，后端称为集血针，集血针表面有阻血套，针管两端有保护套管（图5-3）。临床上，真空采血针通常与持针器、一次性采血管一起配合使用。

图5-3 直针或双向针

使用时，将采血针旋转固定在持针器外筒前端，静脉穿刺成功后将真空采血管插入持针器后端空腔，使集血针后端刀口穿过阻血套并贯穿刺入真空管胶塞，在负压作用下，将血液吸入采血管。采血完毕，拔出静脉穿刺针，局部止血，将采血针丢弃于废物盒中。

2. 分体式真空采血针（蝶翼针） 分体式真空采血针（蝶翼针）的结构是在静脉输液针的软管尾端针座上连接一支集血针构成，是临床较普遍使用的采血器具（图5-4）。目前已逐步替代了传统的注射器采血方式。

使用时，需要将采血针旋转固定在持针器外筒前端，手持静脉穿刺针对静脉实施穿刺，成功后将真空采血管插入持针器后端空腔，使集血针刃口穿过阻血套并刺入真空管胶塞，在负压作用下，将血液吸入采血管。采血完毕，拔出静脉穿刺针丢弃在废物盒中。

注意事项：由于蝶翼针软管较长，针管及软管内的残存血液，在采血针及软管取下的过程中，容易造成血液标本泄漏。进行废弃处置时，应避免针头复套。

3. 安全型静脉采血针 美国职业健康安全管理局（OSHA）对安全针具的定义：以无针的方式或具备可以有效减少针刺风险的安全装置抽取体液，进入静脉或动脉及给药的针具。

（1）安全型锁扣式采血针：采血针护套提供了针头保护，减少针刺伤风险并可防止重复使用。安全型锁扣式采血针适用于一般人

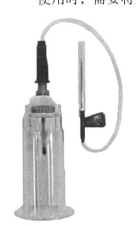

图5-4 蝶翼针

群，具有采血速度快、操作简便、安全性佳，三切面、双斜面设计，穿刺阻力更小，痛感更低等优点，并且只需单手操作，可有效降低针刺伤的发生率。

（2）安全型蝶翼针：采血结束后碰触按键，可将针头缩回，减少针头暴露的风险和重复使用的机会（图5-5）。其适用于难采血人群，如老年人、儿童、脱水、肿瘤、糖尿病、心血管疾病、慢性肾病、肥胖症等患者。

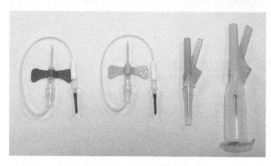

图5-5　安全型蝶翼针

采血人员宜根据静脉生理特征和需要采集的血液量来选择合适的装置和针头。常规采用标准采血双向针，通过硅化内壁，防止血细胞被划伤溶血，其有多种规格可供选择，包括18G、20G、21G、22G等。

（二）采血管的选择

采血人员可根据检验项目需要的标本类型和采集量选择不同的采血容器，可以通过粘贴在采血容器外壁上标签的颜色、管盖的颜色或直接印在容器上的颜色来识别不同类型的采血容器；也可通过容器标签上给出的内置添加剂的字母代码或文字描述区别不同类型的采血容器。此外采血量应与采血容器标签上所标注的液体容量相一致。真空采血管添加剂主要包括抗凝剂、促凝剂、稳定剂，附加物主要为分离胶等。采血管常用的抗凝剂包括枸橼酸钠、肝素、乙二胺四乙酸二钾等。

标准真空采血管管盖和标签的不同颜色代表着不同的添加剂种类和检验用途，这样可根据要求选择相应的试管（表5-4）。真空采血管一般分为以下几种：

（1）枸橼酸钠凝血试验管（浅蓝头盖）：枸橼酸钠主要通过与血样中钙离子螯合而起抗凝作用。其适用于凝血检验，CLSI推荐的抗凝剂浓度是3.2%或3.8%（相当于0.109mol/L或0.129mol/L），抗凝剂与血液的比例为1∶9。采血时应注意采足血量，以保证检验结果的准确性，采血后应立即颠倒混匀8～10次。

（2）枸橼酸钠血沉试验管（黑色头盖）：血沉要求的枸橼酸钠浓度是3.2%（相当于0.109mol/L），抗凝剂与血液的比例为1∶4。一般用于血沉检验，抗凝剂比例过于偏高时，血液被稀释，可使血沉加快。采血时应注意采足血量，以保证检验结果的准确性，采血后应立即颠倒混匀8～10次。

（3）普通血清管（红色头盖）：采血管内壁均匀涂有防止挂壁的硅油。采血管中不含任何添加剂，它利用血液自然凝固的原理，待血清自然析出后，离心获得血清标本。其适用于常规生化血清检验、血库和血清学相关检验，但是离心不到位或者温育时间不够，容易形成纤维蛋白，堵塞吸样针孔。

（4）快速血清管（橘红色头盖）：采血管内壁均匀涂有防止挂壁的硅油，同时添加了促凝剂。促凝剂能激活纤维蛋白酶，使可溶性纤维蛋白变成不可溶性的纤维蛋白多聚体，进而形成稳定的纤维蛋白凝块。快速血清管可在5分钟内使采集的血液凝固，适用于急诊血清生化检验。

（5）惰性分离胶促凝管（金黄色头盖）：管壁经过硅化处理，并涂有促凝剂，可加速血液的凝固，管内加有惰性分离胶。分离胶具有很好的亲和性，起到隔离作用。一般即使在普通离心机上，分离胶能将血液中的液体成分（血清）和固体成分（血细胞）彻底分开并完全积聚在试管中央形成屏障，标本在48小时内稳定。其主要用于血清生化（肝功能、肾功能、心肌酶谱、淀粉酶等）、电解质（血清钾、钠、氯、钙、磷等）、甲状腺功能、药物、人类免疫缺陷病毒（HIV）、肿瘤标志物、PCR、TORCH、血清免疫学等检测。

（6）肝素抗凝管（绿色头盖）：采血管中含有肝素钠（锂），肝素具有抗凝血酶的作用，可延长标本凝血时间，肝素管一般用于急诊生化、急诊血浆、TORCH和血流变的检测，检验血标本中的钠离子时，不能使用肝素钠管，以免影响检测结果。肝素管也不能用于白细胞计数和分类，因肝素会引起白细胞聚集。

（7）EDTA抗凝管（紫色头盖）：乙二胺四乙酸（EDTA，相对分子质量292）及其盐是一种氨基多羧基酸，可以有效地螯合血液标本中钙离子，螯合钙或将钙反应位点移去，将阻滞和终止内源性或外源性凝血过程，从而防止血液标本凝固。与其他抗凝剂比较而言，其对血细胞的凝集及血细胞的形态影响较小，故通常使用EDTA盐（K_2、K_3、Na_2）作为血液学（血常规）检查及血氨检测的抗凝剂。EDTA盐不适用于凝血试验、微量元素及血小板功能检查，亦不适用于钙离子、钾离子、钠离子、铁离子、碱性磷酸酶、肌酸激酶和亮氨酸氨基肽酶测定及PCR试验。

（8）草酸钾/氟化钠（灰色头盖）：氟化钠是一种弱效抗凝剂，有良好的防止血糖降解作用，一般常同草酸钾或乙碘酸钠合并使用，其比例为氟化钠1份，草酸钾3份。此混合物4mg可使1ml血液不凝固和抑制糖分解，是血糖测定的保存剂，使用时应注意缓慢颠倒混匀。其不能用于尿素酶法测定尿素，也不能用于碱性磷酸酶和淀粉酶的测定，推荐用于血糖检测。

表5-4　常用采血管不同添加剂内容物和推荐的色标

试管颜色（管帽）	图示	添加剂	标本	用途
绿色（需氧）/黄色（厌氧）蓝色（需氧）/紫色（厌氧）		营养成分	全血	细菌、真菌、结核、厌氧等培养
浅蓝色		枸橼酸盐（1∶9）	血浆	凝血试验
黑色		枸橼酸盐（1∶4）	全血	血沉、HLA分型
红色		内壁涂硅酮	血清	配血或血交叉检查
内黄外红或黄色		促凝剂、分离胶	血清	生化或免疫类检查
绿色		肝素	全血	血气分析、微量元素、红细胞渗透脆性试验等
紫色（或白色）		乙二胺四乙酸（EDTA-K_2）	全血	紫色用于血常规，白色用于血黏度、体液常规检查
灰色		肝素钠、氟化钠	血浆	葡萄糖、糖化血红蛋白

五、戴 手 套

在进行静脉采血操作时应戴手套。戴手套虽无法降低针刺伤发生风险，但可有效减少血液进入人体的量，从而减少血液感染的机会。为血源性感染患者采血时必须穿戴双层手套。

一次性手套是一种保护屏障，可使用乳胶手套、乙烯树脂手套、聚乙烯手套或腈手套。许多医务工作者由于长期戴手套而引发皮炎，在这种情况下，可尝试其他材质的手套（腈、聚乙烯或其他材质）。皮肤敏感的工作人员也可以使用无滑石粉的手套或内夹棉的手套。研究表明，无粉无菌手套在职业防护、减少并发症及渗漏测试方面优于普通一次性橡胶手套。为方便操作，不需要在给每例患者采血时更换手套，可采用快速手消净进行手卫生，但是手套使用超过15分钟可更换手套。针对特殊病区、有血源性感染患者、隔离患者、保护性患者或疑有传染倾向患者需严格执行一人一换手套。

在整个采血过程中，采血人员的手套必须保持完整，手套的指尖不能被撕破和移除。

六、消毒静脉穿刺部位

对穿刺部位的皮肤进行消毒，以尽量减少微生物对患者或者血液标本的污染。对采血处消毒并且自然风干，可以产生一块无菌区域。让消毒区域在空气中晾干，能达到最佳去污效果，并能防止消毒液引起标本溶血或者使患者在穿刺时感觉灼热。

（一）消毒方法

用浸有碘伏消毒原液的无菌棉球或其他替代物品局部擦拭两次，作用时间遵循产品使用说明。使用碘酊原液直接涂擦皮肤表面两遍以上，作用时间1～3分钟，待稍干后再用70%～80%乙醇溶液（体积分数）脱碘。使用有效含量＞2g/L氯己定-乙醇（70%，体积分数）溶液局部擦拭2～3遍，作用时间遵循产品的使用说明。使用70%～80%（体积分数）乙醇溶液擦拭消毒两遍，作用3分钟。使用复方季铵盐消毒剂原液擦拭皮肤消毒，作用时间3～5分钟。其他方法、有效的皮肤消毒产品，按照产品的使用说明书操作。

（二）消毒范围

静脉穿刺的消毒方法主要是涂擦，以穿刺部位为中心，由内向外缓慢旋转，转动棉签逐步涂擦，消毒两遍，消毒皮肤面积应为5cm×5cm。

消毒后风干过程中防止接触此处皮肤，否则静脉穿刺可能被污染，必须重新消毒。如果使用浅黄色真空采血管或自动化培养仪配套的血培养瓶采集血培养标本时，应采用3.5%的碘液或其他适用的消毒品进行消毒，风干后，再用70%的乙醇溶液将碘液去除，再风干。如果采集的标本要进行血液酒精含量分析，应尽量避免使用含有酒精的消毒剂。

除非戴上无菌手套或重复消毒程序，否则采血人员不得在皮肤消毒后触诊静脉。如果清洁后出现静脉穿刺困难，需要再次接触皮肤寻找穿刺点时，接触后必须再次清洁穿刺部位。

为了尽量减少皮肤菌群污染的风险，静脉穿刺部位需要用适当的消毒剂消毒至少30

秒。使用成套的商业制剂盒时，采血人员必须遵循制造商的使用说明进行操作。在过去的50年里，许多消毒剂已经被应用于临床，包括酒精（或70%异丙醇）、碘酊、碘伏、过氧化氯和葡萄糖酸氯。常用消毒剂性能见表5-5。

表5-5 常用消毒剂性能

	乙醇	氯化合物	季铵化合物
常用形式	乙醇或异丙醇，70%浓度溶液最有效	液体、粉剂、片剂	种类繁多并具有去污剂作用
优点	无毒、价格低、速效、无色、无残留	价格便宜、速效	无腐蚀性、无毒、低刺激性、清洁力强、常具有去污剂效能
缺点	易燃，阴凉通风处保存由于易挥发，难以长时间有效对材料有不同的兼容性（如可以使橡胶变硬、腐蚀胶黏剂和塑料）	溶液有光敏性，应现配现用，且在避光容器中保存。稀释后应立即使用对皮肤和黏膜有刺激性对金属有很强的腐蚀性能被有机物中和	在硬水中活性降低。由于其类似去污剂的性能，在有机物存在时效果降低可使表面（包括地板）湿滑，从而产生危害
细菌繁殖体	+	+	+
结核分枝杆菌	+	+	−
细菌芽孢	−	+	−
病毒-有包膜	+	+	+
病毒-无包膜	±	+	−
真菌	+	+	+
真菌孢子	−	+	−
作用时间	10～30分钟	10～30分钟	10～30分钟
有效成分浓度	70%～85%	0.01%～5%（通常含氯0.5%）	0.1%～2%

含碘制剂需要足够的时间来消毒表面（碘酊30秒，碘伏1.5～2分钟）。一旦操作完成，应将碘从皮肤上去除。葡萄糖酸洗必泰作用时间和碘酊相同，且不会引起超敏反应，静脉穿刺完成后无须清洗皮肤。葡萄糖酸洗必泰是推荐用于幼儿、儿童和成人的皮肤消毒剂。然而，早产儿和2个月以下的婴儿需要小心使用葡萄糖酸洗必泰，因为它会引起过敏或化学烧伤。

七、进针和采血

静脉血液标本采集根据血液标本采集系统的不同而使用不同的采集程序，目前国内一般使用真空采血法和注射器采血法。

（一）使用真空采血法采集静脉血标本的穿刺程序

真空采血法相对安全、快捷，并能准确控制采血量，血液质量也能得到有效保证，真空采集系统正逐步取代传统的注射器采血法。一般来说，真空采集管都预置好容量和添加剂，并用不同的颜色标识分类，如果厂家未对血液真空管进行分类时，采血人员要按照说明书事先将采血管分类。如果需要预先排空，在使用前依据制造商的说明书进行操作。

如果厂家没有事先装配好针头和持针器，需要把针头和持针器连接好，确保安全不会脱落。如果要采集血液培养标本，用合适的消毒液消毒盖子，并确保消毒部位晾干后才能注入血液。如果可能的话，确保患者的手臂或其他静脉穿刺部位保持在向下的位置，以防止血液从采集管回流或倒流到静脉中。

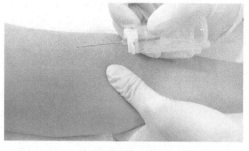

图5-6　固定静脉

采血人员在进针之前用大拇指在穿刺点下2.5～5.0cm处把患者皮肤绷紧，固定好血管，但不要妨碍针头插入（图5-6）。在下方固定不仅可以防止患者移动手臂造成静脉移位，而且可有助于降低患者恐惧感，增加穿刺成功率，减少血肿形成的机会，以及由于意外针刺伤的风险，不建议在穿刺部位的上方固定静脉。

让患者做好准备，告知患者即将进行静脉穿刺，注意不要突然或者在患者没有思想准备的情况下进针。从这一刻开始，采血人员要随时准备好应对患者的晕厥和突然移动等突发情况。另外，如果患者提出有异常疼痛或出现神经损伤的症状，采血人员需随时做好快速安全拔出针头的准备。

在静脉血液流动的方向上使针头与静脉呈小于或等于30°的角度稳定地沿着斜面向前刺穿静脉（图5-7）。如果静脉较浅，进针角度15°左右；如果静脉较深，进针角度30°左右；如果患者脂肪组织较厚，进针角度一般小于45°。当针尖穿透静脉壁的瞬间会有突破落空感，采血人员会感到针头前端的阻力突然消失。采血人员见回血后可减小进针角度，沿静脉走向继续推进少许，尽量使针头直接快速进入静脉，减轻组织损伤，减少组织液或外源性凝血因子进入试管，影响检验结果。如果针尖没有完全进入静脉，血液会从静脉穿刺点渗出到周围组织，形成血肿。针头移动次数过多、范围过大都可能使穿刺点扩大或穿透静脉，可造成严重的组织创伤和血肿，小角度进针可以减少这些情况的发生。一旦成功刺入静脉，推进第一根采血管，使集血针后端刃口穿过阻血套并贯穿刺入真空管胶塞，在负压作用下，血液自由流入管内直至采血管充满，换管时应固定好持针器保持针头的位置固定不动。注意在使用蝶翼采血装置时，整个采集过程中握住或以其他方式的固定装置来维持针头的位置。一旦血流建立，在不会导致患者静脉坍塌的前提下，采血人员可松开止血带，减少局部血液浓缩，也可指导患者松开拳头，但注意一定不要让患者反复攥拳。

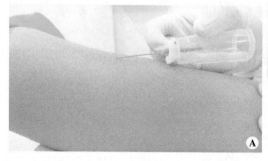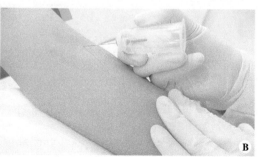

图5-7　进针角度

A.正确的进针角度；B. 不正确的进针角度

（二）使用注射器采静脉血标本的穿刺程序

一般来说，基于生物安全原因，应避免使用传统针头和注射器进行静脉穿刺。如果需要使用注射器采集血液，建议采用以下程序进行穿刺。组装好针头和注射器。根据制造商的使用说明破坏柱塞的密封，确保在使用前排出所有空气，确保针头牢固地安装在注射器上以防出现泡沫。采血过程同真空采血法，注射器针头在静脉中尽可能保持稳定，采血人员稳缓匀速地将注射器柱塞/活塞杆拉回来，慢慢抽出所需量的血液，避免过度的拉力，以免导致标本溶血。将血液注入采集管中，血液从注射器转注至真空采血管中的顺序与真空采血系统的采集顺序相同。

当需要将血液从注射器转移到采血管时，可使用安全转注装置（图5-8）或者不使用。在使用安全转注装置时，一旦拔出针头，立即激活针头或带翼采血装置的安全功能。拆除并丢弃注射器针头，并在注射器上安装安全转注装置。立即将第一根采血管插入安全转注装置，并用针刺穿封口。在不向柱塞施加任何压力的情况下，让管充满，直至流量停止。当使用添加剂管时，该技术有助于保持正确的血液与添加剂的比率、保证血液标本质量，能够有效减少针刺伤风险。在不使用安全转注装置时，拔出针头，拔下采血管盖帽，手动向栓塞施加合

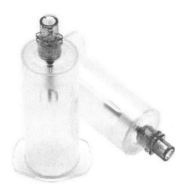

图5-8　注射器转注装置

适的压力，沿着管壁注入血液至采血管内。此时可能会增加实验室安全风险，产生气溶胶或者液体暴露等。

使用注射器采集完成后针头不宜重新套上保护鞘，不宜弯曲、折断、剪断针头，也不宜从所在注射器上卸下。用于微量元素检测的采血管宜充分考虑前置采血管中添加剂是否含有所检测的微量元素，必要时单独采集，不宜使用注射器采集。

八、采血管填充

采血管应收集足量的血液标本。由于真空采血管内真空度决定采血量，与管内预制的添加剂成比例，满足临床检验对标本的要求，所有含有添加剂的真空采血管要填充到规定的体积，管内真空自动将血液标本缓慢柔和地吸入采血管直至真空耗尽或血流停止。若在真空耗尽之前将采血管拔出，必然会导致采血量不足，添加剂比例相对过大，管内异常的渗透压和剩余真空都会直接破坏细胞，影响检验结果。为达到血液与添加剂的最佳比例，保证准确的检验结果，降低标本不合格率，采血人员应允许血液填充真空采血管直至最大规定体积，即真空被耗尽。观察采血管内液面波动，血液完全停止后，单手固定持针器，另一只手拔出采血管，并立即轻轻颠倒数次，充分混匀血液，为避免溶血，混匀力度不应过大。

如果需要多管采集，再向持针器内插入另一根采血管，然后重复相同的步骤，要保证一定的血流率来填充采血管，并根据推荐的采集顺序填满剩余的采血管。

如果没有释放止血带，从静脉抽出针头之前，务必从针头/持针器上取下最后一根采血管并释放止血带。不建议采血人员移除采血管管盖后将血液从一根采血管转移到另一根采血管内。

若在实际操作中出现血量不足但仍然在添加剂与血液比例允许的范围内时，可将该标本视为有效标本，但必须在采血后尽快释放采血管内的负压。建议使用侧滑式旋转开管盖的方法直接开启并关闭采血管或利用持针器和无菌双向针进行负压释放。

用注射器采血后注入真空采血管可能造成采血管内产生正压，导致管塞崩开和标本飞溅。采血后开启的管盖应尽快关闭，否则标本内CO_2的流失会导致血液pH升高，而pH的升高具有激活凝血系统的作用。

由于大部分采血管内置有添加剂，建议采血过程中采血管的底部应低于采血针前端，防止地球引力作用使管内添加剂或管内血液接触集血针后端；否则，可能携带污染导致前面采血管添加剂污染后面的采血管标本，或者由于添加抗凝剂的血样快速凝固，堵塞采血针后端，使采血量减少或干扰后面标本的采集。

当临床需要采集多个血液标本时，可以在单次静脉穿刺中完成多个血液标本的采集。根据CLSI的推荐，在单次静脉穿刺中采集多个血液标本时，玻璃和塑料的静脉采集管都按照下述顺序进行采集，按照以下顺序注入采集管以避免由于真空采血管中添加剂的残留导致标本携带污染。通过注射器和真空管采集血液标本的顺序是一致的，依次如下所述：

（1）血培养管/血培养瓶。

（2）枸橼酸钠抗凝管凝血项目采集管（如蓝色盖子）。

（3）血清管，包括无添加物管或含促凝剂和分离胶试管（如红色、红色斑点和金色的盖子）。

（4）含或无血浆分离胶的肝素管（如深绿色、浅绿色和斑点绿色的盖子）。

（5）含或无血浆分离胶的EDTA抗凝管（如淡紫色、珍珠色和粉红色的盖子）。

（6）含氟化钠/草酸钾糖酵解抑制剂的血糖管（如灰色盖子）。

采血人员应依据实际工作状况，考虑此处未罗列试管的位置。因为如果采血管位置发生交换，它们的添加剂可能会影响从后面采血管的血液标本中获得的检验结果。

如果用蝶翼采血针进行标本采集，应该注意蝶翼采血针连接软管内的空气会进入第一支真空采血管内，消耗其负压，减少其采血量，影响添加剂和血液的比例，建议将不含添加剂的真空采血管（红头管）排列在第一位，即使采血量减少，对检验结果也影响最小。若该患者仅有凝血项目检查，为有效避免空气对采血量的干扰，应先采集一管伪管，以避免血凝管中出现无效腔。伪管应为无添加剂的采血管或血凝管，且无须采满。

九、采血管颠倒混匀

每根采血管取下后，应立即颠倒混匀。注意混匀手法应轻柔，不可剧烈震荡或摇晃，以避免发生溶血。混匀后将采血管竖直放置在采血架上。注意枸橼酸钠抗凝管不能用力混匀，因为有可能会激活血小板而干扰凝血检验结果。当枸橼酸钠真空采血管采血量不足时，可能会导致血小板减少，这是由于血液和试管塞之间的无效腔导致血小板激活而造成的。采血人员没有正确混匀抗凝管会导致血液中形成微小凝块，影响检验结果。不同类型的采血管混匀次数见表5-6。

表5-6 不同采血管的混匀次数

抗凝剂/添加剂分组	混匀次数（来回颠倒180°为1次）
带分离胶的试管	
带分离胶和凝血活化剂的试管	5～8次
带分离胶的肝素管	8～10次
含添加剂的试管	
硅化管	无须混匀
血清管	
含促凝剂颗粒管	5～8次
红或黄色头盖的试管	5～8次
全血或血浆管	
K_2EDTA 或 K_3EDTA 管	8～10次
枸橼酸管（抗凝）	5～8次
枸橼酸管（血沉）	5～8次
氟化钠管/Na_2EDTA 管（葡萄糖）	8～10次
肝素管	8～10次
枸橼酸葡萄糖管（ACD）	8～10次
用以检测微量元素的试管	
EDTA 或肝素管	8～10次
带促凝剂的血清管	5～8次

试管上下颠倒再回到原始位置为颠倒一次，见图5-9。试管颠倒混匀的次数因制造商的不同而有所不同。相关建议参考制造商的技术说明。

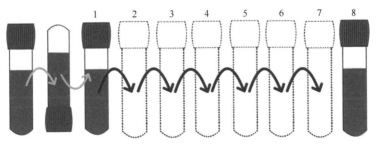

图5-9 试管上下颠倒再回到原始位置为颠倒一次

十、拔除针头并按压止血

采血人员取下针头，在静脉穿刺点轻轻放置一块干净的纱垫、棉签或敷贴，沿血管方向垂直按压，中等力度轻轻压住穿刺点，禁止搓揉，不要用棉球和人造丝球，因为可能会移除静脉穿刺部位的血小板聚集物质。患者按压时应保持手臂伸展，不允许患者在肘部弯曲手臂来替代按压，也不要让患者弯曲手臂以增加额外压力，这种方式在不同情况下均不足以阻止血肿形成。患者可直接按压，建议一般患者按压5分钟，有凝血功能障碍或使用华法林、肝素等抗凝药物的患者，应按压10分钟以上，按压期间采血人员应不断观察以保持足够的压力，避免发生出血和淤血。

采血人员拔出针头并开启安全装置，要保证生物安全，针头应根据国际通用安全操作规程或所在机构的规定弃置到专用锐器盒，除安装安全转移装置外，丢弃的针头不要重新上套、弯曲、破坏或折断，也不要将其从一次性注射器上取下，采血人员应有生物安全意识，熟悉并严格执行生物安全相关制度规定。

十一、标本标签

患者的血液标本采集后，在患者离开前将条形码标签贴在采集管上。标签应包括以下内容：患者的姓名、性别、住院号/门诊号、病区/床号、出生年月（年龄）、采集日期和时间、标本类型、标本采集人身份信息、医嘱号等。

标签的尺寸大小应能包含所有必需的信息，且采集管标签上所有信息必须清晰可见。标本标签应该正确、完整、牢固地黏附在采血容器上，同一个试管上不能同时贴两个及以上的标签，应露出采血管有效期并露出侧面的采血量，条码贴不可以斜着贴，条码区应该向上，若特殊情况同一根试管上需要粘多张标签，则必须将标签上的信息完整暴露，不能遮盖或缺失。

标本标签包括手写标签和电子标签。如果条件允许，建议使用电子生成的、机器可读的标签，并在采集标本时生成这些标签。如果在采集标本时未生成此类标签，则必须检查信息系统，以验证采集后是否输入正确的日期、时间和采集人员身份。如果在指定的时间内要为某一患者收集多个标本，如进行葡萄糖耐量试验，则必须在标本上添加采集日期和时间，如果没有采集到标本，要记录原因和当时静脉穿刺的情况。

如果不具备生成条码的条件，也应采用手工填写必要信息的方式对采血管进行标识。对于未粘贴条形码、使用纸质申请单的标本，采血管上需清晰标记患者姓名、性别、住院号或门诊号等唯一标识和检验项目，并最终输入检验信息管理系统（LIS）或写在纸质记录本上。

本 章 小 结

静脉血液标本的采集流程包括患者建档、检验申请、患者沟通、确认患者身份、采集前评估、手清洁、患者评估、患者体位、标本采集、标本标签等步骤。其中标本采集流程的标准化操作尤为重要，包括用物准备、穿刺位置选择、静脉选择、选择适当的用物、戴手套、清洁静脉穿刺位置、进针和采血、采血管填充、采血管颠倒混匀、移除针头并按压止血等步骤。静脉血液标本采集流程的标准化不仅能够提高检验标本的质量，也能提升患者就医体验、提高患者满意度。

精彩课堂

1. 采血人员至少用两种方式核对患者身份信息。

2. 采血人员应评估患者是否对乳胶过敏。

3. 止血带每次绑扎应不超过1分钟。

4. 穿刺静脉首选手臂肘前区静脉，优先顺序依次为正中静脉、头静脉及贵要静脉。

5. 采血期间不得指示或允许患者反复攥拳等手部运动。

6. 不同采血管的采集顺序：血培养瓶；柠檬酸钠抗凝采血管；血清采血管，包括含有促凝剂和（或）分离胶；含有或不含分离胶的肝素抗凝采血管；含有或不含分离胶的EDTA抗凝采血管；葡萄糖酵解抑制采血管。

 思考要点和小组讨论

1. 确认患者身份信息的核对方式有哪些？

2. 患者采用不同体位进行标本采集时有什么影响？

3. 每次扎止血带时间为什么一定要小于1分钟？

4. 静脉采血的穿刺位置的优先顺序是什么？为什么？

5. 使用直针、蝶翼针、注射器采血时采血顺序有何不同？

6. 不同采血针适用人群及注意事项有哪些？

7. 多管采集时采血管（瓶）的采集顺序是什么？

8. 不同采血管的混匀次数分别是多少？

（齐星伦）

参考文献

世界卫生组织，2010.世界卫生组织采血指南：静脉采血的最佳操作.

中华人民共和国国家卫生健康委员会，2020.静脉血液标本采集指南：WS/T 661—2020.

Clinical Laboratory Standards Institute，2017. GP41-A7：Collection of diagnostic venous blood specimens；approved guideline，7th ed. CLSI：Wayne，PA.

第六章

特殊情况及项目的血液采集

在临床工作中，采血人员时常会遇到一些特殊的患者，如婴幼儿、老年人、肥胖患者、长期化疗患者、使用血管通路装置或正在输液的患者。针对不同的特殊情况，采血人员应采取适宜的应对措施，提高血液标本采集成功率。另外还有一些有特殊采集要求的检验项目，应给予特别关注，以提高标本质量，保证结果的可靠性。

第一节　特殊情况的标本采集

针对标本采集困难的各种特殊情况，提供个性化、标准化和规范化的操作能够有效地帮助采血人员成功采集合格的血液标本，提升患者满意度。

一、儿童及婴幼儿

为减轻患儿痛苦和家长不安，制订适合儿童及婴幼儿的采血方法，对采血部位选择、止血带应用、采血用物合理选择等进行规范化操作，可提高采血成功率并保证标本的质量。

（一）静脉采血部位的选择及采血方法

1. 根据患儿的年龄选择不同的采血部位和手法　儿童最常见的采血部位是头皮浅静脉、肘部静脉、手背静脉、股静脉和颈外静脉。一般新生儿多选用股静脉和头皮静脉采血；婴幼儿选择头皮静脉、股静脉、颈外静脉采血；较大儿童多选用手背静脉和肘正中静脉。

新生儿、婴幼儿头皮静脉血流丰富，比较浅表、易暴露，便于固定。头皮静脉采血时，保持患儿舒适体位，也便于观察和止血。采血人员应一手将患儿头皮绷紧，距静脉最清晰之处向外少许刺入皮肤，沿静脉走向缓缓进针，当有落空感时，停止进针进行采血。股静脉位于股三角内，左股静脉位置较浅，右股静脉位置较深，股静脉粗大，血流丰富，不易凝血，穿刺成功率较高。颈外静脉是颈部最大的浅静脉，管径粗，暴露明显，当小儿哭闹使静脉怒张时，易于穿刺。选取颈外静脉进行采血时，采血人员应在颈外静脉上段中点进行穿刺，穿刺点不可过低或过高，过低容易造成锁骨下胸膜及肺尖损伤，过高靠近下颌角则妨碍操作。

根据幼儿血管位置较婴儿相对深，且幼儿极易不配合的特点，用一次性采血针或头皮针在手背静脉及肘正中静脉采血较头皮静脉容易成功。肥胖病儿皮下脂肪厚，血管比较深，可先扎上止血带，找到合适的静脉，摸清其走向，顺其方向潜行穿刺。手背静脉穿刺时要注意静脉的变异，分为多种类型，通常呈网状分布，也有形成掌背静脉弓的，但充盈后均能清楚看到。

2. 根据患儿的病情选择不同的采血部位　对于器官衰竭、脱水和术后的患儿选择股静脉采血容易成功。对于哭闹等不配合的婴幼儿宜选择颈外静脉采血。对于采血后还需要继续输液的患儿，尽量选择易于固定的头皮静脉或四肢静脉。对于检测凝血功能的患儿，宜在肘正中静脉采血，以免血液凝集影响检验结果。对于新生儿、严重呼吸道疾病或心功能不全、哮喘、休克或剧烈咳嗽者不宜在颈外静脉处采血，避免发生意外。对于发生凝血功能障碍或有出血倾向的患儿，不宜在股静脉、颈外静脉等大血管处采血。

（二）减轻患儿静脉采血所致痛苦的方法

由于患儿的表达能力弱，且容易对医院环境产生陌生、恐惧等心理变化，这些恐惧、紧张等心理因素能使患儿局部血管收缩，采血过程中更容易产生疼痛。采血前可以采用患儿特定年龄段的词汇和感兴趣的话题开展健康宣教以消除患儿的紧张感。静脉穿刺过程中采血人员可与患儿沟通交流，采用合适视频、电影、互动游戏、唱歌等方式，分散和转移其注意力，降低医疗过程相关的压力、焦虑、恐惧，嘱咐患儿深呼吸，其恐惧、紧张心理也能明显减弱，从而减轻局部血管收缩所致疼痛，并能提高疼痛阈值。

为了尽量减少患儿和家属的焦虑，可采用舒适的体位，尽可能由父母抱住儿童。在儿童及婴幼儿标本采集时，由同事来安抚和协助固定胳膊。年龄较大且配合采血的患儿，采用与皮肤形成5°～10°小角度夹角进针，在血管上方直接轻快刺入0.6～1.0cm，可以避开伴行的神经，达到减轻其疼痛甚至无疼痛的效果。但是年龄偏小且哭闹躁动、不配合的患儿，由于该方法进针较浅表，针头固定不牢固，采血过程中因患儿不合作针头极易滑出，因此不宜采用。

（三）采血用物的合理选择

婴幼儿生理特点是肢端短小，血管细小、隐匿且不充盈。推荐使用较小孔径的针头，如23号和蝶翼采血器，以便接触较小且脆弱的静脉。采血人员也可以考虑使用注射器，因为真空管的真空压力作用于脆弱的脉管系统，可能导致静脉坍塌和采集不成功。当前真空采血针及真空管是依据检验项目和所需血量设定其真空度，并未考虑受检者血管的差异。真空采血针用于婴幼儿采血，当真空管的负压过大而患儿血管细小，管壁薄、软，血管容易吸附在一起，阻断了血流甚至损伤血管。当真空管的负压过小则无回血，不能确定穿刺是否成功，则可能导致采血失败。采用注射器穿刺后，采血人员可根据患儿血流量适当调整注射器负压，避免了真空管负压太大而使血管壁被吸附，负压较小而出血太慢致标本细胞被破坏并可引起血液凝固。

采血人员还可使用小容量采血管，最大限度地减少因真空压力过大导致的静脉坍塌，尽量减少所需的血液量，从而最大限度地缩短采集时间和医源性贫血的风险。如有可能可采用末梢血代替静脉穿刺。

（四）止血带的应用

使用止血带的目的是增加压力保持静脉局部充盈，利于穿刺成功，但止血带压迫不宜过紧、时间不宜过长。止血带使用时间应少于1分钟，针头进入血管可见回血后，可以放松止血带。

双止血带结扎法进行静脉采血。在患儿肘关节上6cm处，先扎1根止血带，稍等片刻，在肘关节下6cm处再扎1根止血带，由于双止血带结扎法能大面积阻断外周静脉的血流，同时双止血带结扎起到双重阻断静脉回流的作用，使局部血流量相对集中，血管充盈度明显增加，显露明显，静脉压力增大，并通过相应延长结扎止血带时间的方法，做到扎止血带40～120秒进行静脉穿刺为最佳穿刺时间，静脉采血穿刺成功率明显提高，便于采集所需要的血量。

（五）采血部位的有效止血

静脉采血后，即使采血人员操作很顺利，但患者按压不当也可引起穿刺部位血肿、皮下淤血。若患者采血后皮下有瘀斑或出现血肿等情况，患者易主观认为是由于采血人员操作不当导致的，不仅影响患者静脉完整性，增加患者采血后的疼痛，还会影响患者就医体验和满意度，因此正确地按压止血至关重要。一般要求患者采血后至少按压5分钟才能有效地防止皮下出血，因此采血人员需在采血后叮嘱患者以进针方向纵向持续按压5分钟，中途不要松手，以达到最佳止血效果。若凝血机制差、有出血倾向或剧烈哭闹的患儿等需采血人员帮助按压，其按压范围需要大，并需要采血人员确认不再出血后才可让患儿离开。股静脉采血后要严密观察采血部位有无血肿，颈外静脉采血后按压时应注意勿压迫气管而影响患儿呼吸。

二、老 年 人

由于老年人皮肤老化、皮下组织疏松、血管发生退行性改变、血管弹性及韧性降低、易出现静脉痉挛和坍塌等问题，静脉管腔可能变得不规则，采血后易发生皮下淤血。另外，患者脱水和低血压也可能导致静脉定位困难。对老年人进行静脉采血时，常会遇到静脉血管选择不准，发生血肿、局部疼痛等并发症。针对老年人，采用准确、标准、熟练的操作技术，不仅能提升检验标本的质量，保证检验结果的准确性，还可以提升患者就医体验，提高患者满意度。

（一）静脉采血部位的合理选择及采血方法

老年人的血管特点可分为"脆、滑、硬"。脆：老年人多伴有慢性病，皮下脂肪少，体质差，长期应用刺激性药物，血管变脆；滑：老年人的血管看似充盈、饱满、富有弹性，但不易固定；硬：老年人的静脉细小，腔隙窄，弹性差，易被刺破造成皮下淤血。

老年人的静脉穿刺应选择管径粗直、弹性好、不易滑动、易于固定的静脉，避开关节和静脉瓣，最常选用的是肘正中静脉。对可触及但看不见的血管，可用棉签棍在穿刺点上方 0.5～1cm 处轻轻按压做一记号，然后常规消毒穿刺。老年人真皮的弹性减弱，皮下脂肪减少，皮肤变薄，皱纹增加，血管弹性差且易活动，在进行静脉穿刺时，采血人员可用左手拇指和示指上下固定欲穿刺的静脉，绷紧皮肤，针头立即穿过皮肤及血管肌层，避免引起血管外壁及皮下组织反射性血管收缩。根据患者的个体差异，采用不同的血管穿刺技术。

（1）对于血管粗而明显易固定的老年人，进针角度选择5°～10°为宜，从血管的正面或旁侧进针。体形较瘦的老年人，浅静脉暴露明显，但易滚动，不易固定。可在其肘下放一软垫，让肘部尽量伸平，血管拉直，同时用拇指和示指将血管周围的皮肤按紧，以固定静脉血管。穿刺时使针尖与皮肤成15°～20°直刺穿刺部位，如进针后不见回血，可将采血针沿原进针路线适度返回，然后皮下选择其他进针方向，有回血即可。

（2）对于血管易滚动或血管壁厚、硬的老年人，可采用手指推压法，用大拇指按欲穿刺的静脉，由近心端向远心端推行3～5cm，嘱患者用其对侧拇指按压固定静脉后，再用拇指在被固定静脉由远心端（离穿刺点3～5cm）向近心端推行，以达到静脉充盈的目的，穿刺后即松开。

（3）对于体形较胖的老年人，由于静脉暴露不明显，可采用触摸、浅表指印划痕法，以不引起患者疼痛为宜，确定血管走行和深浅度，可多次触摸相互比较。对于血管细小的老年人，可缓慢进针，以免因进针过快而穿破血管导致血肿、采血失败。

（4）对于血管充盈度不好的老年人，采用双止血带双结扎法，即在肘关节、腕关节上各扎一根止血带，上下相距15cm，捆扎肢体，1分钟后松开腕关节上止血带，该部位可见充盈的静脉，有利于穿刺。

（5）对于休克、脱水、衰竭及静脉塌陷的老年人，可进行局部热敷，以促进组织温度升高，改善血液循环。预热静脉穿刺部位可加快局部血液流动，扩张血管，使静脉更充盈有助于定位静脉。再以25°进针，轻轻挑起皮肤，当针头进入1/4时，针头稍向下倾，挑起静脉，慢慢进针到位，这样可使上下血管壁分离，避免刺破血管。为了防止静脉塌陷，建议使用低容量采血管，小针头或注射器系统，并采用轻柔的拉力。

（6）对于患有糖尿病的老年人，因血液处于高凝状态，如果血管过细，可致针头阻塞，造成穿刺失败，故宜选择粗直的静脉段采血。对于水肿的老年人，宜选择较粗的血管，按静脉走行的解剖位置，先按摩推压采血部位，以暂时驱散皮下水分，使组织内积液暂时消退，静脉显示清楚后，再行采血。

（二）心理因素

有些老年患者对静脉采血有精神紧张、心理恐惧的问题，个别老年患者采血时会出现晕血、晕针现象。采血人员应做到精神饱满、积极向上、热情主动为患者服务。采血前向患者耐心解释，特别是老年人，给予礼貌的问候，如"大爷、大妈，您需要做抽血检查，我来为您操作好吗？"，以此拉近护患之间的关系。老年人感到自己受到采血人员的尊敬，有助于消除陌生、紧张和恐惧等心理问题；他们感到自己的疾病，被医护人员所知道、了解，有被重视的温暖，会促使他们以积极、乐观的情绪配合采血操作。

（三）采血部位的有效止血

老年人多有心血管硬化、高血压、高血脂等疾病，经常服用降压、降血脂、疏通血管、抗凝等药物，血液凝固时间比年轻人相对要长。老年人皮肤松弛，屈肘会引起皮肤与血管两个穿刺点位置发生改变，按压点会随着皮肤移动而远离静脉穿刺点。采血完毕后，多数按压的任务交给患者或陪护人员，对于老年患者，换手按压易造成按压点错，长时间按压易造成疲劳、按压力度减弱、按压时间不足等，极易引起针眼局部的皮下淤血和血肿。采血人员进行静脉穿刺后的按压针眼宣教工作，有助于保护患者的血管和提高采血工作质量。

传统方法在拔针后用拇指按压的止血方式，由于拇指按压面积小，导致按压血管不准，同一力度按压局部穿刺伤口时，会形成血流阻断-恢复的过程，老年患者血管回缩不良，突然恢复的血流极易冲开刚形成的止血栓，造成皮下淤血。采血人员拔针后用棉签压迫针眼及上方静脉，双根棉签三指按压，为了防止棉签的移动，大拇指可以在相反的方向轻轻按压，加强棉签的固定性，也可在拔针后嘱咐患者用对侧手拇指按压针眼上方皮肤5～10分钟，其他四指握在肘关节处，使用中等程度的力量，不要屈曲肘关节。

三、肥胖患者

由于肥胖患者皮下脂肪聚积较厚，静脉位置比较深，使静脉血管显露不佳，皮肤表面难以辨认，再加上血管周围脂肪细胞沉积，导致血管变细、硬化，使静脉充盈不明显，极大地增加了静脉穿刺难度。通过传统盲穿法采血不仅成功率较低，还会因找不到血管多次采血，给患者带来较差的体验。采用双止血带结扎法、血压计袖带充气压迫法、记号笔定位法、手背浅静脉穿刺方法、超声引导下采血等方法，提升一次采血成功率，改善肥胖患者就医体验。

（一）双止血带结扎法

由于肥胖患者血管细，皮下脂肪较其他患者厚，使静脉血管充盈不明显，穿刺针头不易刺入血管或即使刺入血管也不能采集足够血量，导致静脉采血失败。在肘窝上4～6cm处扎止血带，肘部轻轻回弯，用右手的示指在肘前轻轻压，再慢慢地抬起，假如碰到弹性的感觉，就是肘前静脉。如果不能触碰到静脉，可以采取双止血带结扎法，嘱咐患者重复握拳—松手—握拳，重复4～5次后沿着解剖位置触碰，能够摸到肘前静脉。采用双止血带结扎法能较大面积双重阻断静脉回流，使局部血流量相对集中，血管充盈度增加，管腔饱满，显露明显，静脉压力增加，穿刺时易于刺中血管，便于采足血量。

（二）血压计袖带充气压迫法

肥胖患者由于静脉位置较深，且脂肪组织与静脉的触诊感觉相似，故触诊难度大且妨碍静脉定位。采用血压计袖带充气压迫法，将压力表式血压计袖带平整地置于患者肘关节上6cm处缠绕，注气至110～120mmHg，使上肢静脉的充盈度达到最佳状态。血压计袖带压力作用点均匀，既能保证上肢远端良好的动脉血流，又能阻断浅表静脉的回流，静脉充盈度增加。定位好静脉后，嘱患者握拳，常规消毒，穿刺采血。采集足量血后，嘱患者松拳，开气门放气，待压力降至"0"后拔针按压。

（三）记号笔定位法

肥胖患者静脉血管相对固定，不易滑动。采血人员触及静脉血管弹性和走行，在血管最明显部位采用记号笔标记，沿静脉走向画一记号。扎止血带，常规消毒皮肤，以左手拇指绷紧静脉下端皮肤，右手持采血针，针头斜面向上，针头与皮肤成20°夹角，沿记号线由前至深静脉方向潜行刺入。采用记号笔定位法，采血人员在进行静脉采血时，能够清晰地看到所要采集血液的静脉的位置和走行，提高了静脉采血的安全性和成功率，采血操作过程应严格地执行无菌操作原则。

（四）手背浅静脉穿刺法

传统手背浅静脉穿刺时，要求患者握拳，有利于局部血管充盈；手背皮肤绷紧，有利于进针；皮肤褶皱展开，有利于皮肤消毒。但握拳也有一定的局限性，特别是对于肥胖患者，通常因握拳导致手背皮肤肌肉紧张，加上皮下脂肪厚，反而压迫静脉，造成血管充盈差。肥胖患者取坐位，前臂呈水平悬空，不握拳。扎止血带后，采血人员左手捏住患者手指并使掌指关节屈曲，将患者的手固定成背隆掌空状，紧绷手背皮肤，使穿刺段血管拉直，上下端固定，辨认血管，如果血管充盈不佳，可轻轻拍打、摩擦手背皮肤。在常规消毒后，采血人员右手持针，小指固定于穿刺部位旁作为支点，将针尖斜面向上，针头从静脉上方，与皮肤成40°～50°角刺入皮下并直接进入静脉，见回血后再沿静脉走行进入少许。肥胖患者皮下脂肪厚，穿刺过程容易刺激皮下组织的痛觉神经末梢，释放致痛物质，造成手背浅静脉穿刺疼痛。将针头与皮肤成40°～50°角刺入皮下，针斜面与皮肤和皮下组织接触面明显减少，受刺激的神经末梢也相对较少，因而较传统穿刺时针头与皮肤成20°角左右刺入皮下的局部疼痛反应小。

（五）超声引导采血法

超声技术可根据体内组织不同频率的超声回波成像，进而将血管准确定位，在可视情况下进行采血，可明显提高采血成功率。采用超声引导下采血，患者取平卧位，并使上臂外展，于穿刺点上方6～10cm扎止血带，将探头于患者肘部皮肤成90°角竖立，根据超声下静脉情况选取血管，松开止血带，标记预穿刺点。在预穿刺点上方扎止血带，进行常规消毒，待干，取无菌手套将超声探头套好，探测已选取静脉，调整探头位置，使探头位于选取静脉中心，观察超声显示屏，采血针贴紧探头中心并以60°穿刺血管，缓慢刺入，进针后若见回血说明针尖进入静脉，若不见回血，则将针尖退至穿刺点皮下处，确认血管位置再次进针，可进行重复操作，直至见到回血，随后松开探头，采集所需血量，拔针按压。超声技术具有实时、动态、可视等特点，可清晰显示血管位置、深度、走行、血流情况及与周围组织关系，可根据超声引导下血管的深度和位置调整进针位置与角度，清晰显示穿刺针进入机体的情况，减少反复静脉穿刺采血损伤血管及周围组织的情况。

四、吸毒成瘾患者

吸毒者常用静脉注射的方法是将毒品注入血管内，长期静脉注射毒品导致外周血管均有不同程度的受损。吸毒患者伴有传染性疾病的风险高，采血过程中要加强防护，防止职业暴露，同时根据吸毒人员的不同情况采取不同的穿刺方法，可提高静脉采血成功率。

（一）吸毒患者的血管特点

注射毒品的皮肤表现为局部注射留下的痕迹，这些痕迹多沿着静脉分布，开始表现为刺伤、瘀斑、结痂，随着时间的推移，有炎症和瘢痕形成，沿着静脉走行可见一串串硬结和红肿。上肢和手留下的皮损较多，但也有一些患者，为了避免被别人发现，将药物注射至较隐蔽的部位，如腹部、腋下、腹股沟、下肢处，或任何可以触及静脉或动脉搏动的部位。

浅表静脉反复穿刺可导致血管内膜破坏、血管损伤，伴有炎性水肿、硬化、浅静脉炎、血栓形成、闭塞等。如果共用针头和注射器可造成多源性感染。部分吸毒者注射毒品时，无稀释溶液，常采用水或自己的血液稀释，将不适于静脉注射的片剂、粉剂混入水中静脉注射，而不溶颗粒的注射最终导致血管栓塞。

吸毒患者一般不配合采血或者惧怕采血，采血人员应根据患者的综合情况选择适宜的穿刺部位。采血人员评估患者静脉受损程度，选择适宜的采血部位，通常选择桡静脉、颈外静脉或股静脉采血。桡静脉易固定，且体位舒适、便于观察、止血，采血人员操作熟练。颈外静脉是颈部最大的浅静脉，具有管径粗、外露好、易穿刺的优点。股静脉与股动脉平行且浅于股动脉，具有管径粗、易固定的特点。

（二）静脉采血部位的选择及采血方法

长期静脉吸毒者常伴有生理、心理异常，故穿刺前应与其进行良好沟通。采血人员配合做好思想工作，讲明采血目的，要善于寻找一些打破临床常规的血管进行采血。

1. 常规经验性穿刺　选择浅表血管，如头静脉、贵要静脉、肘正中静脉、足背静脉及大隐静脉等，捆扎止血带后，触摸感觉血管，辨别血管走行，左手固定皮肤，防止血管滑脱，右手轻巧进针。宜选择适宜的采血针，桡静脉及股静脉采血宜选择6号针头的注射器穿刺，可减少对血管壁的损害，减少皮肤针眼出血及皮下淤血。

2. 头皮针穿刺　部分年限较长的静脉吸毒者，身体体表能见到或触及的血管基本全部毁坏，在闭塞的静脉周围，形成丰富的毛细血管侧支循环，尤其是肘正中、手指、手掌、前臂内侧，甚至足背等部位，有着丰富的毛细血管网，用5ml的注射器轻巧操作可以达到单项目的检验用血量，但缺点是不能采到更多的血量。用头皮针进行穿刺，需两人配合，一人操作固定，一人采血，其优点是操作中可放松止血带，让血液充盈后继续采血。

3. 股静脉穿刺　股静脉较粗，穿刺易见回血，成功率高。通常采用解剖投影的方法对股静脉予以体表定位，用左手固定腹股沟区皮肤，可见股三角肌稍隆起，由脐向腹股沟作一垂线，此两点交界处向内0.5cm即为股静脉体表定位点。常规消毒穿刺点，右手持针进入约1.5cm，即可见暗红色血液流出，拔针后用棉球压迫穿刺点5分钟，减少穿刺术后出血。

4. 桡动脉穿刺　动脉穿刺可能会给患者带来严重疼痛及并发症，建议由经验丰富的采血人员进行操作。桡动脉表浅，易触及，操作方便，周围附近无大的静脉，因此在搏动明显处定位，在定位下 1.0～1.5cm 处，针头与皮肤成 20°～30° 角进针，边回抽边退针直至所需的量即可。

5. 肱动脉穿刺　肱动脉比桡动脉粗，手感搏动明显。垂直穿刺时，用左手示指、中指触及搏动后，向动脉左右慢慢滑动，在触及动脉搏动最明显处固定，穿刺点选在两手指腹中点，以 90° 垂直进针，右手边回抽边退针直至见回血。也可采用斜角穿刺，针头与皮肤成 30°～40° 角进针，方法同桡动脉垂直穿刺法。

6. 颈外静脉穿刺　吸毒者因颈外静脉"操作"不便，多不选择此部位进行毒品注射。而颈外静脉粗大、浅表易触及、位置恒定，对长期静脉吸毒患者可选择此部位进行穿刺。嘱患者取去枕平卧位，肩部垫高，头偏向对侧以暴露颈外静脉，消毒术区，嘱患者吸气后鼓腮，此时可见充盈的颈外静脉稍隆起于皮肤表面，左手固定皮肤并压紧，起止血带作用以使血管充盈，右手持针成 15°～30° 角向远心端进针穿刺，当有突破感并见暗红色血液流出时，表示穿刺成功。

（三）职业暴露的预防

静脉吸毒者常伴有一种甚至多种传染性疾病，有文献报道，静脉吸毒者艾滋病发病率高达 7.71%。因此采血人员应做好防护措施，防止职业暴露非常重要，应建立职业暴露防护体系，开展采血人员职业暴露防护的健康教育，树立标准预防的观念，使采血人员掌握规范的职业暴露预防措施和处理流程。

在已知感染者的情况下，采血人员应严格按照规范操作，做好防护措施，不断提高采血技术水平，适时予以人文关怀，嘱其积极配合，能有效降低职业暴露发生率。而对于未知感染者，医务人员须严格遵循职业暴露防护工作指导原则进行工作，增强自我防护意识，严格无菌操作，并对各种职业暴露因素有足够认识，采取适当防护措施，主动参与监控工作，一旦发生意外，立即进行规范处置，最大限度地避免感染的发生。

五、化 疗 患 者

肿瘤患者化疗的特点是药物毒性强、疗程多、时间长，治疗过程中有 50% 的患者出现静脉炎。由于药物刺激及长期反复发作的静脉炎症，使原本弹性良好、粗大的静脉变细，易滑动，难以触摸，静脉管壁变硬，管腔变窄，严重者出现血管闭塞，给静脉采血带来一定的困难。

（一）化疗患者的血管特点

1. 男性化疗患者的血管特点　静脉常出现瘪陷，血管硬化变细，弹性差、脆性大、易滑动，皮肤黝黑，穿刺时血管走行看不清楚。建议采血人员穿刺时避开受伤静脉，选择手腕关节及腕指关节等一般不用于静脉化疗的血管进行穿刺采血。

2. 女性化疗患者的血管特点　血管一般较难找到，易滑动，管腔太窄，针尖容易穿破血管及回血缓慢。建议在两侧手背及手指选择一般不用于化疗的静脉，相对易于穿刺。对于过度细小的静脉，采用降低针尖刺入皮肤深度及刺入血管角度，利用针尖本身斜面的角度进入血管，穿刺时针尖进入皮肤要轻，入皮肤后须缓慢进入血管，动作需轻柔准确。在针尖刺入皮肤后即将采血针的另一段插入采血管，边穿刺边观察有无回血，见回血进针少许即可。

3. 肝癌及食管癌患者的血管特点　肝癌及食管癌的患者由于长期营养不良，导致血管、神经、肌肉、脂肪萎缩。同时，因患者长期静脉营养支持及化疗，血管反复穿刺，静脉损害尤为严重，静脉呈条索状，触之硬滑，穿刺时血管很难固定，针尖刺入血管壁时血管出现回缩，聚集成团等，穿刺难度大，失败率高。选择血管时用示指及中指指腹触摸，有条索感的血管不能用于采血穿刺。建议穿刺时选择弹性好、柔软的血管进行穿刺，如关节、手指等部位血管。穿刺前应牢固绷紧血管上方皮肤，使血管不易滑动，在血管的正中部位或紧靠血管的旁侧进针。此类患者消瘦，皮下脂肪缺乏，血管紧贴皮肤，针尖可直接刺入血管，见回血时将针尖略提起，缓慢前行少许即可。

4. 乳腺癌术后化疗患者特点　乳腺癌术后患者的血管条件较差，且多为中年妇女，加上化疗时激素的应用也导致部分患者体重增加，血管可视度差。手术和化疗时，患者饮食和活动减少使得血管不充盈，同时长期化疗也致使血管变硬和闭锁，导致静脉采血困难。乳腺癌患者术后不能用患侧血管静脉输液，导致化疗患者整个化疗周期只能使用健侧血管静脉输液。所以，长期化疗的患者应建立系统的静脉使用计划，在常规采血时要注意避开较好的血管，合理安排静脉采血时的血管选择。手背及其他小静脉也可用于多项血液标本的采集，前提是患者外周血液循环好，血管充盈，血管横径大于针头横径。可先将患者上肢下垂1～2分钟，再扎压脉带；或者先将压脉带扎好，再将患者手呈背隆掌空的握杯状手，用力紧握患者四指，将患者手指血液挤向手背静脉，使手背静脉突出、充盈。若患者手背、手前臂皮肤苍白、湿冷，说明该患者周围血液循环欠佳，血管充盈差，应热敷采血部位至血管充盈为止。

（二）静脉采血部位的选择及采血方法

肿瘤患者手臂相对纤细，皮下组织疏松，压脉带的绑扎应松紧适宜，压脉带绑扎太紧、时间过长，患者皮肤会因长时间缺血而发绀，无法看清血管。而压脉带绑扎过松，静脉充盈不够，血管看不清楚，会造成穿刺困难。若压脉带扎得太松，应重新绑扎，不能在原有基础上扯拉，否则会在本来就很疏松的皮下组织形成很多皱褶，血管不仅看不清固定也困难。

采血人员在穿刺静脉时要选择好进针部位、进针角度及力度。若手前臂掌侧皮肤薄、静脉表浅，对疼痛敏感，应从血管两侧进针，这样可减轻疼痛及防止针尖刺入皮肤时用力过猛而将血管刺破。近腕指关节附近的交通静脉，此处血管短，血管高出手背，针尖部分刺入皮肤后应立即将针头略提起后将针头平行，利用针尖本身的斜面角度刺入血管。极度消瘦，皮下组织缺乏的患者，进针动作宜轻柔、表浅，进针角度宜小、速度宜慢。腕部桡静脉，上方皮肤粗糙，血管壁相对较厚，血管易滑动，在穿刺皮肤及血管壁时，进针可适当加大力度、速度及角度，以免血管滑脱，增加疼痛。采血人员在穿刺交通静脉时，应根据患者血管的走行调整自身或患者手臂的位置，使自己正对患者穿刺静脉走行。如果没有根据患者血管方向变换自身位置，斜着身体穿刺，会出现视觉误差，导致穿刺失败。

（三）外周中心静脉导管

肿瘤患者在治疗过程需要反复穿刺采集血液标本，应用外周中心静脉导管（PICC）采集血液标本无须穿刺静脉，可反复应用，从而减少了采血对周围静脉的反复穿刺而造成的堵塞，保护了周围血管，且采血之后无须按压穿刺点，不会因按压不当而引起血液外渗。经PICC采血流程：先消毒肝素帽，用无菌注射器抽取2倍空腔体积的血液丢弃，更换注射器再抽取所需血量，注入试管。采血完毕迅速用100IU/ml无菌肝素液8ml彻底冲洗导管内残留的血液，并行正压封管。

（四）血管定位导航仪

将血管定位导航仪放置在距离穿刺部位30cm处进行显像，血管的数字影像实时、动态、直接地投射至皮肤表面，定位瓣膜和分支，评估灌注率，确定血管的完整性，使穿刺过程可视化。血管定位导航仪可用于血管塌陷、多次化疗、血管弹性差等肿瘤患者，通过使用血管定位导航仪，有效提高了患者静脉穿刺成功率，特别是对血管穿刺难度较大、触摸穿刺困难的肿瘤患者。

六、烧伤患者

烧伤患者由于皮肤受到损伤，机体保护层受到破坏，防御功能下降，细菌容易经损伤处侵入机体而致感染，造成机体内各器官的一系列损害。尤其是严重烧伤患者，烧伤面积大，创面深，病情较复杂且可变因素很多，为采集有效量的血液标本，更好地配合抢救和治疗，需要立即采集血液标本进行检查，从而得到准确的结果。

（一）一般采血部位

大多数患者一般采用肘窝或肘前静脉进行采血，如头静脉、正中静脉、贵要静脉。如有双上肢烧伤患者，可改为下肢深静脉，必要时也可从股静脉及颈静脉穿刺，有时也可从腋静脉采血。经股静脉进行穿刺的方法：首先要熟悉解剖位置，位于腹股沟韧带中点下1/2处，股动脉的内侧，在股动脉搏动内侧垂直进针。

（二）大面积烧伤患者采集部位

大面积烧伤患者，由于全身采血部位均被烧伤，增加了取血的难度，必要时可在创面上采血，但前提是患者不能处于液化期。需要注意的是，在采血前首先对创面进行清洁，然后再行严格的消毒，在无菌操作技术下进行。穿刺后要轻轻按摩穿刺点，使局部组织错开，这样穿刺后不至于向外渗液。如果局部创面已经严重感染，则不可采血，以免引起血行性感染及影响化验结果。

七、血管通路装置和输液患者

血管通路装置（VAD）包括各种输液导管和端口。最常见的装置是外周短导管，它被插入手臂或手上，用于输液、注入药物和血液制品。这些导管的长度大约为1英寸（2.5cm），根据患者状况，可能会留置96小时或更长时间。外周静脉置入中心静脉导管，通常称为PICC导管，一般插入手臂静脉中，并向心脏延伸。导管上端位于中央脉管系统中，如下腔静脉或上腔静脉。多腔导管通过患者胸壁穿入大中央静脉，植入端口也被认为是中心导管。

（一）血管通路装置采血

建立血管通路就是在患者的动脉或者静脉中插入一根管道以补液或给药、检测血压或采集血液样本以供诊断。在VAD的末端通过静脉穿刺获得血液标本时必须小心。已证实，通过VAD收集血液会显著增加溶血的可能性，且从任何类型的VAD获得的血液样本都可能会被液体和（或）药物污染，产生错误的测试结果。

不能在PICC插入位置之上进行静脉穿刺。止血带必须放置在PICC插入位置下方，然后可以在止血带下方获得血液标本。在从VAD采集血液之前，采血人员必须完成全面的培训，并有培训证明。从VAD采集标本，操作流程：完全关闭所有静脉输液和血液制品。使用5～10ml 0.9%NaCl冲洗VAD，使用最大可用的VAD腔，或遵循医院和制造商的要求。如果采集的标本是用于药物研究，必须从未用于输注相同药物的导管腔收集。采集两倍无效腔体积的废弃量用于非凝血试验检测。在进行抗凝治疗的导管腔进行凝血研究时，需取出6倍的无效腔容积。作为一般的指导方针，5ml的血液丢弃量对于大多数中心静脉插管来说可能是足够的。在进行凝血试验时了解无效腔体积对于确保凝血结果的准确性非常重要。计算丢弃量对于预防儿童和危重病患者的医源性贫血尤为重要。如果直接采集入试管中，需使用非添加管或与第一个收集管道类型相同的试管。在患者病历中记录使用VAD采集标本。

（二）静脉输液患者采血

从正在静脉输液的手臂中采集的血液可能会出现错误的误导性测试结果。当患者的一只手臂在进行静脉输液（包括输血产品）时，建议从另一只手臂采集血液，否则必须从输液部位的下方（远端）进行收集。输液部位上方的血液被液体和（或）药物污染的概率很高，除非没有其他选择，否则不推荐使用。

在静脉输液手臂下方（远端）采集静脉血时必须遵循此步骤：在静脉采集之前两分钟关闭静脉输液，确保液体已完全停止；在血管通路装置的近端使用止血带，但不要太靠近，否则会妨碍静脉穿刺或静脉中的导管收缩；进行静脉穿刺采集血液；样本采集确认完成后，可以重新开始输液；记录该标本是正在进行输液的部位获得的，并包括正在输注的液体类型。

从正在输液的患者上获得的分析结果具有极高的不准确风险，当在静脉输液侧的手臂中采集血液时，必须将注入液体和注入部位记录在案，或以其他方式报告给实验室，以便于将其与试验结果结合起来。

八、其他特殊患者

其他特殊患者包括针头恐惧及晕厥患者、认知障碍及激进患者、传染病隔离患者等，可采取适宜措施进行血液标本采集。

（一）针头恐惧及晕厥患者

患者害怕针头可能是有过锐器接触史，或者患有需要定期进行痛苦医疗手术的慢性疾病。针头恐惧症患者对与静脉穿刺相关的疼痛更加敏感。在进行血液标本采集时，采血人员应对针头恐惧症患者持有丰富的耐心和同情心，在关注患者身体状态同时尽可能迅速正确地完成静脉穿刺。医院可以通过信息系统提醒采血人员有晕厥风险的患者，采血人员可以建议有晕厥风险的患者在家属或好友的陪伴下来采血。采集前，向患者简要介绍采血步骤，询问患者是否有采血晕厥史。如果患者表明有晕厥史，让患者坐在躺椅上或躺在床上或担架上，使足部和胸部保持在同一水平线。同事协助，一人执行静脉采血工作，另一人询问患者感兴趣话题，如假期、兴趣爱好或时实分散患者注意力。静脉采血进针前，指导患者看另一人或某样物体，慢慢地深呼吸，在另一人分散患者注意力的同时，采血人员迅速找好采血部位并准备好采血物品。当患者呼气时插入针头，指导患者放缓全身紧绷的肌肉，继续保持缓慢深呼吸。

因为晕厥反应可能会延迟，在拔针后仍需继续安抚患者，让患者保持坐位或水平卧位5～10分钟，在患者情绪缓解站起来后继续关注患者状态。晕厥反应时常发生在静脉采血结束后，采血人员要时刻准备应对措施。

（二）认知障碍、激进患者

认知障碍、激进患者可能表现出不可预知的突发动作和行为，可能对患者自身、采血人员及患者附近的人造成危害。在执行静脉穿刺前应至少有家属或同事帮助固定患者。勿将采血物品放置在患者可触及的地方，准备好随时可用的清洁纱布垫，并且在针猛烈地移除或重新定位时快速解开止血带。如果采血过程不能安全进行，采血人员应及时通知医师或护理人员请求协助。不应让患者处于自己与安全出口之间，务必确保自己通往出口的逃生路线畅通无阻。

（三）传染病隔离患者

隔离患者是为了防止疾病传播给其他患者、来访者或医务工作者。医院应按照职业病防治法要求建立职业卫生管理体系，特定传染病患者进行有创或高风险操作时医院信息系统应给予明确提醒，以保证员工和其他患者的安全。

进入隔离室前采血人员须核对医嘱并准备好采血物品，把收集盘或治疗车放置在房间外面，按照隔离室防护要求做好个人防护穿戴，确认防护措施落实到位。遵守医院隔离技术规范，仅携带采血物品和治疗车进入隔离室，采用一次性止血带进行静脉采血，与患者及其分泌物、排泄物等保持最小化接触，避免与患者和病房内的物品发生不必要接触；将采血针弃入锐器盒中，将止血带和止血所用的棉球、棉签、纱布等弃入具有生物危险标识的废物箱；含有添加剂的采血管在血液采集后宜立即轻柔颠倒混匀，采血管用红色标识笔标记后对其进行消毒放入密封袋中，在离开隔离室之前丢弃其他任何一次性耗材，执行手部卫生。标本采集完毕后，采血人员在隔离区外缓冲间脱去最外层防护设备，执行手部卫生，将套有密封袋的血标本放置于指定标本交接地点后与检验科工作人员交接，注意不要接触标本转运箱外层。

第二节　特殊项目的标本采集

临床实际工作中，为保证检验结果的准确性，经常有一些特殊项目在进行标本采集时需要采血人员特殊注意，如血培养、凝血检验、微量元素、治疗药物监测、定时采血、分子诊断等。根据检测项目的检测方法，对患者准备、采集说明、标本容器及必需添加物、标本转运及保存等有不同的要求。采集合格的标本是保证检验结果准确的前提。

一、血　培　养

血液作为无菌标本，血培养检测可以为临床进行血流感染和其他部位感染的诊断提供依据，对感染性疾病的诊断、治疗和预后有重要的临床意义。血培养易被污染，正确的采集方法才能保证准确的血培养检测结果。

（一）临床采集指征

（1）患者出现发热（≥38℃）或低温（≤36℃），或寒战；白细胞计数增多（计数＞10.0×10⁹/L），中性粒细胞增多；或白细胞计数减少（计数＜3.0×10⁹/L）；有皮肤黏膜出血、昏迷、多器官衰竭、休克等全身感染症状或体征，只要具备其中之一，又不能排除细菌、真菌血流感染的，应进行血培养。尤其伴有以下情况之一时，应立刻进行血培养。

1）医院获得性肺炎。

2）留置中心静脉导管、PICC等大于48小时。

3）有免疫缺陷伴全身感染症状。

（2）感染性心内膜炎：凡原因未明的发热，持续在1周以上，伴有心脏杂音或心脏超声发现赘生物，或原有心脏基础疾病、人工心脏瓣膜植入患者，均应多次进行血培养检测。

（3）导管相关血流感染：患者带有血管内导管超过1天或者拔除导管未超过48小时，出现发热（＞38℃）、寒战或低血压等全身感染表现，不能除外由血管内导管引起感染可能的，应多次进行血培养检测。

（二）标本采集

1. 菌血症

（1）尽可能在患者寒战开始时，发热高峰前30～60分钟内采血。

（2）尽可能在使用抗菌药物治疗前采集血培养标本。若患者已经使用抗菌药物治疗，应在下一次用药之前采血培养。

（3）采血部位：通常为肘静脉，切忌在静脉滴注抗菌药物的静脉处采血。由于导管常伴有定植菌存在，除非怀疑有导管相关的血流感染，否则不应从留置静脉或动脉导管取血。

（4）采血工具：采用商品化的真空血培养瓶，如果血培养瓶的储存温度为2～8℃，应先将血培养瓶在室温放置30分钟左右，平衡至室温再进行采血。同一部位采集两瓶血培养时不建议更换针头。

（5）采血次数、血培养瓶选择：对于成人患者，应同时分别在两个部位采集血标本，每个部位应准备需氧和厌氧培养各一瓶。对于儿童患者，应同时分别在两个部位采集血标本，分别注入儿童瓶，厌氧瓶一般不需要，除非怀疑患儿存在厌氧菌血流感染。

（6）采血量：是影响血培养检出阳性率的重要因素，采血量过少会明显降低血培养阳性率。成人每次每培养瓶应采血5～10ml；婴幼儿根据实际体重确定采血总量，每培养瓶（儿童瓶）采血2～4ml。

（7）皮肤消毒：为尽量减少皮肤菌群污染风险，静脉穿刺部位需要用适当的消毒剂进行至少30秒的摩擦消毒。使用成套的商业制剂盒时，采血人员必须遵循制造商的使用说明。消毒剂包括酒精（70%异丙醇）、碘酊、碘伏、过氧化氯和葡萄糖酸洗必泰。含碘制剂需要足够的时间来消毒表面（碘酊30秒，碘伏1.5～2分钟）。一旦操作完成，应将碘从皮肤上去除。葡萄糖酸洗必泰作用时间与碘酊相同，且不会引起超敏反应，静脉穿刺完成后无须清洗皮肤。葡萄糖酸洗必泰是推荐用于幼儿、儿童和成人的皮肤消毒剂。采集血培养的消毒过程通常包括用70%异丙醇清洁该部位；让酒精自然风干；应用主要的消毒剂。在制造商建议的时间内持续用消毒剂消毒皮肤。除非戴上无菌手套或重复消毒程序，否则采血人员不得在皮肤消毒后触诊静脉。

（8）培养瓶消毒：为减少培养瓶口等对血培养造成的污染，在进行静脉穿刺之前，采血人员必须用70%异丙醇消毒血液培养瓶或试管上的橡胶隔膜并使其充分干燥，以减少假阳性的发生概率。

（9）血培养采集：常规血培养瓶通常包括成对的需氧血培养瓶和厌氧血培养瓶。当收集少于推荐的血液量时，应先将需氧瓶装满，达到其推荐量，然后将所有剩余的血液接种到厌氧瓶中。血培养所需血液也可直接采集到含聚茴香脑硫酸钠（SPS）的收集管中，然后将SPS管中血液转移到血液培养基中。使用多采集针头和试管夹组件或从带有试管夹持器组件的VAD中采集血培养，血液培养瓶应保持直立，否则无法控制培养基回流到静脉的风险和采集到培养瓶内的血量，因此不建议将血液直接收集到血培养瓶中。采集完成后的血培养瓶或试管需轻轻颠倒数次以防止凝血。有研究显示，采集血液培养瓶或收集管之前丢弃第一毫升血液，血培养污染会明显减少。废弃管血液采集前也要用酒精进行消毒。更多研究推荐在所有血培养收集之前都有必要使用一根废弃管。

与通过静脉穿刺获得的血培养物相比，从VAD获得的血液培养物，如通过静脉导管和端口，污染率更高。从VAD获得的血培养，需与通过静脉穿刺获得的血培养进行对比，以帮助解释阳性结果。

（10）避免采血管内空气注入厌氧血培养瓶。

（11）避免在静脉留置导管连接处（如肝素帽处）采血液标本，避免标本污染。

2. 感染性心内膜炎

（1）建议在经验用药前30分钟内在不同部位采集2～3套外周静脉血培养标本。如果24小时内3套血培养标本均为阴性，建议再采集3套血培养标本送检。

（2）怀疑左心心内膜炎时，采集动脉血可提高血培养阳性率。

3. 导管相关血流感染　分为保留导管和不保留导管两种情况。

（1）保留导管：分别从外周静脉和导管内各采集1套血培养标本，在培养瓶上标注采集部位，送往微生物实验室，上机培养。两套血培养检出同种细菌，且来自导管的血培养标本报阳时间比来自外周的血培养标本报阳时间早2小时以上，可诊断导管相关血流感染。

（2）不保留导管：在外周静脉采集两套血培养标本。同时，通过无菌操作剪取已拔出的导管尖端5cm，在血平板上交叉滚动4次进行送检。或采用超声震荡法留取菌液接种。从导管尖端和外周血培养出同种同源细菌，且导管尖端血平皿的菌落计数超过15CFU才有意义。

（三）标签和申请单

每套血培养瓶上标签应有唯一标识号或条码，并注明标本采集时间和部位。例如，疑似感染性心内膜炎或疑似导管相关血流感染患者的标本，申请单除应包括患者基本信息外，一定要注明疑似诊断。

二、凝 血 检 验

凝血系统检测是临床常用的血栓与止血筛查试验，是术前筛查凝血系统疾病、观察抗凝剂用量、辅助诊断出血性疾病或血栓性疾病的重要检测项目。试验结果受多方面因素的影响，如患者状态、标本采集是否合格、标本采集后的放置时间、离心速度、抗凝剂与试剂、仪器设备状态等。为更好地分析检验结果，在采集凝血试验的血液标本时应向患者询问相关信息，如服用药物的时间。

（一）器械要求

注射器要求是管壁由惰性材料（聚丙烯）做成的小容量注射器，以防止微血块的形成。将标本注入真空采血管时，勿在注射器针栓上施加外力或将标本快速注入，否则容易引起标本溶血，从而影响结果。使用注射器采血时，建议使用转移装置。蝶形采血针适合于婴幼儿、儿童、静脉细小的患者或需要经常静脉穿刺的患者。注意小号针头更易引起标本溶血。通过血管插导管采集患者血液时，应检查血液采集系统的连接情况，防止由于漏气引起的溶血和采血量错误。采取去除及中和肝素的方法避免肝素污染和标本被稀释导致的检测结果不准确。

（二）采血管抗凝剂及样本量

国际血液学标准化委员会推荐用于凝血系统检测的标本应采用抗凝剂为109mmol/L

的枸橼酸钠，其与全血的比例为1∶9。但若是患者红细胞压积（HCT）低于20%或高于55%，就需要根据公式调整抗凝剂的用量，公式：抗凝剂量（ml）=[100–HCT（%）]×采血量（ml）×0.001 85。采集标本量不足时会降低该比例，可能导致检测结果不准确。枸橼酸钠能有效地阻止凝血因子Ⅴ、Ⅷ的降解，还能通过络合作用，降低血清钙离子浓度，阻断钙离子作用，进而阻断血液凝固的过程，但这种作用是可逆的，只要再加入足量的钙离子或者钙离子相对过量，凝血功能就能立即恢复正常。有报道显示，抗凝剂浓度的改变会直接影响凝血因子，当血量增加0.5ml时，可使凝固时间缩短，而减少0.5ml时，会使凝固时间延长。当抗凝剂与全血量的比例适宜时，枸橼酸钠与钙离子比例恰当，钙离子完全被枸橼酸钠络合封闭，凝血过程被阻断；当全血不足时，枸橼酸钠相对过量，但在测定PT、APTT时所加入的钙离子是定量的，测定时过量的枸橼酸钠可络合部分加入的钙离子，造成凝血过程中钙离子不足，从而导致PT、APTT结果延长。标本量不足时，凝血时间延长，从而使FIB的检测水平下降。另外，抗凝剂过多会造成血液的稀释，影响检测结果的准确性，这也是FIB水平下降的一方面原因。

（三）采血管顺序

按顺序采血能防止真空采血管中添加剂导致的标本携带污染，临床上单次静脉穿刺采集多管标本时，要求按推荐顺序采血。若用蝶翼采血针且患者只有凝血项目检查，应先采集一管伪管，以避免血凝管中出现无效腔。避免血液采集系统（VAD、连接设备、注射器、针和采集设备）因漏气可能导致的溶血和采血量不准确。避免通过肝素冲洗过的管路采集血液，如必须使用VAD采血时，应考虑可能的肝素污染和标本稀释。在这种情况下，管路应以5ml盐水冲洗，最初采集的5ml血液或者6倍VAD无效腔容积的血量应弃去。当必须从VAD无效腔收集或者报告结果异常升高时，建议在药物更换前进行外周静脉穿刺，确认结果异常升高的原因。

三、微量元素

微量元素在免疫遗传、优生优育、延缓衰老及疾病的发生发展等方面有重要作用。有二十余种元素被认为是构成人体组织、参与机体代谢、维持生理功能所必需的，其中，铁、锌、硒、铜、铬、碘、钴、锰、氟和钼被认为是必需微量元素；硅、镍、硼、钒为可能必需微量元素；铅、镉、汞、砷、铝、锡和锂为具有潜在毒性，但低剂量可能具有功能作用的微量元素。每种微量元素都有其特殊的生理功能。尽管它们在人体内含量极小，但它们对维持人体中的一些决定性的新陈代谢却是十分必要的。一旦缺少了这些必需的微量元素，人体就会发生疾病，甚至危及生命。

血液标本微量元素的检测对于指导相关临床疾病预防和治疗具有重要意义，常见的微量元素见表6-1。

表6-1 微量元素分类

元素	原子序数	原子量	检测标本	类型	含量 μg/L（nmol/L）	解释说明与注意事项	超微量元素
铝（Al）	13	26.98	血清或血浆	非必需微量元素（有害）	<10（<370）	24小时内禁食水果、果汁和茶	是
钴（Co）	27	58.93	血清或血浆	必需微量元素	<0.3（<5）	24小时内禁食啤酒	是
铬（Cr）	24	52.00	血清或血浆	Cr^{3+}必需微量元素；Cr^{6+}有害微量元素	0.04～0.39（0.769～7.50）	采血场所远离污染源	是
铜（Cu）	29	63.55	血清或血浆	必需微量元素	受年龄影响	受年龄、性别和妊娠影响，有不同的参考区间	否
铁（Fe）	26	55.85	血清或血浆	必需微量元素	受年龄影响	清晨空腹采血，受年龄、性别和妊娠影响，有不同的参考范围	否
锰（Mn）	25	54.94	血清或血浆	必需微量元素	0.5～1.8（9.1～32.8）	采血场所远离污染源	是
钼（Mo）	42	95.94	血清或血浆	必需微量元素	0.5～3.0（5.2～31.3）	/	是
镍（Ni）	28	58.69	血清或血浆	可能必需微量元素	<2（<34）	采血场所远离污染源	是
硒（Se）	34	78.96	血清或血浆	必需微量元素	受年龄影响	受年龄、性别和妊娠影响，有不同的参考范围。受居住地理位置影响	否
钒（V）	23	50.941	血清或血浆	可能必需微量元素	<1.0（<19.6）	/	/
锌（Zn）	30	65.39	血清或血浆	必需微量元素	受年龄影响	清晨空腹采血，受年龄、性别和妊娠影响，有不同的参考范围，受白蛋白浓度影响	否
镉（Cd）	48	112.41	全血	非必需微量元素（有害）	0.3～1.2（2.7～10.7）	采血场所远离污染源	是
铅（Pb）	82	207.2	全血	非必需微量元素（有害）	<100 儿童（<0.48μmol/L）	采血场所远离污染源	否
汞（Hg）	80	200.59	全血	非必需微量元素（有害）	<5（<25）	避免使用汞类防腐剂。采血场所远离污染源	是

（一）采血前准备

血液样本采集前的准备工作包括采血人员准备、采血用物准备和采血环境准备，能有效预防标本污染，消除或减少对微量元素分析的影响，保证检测质量。

1. 采血人员准备 采血人员要经过严格培训，熟悉采血过程，了解操作技术对微量元素检测质量的影响。

2. 采血用物准备 采血物品是血液标本污染的主要潜在来源。应使用采血管生产厂商提供的微量元素专用的血清或全血采血管。当需要定量采集标本时，可采用带定量刻度的微量采血吸管。不能使用注射器进行包含钴和铬的微量元素的标本采集，因为柱塞头会将这些元素添加至样本中，推荐使用末梢安全采血器。

3. 采血环境准备　采血场所必须远离微量元素污染源，应分别设置等候间和采血间，配备流动感应温水洗手设备。

（二）血液标本采集

血液标本采集也取决于待测元素，如检测铅、镉和汞，全血比较适合；其他元素检测血清或血浆比较适合。静脉血液不受污染的影响，是微量元素检测的首选标本。末梢血液的采集方便、采血量少，适用于婴幼儿等静脉采血有困难者。

1. 采集静脉血标本　单独使用酒精消毒无法有效预防微量元素污染，建议肥皂水清洗两遍后再用乙醇消毒穿刺位置，不要使用含碘的消毒剂。操作采集时佩戴无粉手套，使用经过空白检测的同一批号的无菌采血针或注射器采集静脉血，穿刺成功后立即松开压脉带，并立即摇晃混匀。如果使用多支采血管采集，应尽量在同一部位采集以减少污染。用于微量元素检测的采血管应首管采集。

2. 采集末梢血标本　佩戴无粉手套，用肥皂和水彻底清洗被采血者手部，并用经空白检测的纸巾将手擦干。将患者手掌向上，用拇指和示指握住选择进行穿刺的患者手指，轻轻按摩手指尖肌肉较多部位。用酒精消毒穿刺手指的指腹部位，自然晾干。握住患者手指，并用一次性刺血针刺破中指或环指指腹中心偏外侧的位置（指甲边沿至指肚中线的1/2处）。迅速转动手指，使刺破口向下，让血液形成自然血滴流出，用无菌棉球或纱布块擦拭，弃去第一滴血液。保持血流，用经空白检验的采血容器末端触及血滴，收集血液。若血流量不足，可轻轻按摩手指近端部分，然后用力按住手指远端。不应"挤按"或重复推按手指。采集足够平行双样的血样量后，立即盖好容器盖或密封，混合样本使抗凝剂与血样充分混匀。

3. 采集血浆标本　选择适当的经空白检测的采血管采集全血标本。采血管根据厂商使用说明中的推荐离心条件（相对离心力、离心时间、离心机类型）进行离心，使血清与血块分离。取下采血管胶塞将血浆倾倒入经空白检测的聚乙烯管或塑料螺口管内，如使用移液器转移儿童样本，移液器不得含微量元素。血浆样本应直接送达实验室。

（三）微量元素采集注意事项

（1）血铁：无特殊要求。

（2）血铜：样品采集直至最后一步分析均应严格注意防止污染。全部玻璃器皿必须在约4mol/L的硝酸（HNO_3）中浸泡过夜，再用去离子水彻底冲洗干净。

（3）血锌：需严格注意防止污染，全部玻璃及塑料器具都应用酸液仔细清洗。另外，细胞中锌浓度是血清/血浆的10倍以上，因此要确保样本无溶血发生。

（4）血铝：所用玻璃或塑料器具必须使用酸液或EDTA溶液彻底冲洗干净。

（5）血砷：样本应储存在-20℃。

（6）血镉：避免使用玻璃材质采血管。

（7）血铬：避免使用不锈钢针，可使用硅化针，采血管应经酸液清洗。

（8）血钴：避免使用不锈钢针，所有与样本接触的器具都应被酸液洗过，样本处理需要洁净的空气环境。

（9）血锰：分泌的汗液中有锰，故必须清洁皮肤。因为非蒸馏水锰含量＞1mg/L，所以尽可能使用蒸馏水冲洗。

（10）血硒：容易受到血液中各种蛋白的影响，储存期间应避免蛋白质沉淀，短期储存温度应小于5℃，长期储存温度应小于-20℃。

四、治疗药物监测

血药浓度监测是指导个体化给药的一种手段，但并不是所有的药物都需要做血药浓度监测。对于治疗有效浓度范围宽、毒性小、短期服用、个体差异不大的药物，一般无须做血药浓度监测。血药浓度监测通常用于治疗窗窄、毒性强、服药周期长、服药后个体差异大的药物。例如：①治疗指数低、安全范围窄、治疗浓度范围与最小中毒浓度接近甚至重叠，如地高辛、茶碱等。②中毒症状容易与疾病本身相混淆的药物，如三环类抗抑郁药物。③个体差异大、具有遗传种族差异的药物，如靶向抗肿瘤药物。④患者肝肾功能受损，需要调整剂量的药物，如万古霉素。⑤以控制疾病发作或复发为目的的需要长期服用的药物，其血药浓度过低治疗无效会对患者产生严重不利影响，如他克莫司、环孢素等免疫抑制剂；丙戊酸钠、卡马西平等抗癫痫药物。血药浓度过高会累积毒性反应；或可能产生药动力学相互作用的联合用药。⑥首过消除及生物利用度差异大的药物。

血药浓度的影响因素有很多，如同时使用多种药物，药物之间可相互影响（拮抗或协同）；药物的代谢过程（吸收、分布、利用、排泄）存在个体差异；实验室测定方法不同，测定的物质（母药或其代谢产物等）也不同。

监测血药浓度的样本采集时间（时机）很重要。TDM测定的是稳态药物浓度，即一般连续给药4～5个半衰期（不同的药物半衰期不同）后，血药浓度达到稳定状态（不同的药物达稳态浓度的时间不同）时的数值，但这时的药物浓度在每次服药前后有一定的变化。清晨服药前取血测定的血药浓度相对较低，称为谷浓度，可了解所用药物剂量是否达到疗效浓度；服药后数小时取血测定的血药浓度称为峰浓度（不同的药物或同一种药物给药途径不同，到达峰浓度的时间不同），可了解所用药物是否过量中毒。医生可根据需要选择测定谷浓度、峰浓度。对大多数药物来说，峰浓度与谷浓度都应保持在有效治疗浓度范围内，峰浓度不能进入毒性范围，谷浓度不能低于有效浓度。

测定前应了解药物的半衰期、达稳态浓度时间、达峰浓度时间，这样才能正确确定采血时间，见表6-2。对怀疑用量不足、疗效不好或观察疗效者，一般测定谷浓度，采血时间为早上用药前。对超量使用或怀疑出现毒副作用者，一般测定峰浓度，采血时间根据测定的药物的达峰时间进行采集。若患者处于无发作也无中毒表现的稳定状态时，采血时间可随机，复查时应与前一次测定时采血时间相一致。监测服缓（控）释剂型者的血药浓度可在达稳态后的任何时间测定，但建议测定服药前的空腹血药浓度。如需要调整用药剂量，则应在达到新的稳态后再行测定。

表6-2　药物的半衰期、达稳态浓度时间、达峰浓度时间

药物名称	降解半衰期（小时）	达稳态浓度时间（天）	达峰浓度时间（小时）
地高辛	35～51	7～11	1.5～5.0
洋地黄毒苷	144～192	34	3～6
苯妥英钠	18～30（成人）	5～14（成人）	4～8
	12～22（儿童）	2～5（儿童）	
卡马西平	10～30（成人）	7～14（初次用药）	6～8（初次用药）
	8～9（儿童）	4～5（调整剂量）	3（长期用药）
丙戊酸钠	10～12（成人）	2～3	0.5～1.5（空腹）
	8～15（儿童）		2.0～8.0（饭后）
苯巴比妥	72～96（成人）	14～21（成人）	1～3
	62（儿童）	10～18（儿童）	
扑米酮	6～8	2～3	3
茶碱	3～8（成人）	16～37（成人）	2～3
	1～8（儿童）	6～44（儿童）	

五、定 时 采 血

需定时采血检测的项目包括但不限于葡萄糖耐量试验、胰岛素、皮质醇及治疗药物的峰浓度和谷浓度检测。无论是采集一个还是多个标本，应重点管理患者的采集时间并记录每个标本的采集时间。

（一）口服葡萄糖耐量试验（OGTT）

试验日晨空腹采集第一次血后，将75g无水葡萄糖粉（儿童则予1.75g/kg，总量不超过75g）溶于250～300ml饮用水中，于5分钟内饮完，从服糖第一口开始计时，分别于服糖后30分钟、60分钟、120分钟、180分钟采血。

（二）馒头餐试验

试验日晨空腹采集第一次血后，将事先用100g面粉做成的馒头在10分钟左右吃完，其间可饮水200～300ml，从吃第一口开始计时，分别于吃馒头起60分钟、120分钟、180分钟采血。

（三）胰岛素、C肽释放试验

在OGTT或馒头餐试验时，每次测定血糖的同时，同步采血测定胰岛素水平和（或）C肽水平。

OGTT、馒头餐、胰岛素、C肽释放试验，应要求患者试验前禁食8～10小时，无恶心、呕吐，无发热等不适；试验前3天内每天碳水化合物摄入量不少于150g，试验过程中，患者不进食，不喝茶或咖啡，不吸烟，不做剧烈运动；试验前3～7天停用可能影响结果的药物，如避孕药、利尿药或苯妥英钠等；血标本采集后应尽早送检。

（四）卧立位试验 [醛固酮（ADL）、肾素 - 血管紧张素Ⅱ（AⅡ）测定]

试验日空腹、禁水，清晨平卧至少2小时。早晨8时左右，患者卧位采血5.5ml（ADL测定需2ml、AⅡ测定需3.5ml），将血与抗凝剂充分摇匀后放入0℃冰水内立即送检。采血后根据医嘱肌内注射呋塞米（0.7mg/kg体重），总剂量不超过50mg（血钾浓度低于3.0mmol/L不注射呋塞米）。患者保持立位（可小范围行走）4小时，期间患者不得饮水及食用含水多的食物，可进食干点心。4小时后坐位采血5.5ml（ADL测定需2ml、AⅡ测定需3.5ml），将血与抗凝剂充分摇匀后放入0℃冰水内立即送检。

卧立位试验前3天应进食钠、钾含量平衡的普食，试验前1天晚餐后禁食，夜间22时以后禁饮水，平卧位休息；若直立4小时不能耐受，则立即通知医生，必要时应提前结束试验；试验前1～4周需停用对该试验有影响的药物治疗药物，如利尿药、血管紧张素转换酶抑制剂、β受体阻滞剂等，应注意观察患者的病情变化，及时监测血压。

（五）昼夜皮质醇节律试验

采血前患者卧床休息或静坐30分钟，分别于08：00、16：00、24：00准时采血。昼夜皮质醇节律试验08：00时段采血前需空腹；促肾上腺皮质激素（ACTH）采血后30分钟内需送到检验部门；皮质醇24：00的血标本，离心后可放冰箱冷藏次日晨送检，促肾上腺皮质激素（ACTH）24：00的血标本，离心后将血浆冷冻在−18℃以下的低温冰箱，次日晨送检。

六、分 子 诊 断

血液样本含有丰富的生物分子可用于疾病诊断、判断疾病分期及预后等。血液样本的分子诊断技术在感染性疾病中的应用是通过检测病原体的核酸或者蛋白质，从而对其进行鉴定、分型、耐药诊断和治疗过程中的疗效检测和预后判断，如对乙型肝炎病毒（HBV）、人类免疫缺陷病毒（HIV）、结核分枝杆菌等感染性疾病中细菌、病毒的定量监测；在血液疾病、遗传学疾病和肿瘤疾病的基因分析、诊断、分型、指导治疗、判断预后和微小残留病灶检测等方面也有重要作用。采集分子诊断血液标本时要做好预防措施。戴手套、帽子和口罩是防止血液中的病原体传染给采血人员最基本的方法。除此之外，考虑到分子诊断的敏感度，戴手套也能防止采血人员的汗液或剥脱细胞对标本造成污染，采血过程注意无菌操作。

按照检测过程中采用的分子诊断技术可分为聚合酶链反应（PCR）技术相关分子检验项目、Sanger测序技术相关分子检验项目、二代测序（next-generation sequencing，NGS）技术相关分子检验项目、分子杂交技术相关分子检验项目等。PCR是指利用DNA聚合酶（如Taq DNA聚合酶）在体外条件下，催化一对引物间的特异DNA片段合成的基因体外扩增技术。PCR是生物体外的特殊DNA复制，基于PCR技术的分子诊断能缩短诊断时间，并且可以对病原体进行定量检测，是应用最为广泛的分子诊断技术，广泛应用于感染性疾病病原体检测、肿瘤基因检测、遗传病检测等方面。NGS也称高通量测序，是一种可以同时对数十万至数百万条DNA分子序列进行读取的测序技术。宏基因组二代测序技术

（metagenomics next-generation sequencing，mNGS）：m指宏基因组，也称元基因组，是标本中全部生物（人、微生物）基因组的总称。mNGS是指对临床样本的DNA或RNA进行高通量测序，可以无偏倚地检测多种病原微生物（包括病毒、细菌、真菌和寄生虫），在感染性疾病诊断领域中，侧重于微生物基因组的识别和分析。

（一）抗凝剂的选择

若检测需要应用全血或血浆，推荐使用EDTA和枸橼酸钠作为抗凝剂。各种研究显示，肝素和血红素可显著地抑制PCR，应避免使用肝素抗凝剂和有可能导致溶血的因素，防止采血时导致红细胞破裂。虽然EDTA-K_2是分子诊断全血或血浆标本的首选抗凝剂，但它仍可以干扰后续的检测，每个检测项目都必须遵循生产商的技术说明书，修订每个试验的标本采集、操作程序及运输储存的指南。例如，血液病原宏基因组测序采用游离DNA样本采血管，内由EDTA和保护剂组成，可抑制血浆中核酸酶及有核细胞中DNA的释放，采集两管，采血至刻度，上下颠倒混匀5～10次，切忌在输液处及导管处采集。

（二）血液标本采集

分子诊断中血液标本以静脉血最为常见，检测时根据不同检测目的可采用全血、血清或血浆，采集前对局部或周围皮肤进行消毒处理。血清：采集患者静脉血2～5ml，置于无菌的一次性非抗凝试管中送检，取分离出的血清进行检验。血浆：采集患者静脉血2～5ml，置于灭菌的一次性抗凝（非肝素抗凝）采血管中，取分离出的血浆进行检验。血液：采集患者静脉血3ml，置于无菌的一次性抗凝（枸橼酸钠或EDTA-K_2）试管中，密封送检。当标本出现严重溶血、乳糜血时，会影响核酸扩增效率，抑制酶活性，造成结果假阴性和建库失败，应重新采集血液后立即送检。用于分子诊断检测的采血管宜置于肝素抗凝采血管前采集，避免可能的肝素污染引起PCR反应受抑。切忌在输液处及导管处采集。

（三）标本的储存

血液中RNA在常温运输及日常保存条件下容易发生降解，如HIV和HCV病毒载量实验，用于细胞RNA分析的血液标本必须用含有RNA稳定剂的试管采集。如果使用没有分离胶的试管采集血液标本，全血必须离心，且必须在采血后4小时内将血浆移到另一个试管。用有分离胶的试管采集血液标本，离心后，血浆必须在同一试管中密封。这些标本在2～8℃条件下可以稳定存放5天，如果在−20℃或更低的温度的条件下可以稳定存放30天。

用于DNA分析的血液标本必须用含有DNA稳定剂的试管采集。在DNA提取之前，用于DNA分析的全血能在室温下储存24小时或在2～8℃条件下储存72小时。为了长时间储存，血清或血浆必须储存在−20℃或以下。用于DNA和RNA分析的血清必须在干冰冷冻下运送。血浆必须在2～8℃条件下运送，并储存在−20℃。无霜冰箱的温度一天内会有几次变化，易导致核苷酸分解，不能用于储存分子诊断标本。

（四）特殊分子诊断标本采集

1. 七种微小核糖核酸（microRNA）检测　用于原发性肝细胞癌的发生风险预警

及疗效动态监测，辅助判断疾病进程和治疗效果。检测时采用交联于磁珠上的与特定microRNA靶22标互补的寡核苷酸探针来捕获靶标；再利用反转录酶和特异的引物合成互补的单链cDNA，最后通过实时荧光定量PCR仪扩增并检测cDNA。标本采集时应使用EDTA-K2抗凝真空采血管（紫头管）采集全血3ml，上下颠倒混匀6～8次。

七种microRNA检测标本立即送检至关重要。送检前标本不能放在冰箱，防止溶血。因为RNA非常容易降解，从采集到实验室处理不能超过4小时，需要白天时间采集立即送检（标本室温放置2小时未送出建议重新采集），如果标本溶血、无标签、标本泄漏、疑似污染等均被实验室视为不合格标本。

2. 病原宏基因组RNA（＞32种）+DNA（＞15种）检测　用于传统检验方法（培养、血清学或PCR法）未能给出明确病原学结果从而影响患者准确诊疗的感染性疾病（危急重症、疑难感染、群体性感染事件等）、新发突发传染病、验证常规检验结果或排除其他发热疾病。

通过mNGS技术，直接针对标本中所有核酸进行无偏性测序，结合病原微生物数据库及特定算法，检测标本中含有的可能病原微生物序列。本项目同时进行DNA和RNA双流程检测，检测病原合计有18 562种，其中病毒6761种，细菌9945种、真菌1551种、寄生虫305种。

病原宏基因组RNA（＞32种）+DNA（＞15种）检测标本采集无菌操作至关重要，血液标本采集后温室保存，密闭送检，禁止4℃保存。非血液标本采集后立即送检，如不能立即送检应置4℃冰箱暂存。

（1）血液：菌血症、感染性心内膜炎、导管相关血流感染或在感染部位不明时，可考虑送检血液样本，必须使用专用采血管，即游离DNA样本保存管。应同时采集两管，采血时皮肤需充分消毒，采血至真空耗尽，血流停止，上下颠倒混匀5～10次，切忌在输液处或导管处采集血标本。高凝状态的关节液、胸腔积液、腹腔积液、脑脊液等也可采用此方法。

（2）肺泡灌洗液/痰液：优先采集肺泡灌洗液，采集时弃去前段可能污染的部分，回收10ml置无菌痰杯中。痰液标本需在医护人员协助下，患者用生理盐水漱口2～3次，弯腰90°用力咳出深部痰3～5ml置无菌痰杯中。若无法自行咳痰，可通过吸痰器从气道采集。

（3）脑脊液：用无菌螺帽管/杯采集。脑脊液（留取第2管或第2管后标本）≥2ml。

（4）其他体液：置于无菌螺帽管/杯，在管壁注明标本类型。胸腔积液、腹腔积液≥10ml，关节腔积液、胆汁≥2ml，骨髓≥1ml，房水≥200μl。开放性脓肿需清创后采集深部伤口或溃疡基底部分泌物，拭子置皮肤或黏膜表面彻底消毒，注射器抽取脓液不少于3ml。标本量少也可让步送检，但会影响部分病原体的检出效率。标本采集过程切记防污染，避免经引流管采集。

本 章 小 结

一些特殊的患者，如婴幼儿、老年人、肥胖患者、化疗患者、输液患者、隔离患者等，针对不同患者、病情、血管特征等特殊情况，应选择最佳的采血部位，安全应用止血带、使用合适采血物品、积极进行良好的医患沟通，实现个性化、标准化、规范化的标本采集，为实验室提供合格的血液标本。另外，还有一些有特殊采集要求的检验项目，采血人员对患者准备、采集说明、标本容器及必需添加物、标本转运及保存等方面应给予特别关注，以提高标本质量，保证结果的可靠性。

精彩课堂

1. 儿童静脉采血部位有头皮浅静脉、肘部静脉、手背静脉、股静脉和颈外静脉。

2. 老年人血管有"脆、滑、硬"三个特点。

3. 肥胖患者可采用双止血带结扎法、血压计袖带充气压迫法、记号笔定位法、手背浅静脉穿刺法、超声引导采血法进行血液采集。

4. 化疗患者的血管特点有静脉变细、变硬，易滑动，难以触摸。

5. 根据检测项目的检测方法要求，对患者准备、采集说明、标本容器及必需添加物、标本转运及保存等有不同的要求，采血人员需要特殊注意。

6. 成人患者采血应在两个部位采集，每个部位需氧和厌氧培养瓶各一瓶。

7. 凝血检测标本采用抗凝剂是109mmol/L枸橼酸钠，其与全血的比例为1：9。采集标本量不够时会降低该比例，可能导致检测结果不准确。

8. 人体必需的微量元素包括铁、锌、硒、铜、铬、碘、钴、锰、氟和钼。

9. 监测血药浓度的样本采集时间（时机）很重要。

10. 定时采血的检测项目，重点管理患者的采集时间并记录每个标本的采集时间。

11. 分子诊断标本不能使用肝素抗凝，肝素可显著地抑制聚合酶链反应，针对病原宏基因组测序的血液标本，必须使用游离DNA样本采血管，采集两管血液，室温保存，禁止4℃冰箱保存。

 思考要点和小组讨论

1. 儿童静脉采血部位的选择原则是什么？
2. 减轻婴幼儿患者静脉采血所致疼痛的方法是什么？
3. 老年人静脉采血部位的选择原则是什么？
4. 什么是双止血带结扎法采血？
5. 吸毒患者的血管有什么特点？
6. 静脉吸毒者采血困难的原因是什么？
7. 乳腺癌术后化疗患者静脉采血时的注意事项是什么？
8. 血培养瓶采集的优先顺序是什么？
9. 如何指导患者进行葡萄糖耐量试验？

（齐星伦　周云仙）

参考文献

邓冬苗，董惠翔，张水莲，等，2008.535 例吸毒人员静脉采血的护理体会.实用医技杂志，15（21）：2850.

李海涛，杜彩云，曹满霞，等，2010.静脉吸毒肺结核患者静脉采血法的探讨.当代护士：学术版旬刊，4（5）：65-66.

刘红艳，贾晓清，孔曲，等，2008.真空采血系统在老年患者中的应用效果分析.中华现代护理杂志，14（33）：3476-3477.

刘小红，胡毅敏，曹美容，等，2013.血压计袖带充气压迫法在门诊肥胖患者静脉采血中的应用.护理实践与研究，10（12）：99-100.

万诗燕，鲍幸兰，徐雪琴，等，2008.拔河式大角度快速穿刺法在肿瘤患者静脉穿刺中的应用.护理学杂志，（7）：27-28.

应斌武，2022.分子诊断技术检测感染性疾病的应用和发展.中华检验医学杂志，45（3）：207-213.

张利君，王文慧，沙莉，等，2020.新型冠状病毒肺炎病人血液标本采集和运送流程的制订及应用.护理研究，34（6）：950-952.

中华人民共和国国家卫生和计划生育委员会，2017.临床微生物实验室血培养操作规范：WS/T 503—2017.

中华人民共和国卫生部，2009.血源性病原体职业接触防护导则：GBZ/T 213—2008.

中华人民共和国卫生部，2009.医院隔离技术规范.WS/T 311—2009.

中华医学会检验医学分会临床微生物学组，中华医学会微生物学与免疫学分会临床微生物学组，中国医疗保健国际交流促进会临床微生物与感染分会，2021.宏基因组高通量测序技术应用于感染性疾病病原检测中国专家共识.中华检验医学杂志，44（2）：107-120.

相对于静脉血管而言，动脉血管更深，周围神经分布更丰富。因此，采集动脉血液标本对患者造成的疼痛更大，且标本采集的质量对结果影响更显著。与成人相比，儿童患者动脉血管细、搏动弱，动脉采血穿刺难度更高，容易出现血肿、血栓、感染、血管迷走神经反应等多种并发症。若要获得准确的检验结果，动脉血液标本采集的医护人员须经过专业的培训，具备相关的理论知识和熟练的操作技能及其他应急事件的处理能力，以提供规范化的动脉血液标本采集流程。

第一节　动脉血液标本采集流程

动脉血液标本采集技术要求高，不恰当的患者评估、标本采集、标本运送及接收，都可能影响结果的准确性。为保证检测结果的准确性，避免对患者造成不必要的伤害，标准化和规范化动脉血液标本采集至关重要。

一、动脉采血前准备

（一）检验申请

动脉血液标本常用于血气分析、乳酸、电解质、葡萄糖等检测。检验申请单的要素中，除了通用要求外，还需要填写患者体温。适用时，需备注氧疗方式及吸氧浓度。对于使用呼吸机的患者，需要提供呼吸机设置参数的详细信息。

（二）采血用物准备

选择温度适宜、光线良好的清洁环境进行动脉采血。采血用物包括手套、消毒剂、棉签、敷贴、纱布、采血器具、锐器盒、医用垃圾桶、冰袋等。皮肤消毒时首选浓度大于0.5%的氯己定乙醇溶液作为皮肤消毒剂。对氯己定乙醇有使用禁忌者，可使用碘酊、碘伏或75%乙醇溶液。对于早产儿及两个月以下的婴儿应谨慎使用氯己定，因其有皮肤刺激性和化学灼伤的风险。

动脉采血推荐含有冻干肝素盐或其他适当抗凝剂的自充式、一次性使用的动脉采血器（图7-1），也可使用注射器。对于传染病等高风险患者，宜使用专用安全型动脉采血器。不推荐使用肝素钠作为抗凝剂，以避免影响钠、镁、钙等离子检测结果的准确性。准备动

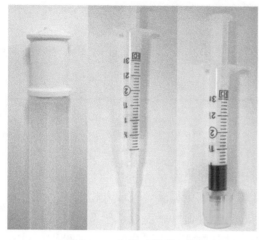

图7-1 一次性动脉采血器

脉采血器两套或2ml、5ml注射器各两支，橡皮塞两个，1ml肝素（12 500U）一支，注意应根据动脉穿刺部位的不同，选择不同长度针头的动脉血气针或者针尖斜面较短的5～9号注射针头，长度为1.6～3.8cm。短针头适合于桡动脉、足背动脉穿刺，长针头适合于肱动脉、股动脉穿刺。

商品化的一次性动脉采血器见图7-1。针栓后端的孔石设计，形成了自动排气装置，可在动脉压力的作用下将针筒内部的残余气体迅速完全排出，避免无效腔气体对动脉血气检验结果的干扰。商品化的动脉采血器优于一次性注射器，其优点：①防止针头脱落。专业的动脉采血器采用螺口设计，严格固定针头，防止采集过程中针头松动。②防止空气进入。专业的动脉采血器针筒材料的分子高致密度，针栓具有双重密闭的功能，能有效防止标本与外界发生气体交换。③操作安全简便。采血前可根据实验所需预设采血量，使动脉穿刺操作安全简便、避免血样浪费。④可减少标本稀释和抗凝剂对离子检验结果的干扰。针筒内预存足量的肝素锂抗凝剂，完全抗凝。⑤能降低疼痛感。专业的动脉采血器针采用22G国际通用动脉穿刺针头，可最大限度地降低疼痛感。⑥有防针刺伤装置，可防止针刺伤。

（三）患者身份识别和状态评估

在动脉采血前应至少同时使用两种方法（参照本书第五章第一节相关内容）准确核对患者身份，了解患者身体状况。在动脉采血前应评估患者血小板计数和凝血功能，核对患者是否使用抗凝药物。若患者存在凝血功能障碍，应尽量避免股动脉穿刺。评估穿刺部位，如有无创伤、手术和穿刺史。评估患者血压、血管条件，血压过低或血管条件较差，动脉血无法自动充盈动脉采血器，应将针栓推至0刻度，缓慢抽拉采血。采血人员在采血前应向患者解释动脉采血方法，以减轻患者紧张程度，取得其配合。过度的紧张、焦虑、哭喊会引起换气过度，导致动脉血液成分发生改变，影响动脉血液检测结果。一般情况下，患者应在舒适、适宜的位置上（如卧床患者）稳定呼吸5分钟以上才可进行动脉采血。如果给氧方式改变，应在采血前等待至少20～30分钟，以达到稳定状态。如果呼吸机参数发生改变（如吸入氧分数、呼气末正压通气等），建议患者稳定20～30分钟以后再行动脉采血。

（四）侧支循环检查

动脉穿刺部位选择原则：首先，选择有丰富的侧支循环的动脉，可以有效避免或降低穿刺部位远端缺血并发症的发生；其次，应选择表浅易于触及、穿刺方便及动脉口径较粗的动脉；最后，应注意穿刺动脉周围是否有组织固定（如硬筋膜、韧带等），以及穿刺后止血的难易程度，并尽量选择远离重要静脉和神经的动脉。

目前，临床上常用的评估体表动脉侧支循环的方法是Allen试验或多普勒彩色超声血流检测。这两种方法多用于对桡动脉、尺动脉侧支循环形成的判断。从解剖学上讲，除桡动脉、足背动脉外，其他部位的动脉通常没有足够的动脉侧支循环，不需进行动脉侧支循环的评估。

1. Allen试验操作步骤

（1）抬高患者的手和前臂几秒，嘱患者紧握拳头，检查者同时按压患者桡动脉和尺动脉，见图7-2。

（2）嘱患者松拳，其手掌部因血供被阻断而变得苍白，见图7-3。

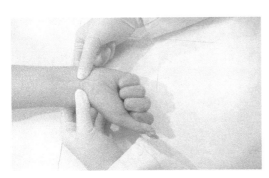

图7-2 嘱患者握拳，检查者同时按压患者桡动脉及尺动脉

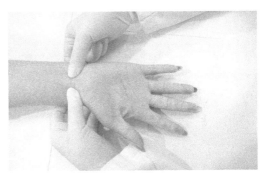

图7-3 伸开手指，手掌变苍白

持续按压桡动脉并松开对尺动脉的按压，密切观察手掌有无立即变红。若手掌能在10秒内立即恢复红色，表明侧支循环丰富，该侧桡动脉可以进行穿刺；若10秒后仍处于苍白状态，表明侧支循环不充分，应避免该侧桡动脉穿刺，见图7-4。

改良Allen试验判断方法是尺动脉向毛细血管床供血比较充分时，手掌、手指及拇指颜色可在15秒内恢复，表明尺动脉和桡动脉间存在良好的侧支循环，即Allen试验阳性。

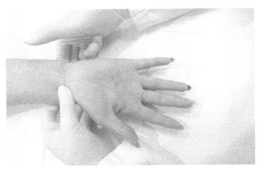

图7-4 检查者压迫尺动脉的手抬起，观察患者手掌颜色恢复的时间

相反，如果尺动脉无法为整个手掌提供充分的血供时，则解除尺动脉压力15秒后手掌颜色仍为苍白，这表明手掌侧支循环不良，Allen试验阴性。

2. Allen量化试验 如果患者意识不清或不能配合操作，可将患者拇指或示指连接血氧饱和度指套，先记录血氧饱和度值；检查者以双手按压于患者腕横纹上方动脉搏动处，同时压迫阻断桡动脉和尺动脉，使血氧饱和度描记曲线为直线。检查者继续按压桡动脉并松开尺动脉，观察血氧饱和度变化，如描记曲线恢复规则曲线正常状态或2秒内血氧饱和度＞95%，则视为Allen量化试验阴性，可进行动脉血标本采集，见图7-5。

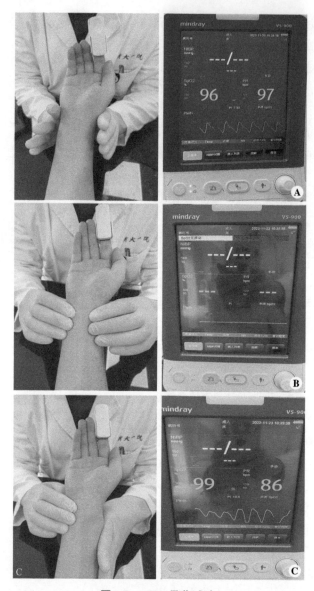

图7-5 Allen量化试验

A. 将患者拇指或示指连接血氧饱合度指套，生命体征监测仪显示血氧饱和度为96%，血氧饱合度描记曲线为正常曲线状态；
B. 检查者以双手按压患者腕横纹上方动脉博动处，生命体征监测仪血氧饱合度描记曲线变成直线；C. 检查者继续按压桡动脉
并松开尺动脉，观察生命体征监测仪，如血氧饱和度描记曲线恢复正常状态或2s内血氧饱和度＞95%，则Allen试验阴性

二、动脉穿刺

动脉穿刺首选桡动脉，其次是肱动脉，桡动脉、肱动脉不能使用或穿刺失败时可选择
足背动脉，头皮动脉常用于婴幼儿动脉穿刺，而股动脉则是临床实践的最后选择。

（一）桡动脉单次穿刺采血

1. 适宜人群　桡动脉是最常用和首选穿刺的动脉，穿刺成功率高，发生并发症风险
低。虽然桡动脉较细，但多数在腕部容易触及。桡动脉周围无重要伴行血管及神经，不易

发生血管、神经损伤及误采静脉血液。桡动脉下方有韧带固定，容易压迫止血，局部血肿的发生率较低。

2. 桡动脉穿刺

（1）判断侧支循环：大部分正常人手部有来源于尺动脉的侧支循环，但部分患者可能缺乏侧支循环，需做改良 Allen 试验予以判定。桡动脉穿刺前要做改良 Allen 试验，如改良 Allen 试验阳性，可在桡动脉进行穿刺；如改良 Allen 试验阴性，不得选择桡动脉作为动脉穿刺部位，应该选择其他动脉。

（2）选择合适体位：根据患者病情取平卧位或半卧位，手掌向上伸展于臂，腕部外展 30°绷紧，手指自然放松。腕关节下垫毛巾卷或小枕头以帮助腕部保持伸和定位。

（3）确定穿刺点：操作者左手示指、中指，定位桡骨茎突水平内侧，桡动脉搏动最明显部位。新生儿从桡骨茎突向前臂做一水平线，再以此水平线的中点做一垂直平分线，即成一"十"字，于"十"字的交叉点向掌根部约 0.5cm，于第一腕纹处或第一至第二腕横纹之间，即为进针点，见图 7-6～图 7-8。使用光纤光源进行手腕透照有助于小年龄婴儿桡动脉定位并确定掌弓轮廓。手指轻柔放在动脉上，感觉动脉的粗细、走向和深度。使用光纤光源时应防止烫伤婴儿的皮肤。

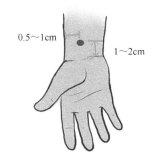
图 7-6　确认动脉穿刺点位置

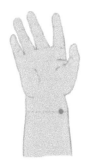
图 7-7　儿童穿刺点位置

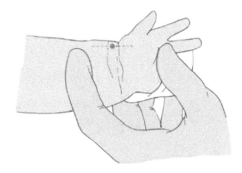
图 7-8　新生儿穿刺点位置

（4）消毒：常规消毒穿刺区皮肤和操作者的示指、中指，消毒面积要大，患者皮肤消毒区域以预穿刺点为中心直径应在 8cm 以上，至少消毒两遍或遵循消毒剂使用说明书，自然晾干后才可穿刺。操作者消毒时，擦拭范围为示指和中指第 1、2 指节掌面及双侧面。

（5）桡动脉穿刺分斜刺和直刺两种方法

斜刺：见图 7-9。逆动脉血流方向穿刺，单手以类似持标枪的姿势持采血器或注射器，用已消毒的一只手的手指触摸桡动脉搏动最明显的位置，使动脉恰在手指的下方。在距桡动脉上方的手指远端 5～19mm 的位置上，针头斜向上与血流成 30°～45°刺入动脉，缓慢进针，见血后固定针头，待动脉血自动充盈针管至预设位置后拔针（动脉血针）或待动脉血自动充盈针管 1～2ml 后拔针（普通注射器）。

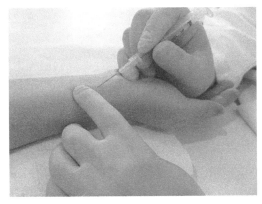
图 7-9　斜刺

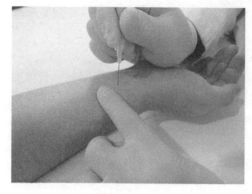

图7-10　直刺

直刺：见图7-10。示指、中指在桡动脉搏动最明显处纵向两侧相距约1cm固定桡动脉，持采血器在两指之间垂直刺入，刺入皮肤后，缓慢进针一般0.5～1cm，见血后固定针头，待动脉血自动充盈针管至预设位置后拔针（动脉血气针）或待动脉血自动充盈针管1～2ml后拔针（普通注射器）。

注意事项：如果使用比6号更细的针头，通常需要轻柔地抽动针栓使血液进入针筒，但用力不应过大，以免负压过大造成针筒内产生气泡。

（6）按压止血：拔针后，局部立即用无菌棉签或干燥的无菌纱布按压3～5分钟，如果患者正在接受抗凝药物治疗或凝血时间较长，应在穿刺部位保持更长时间的按压。松开后立即检查穿刺部位，如果未能止血或开始形成血肿，重新按压2分钟。重复此步骤到完全止血。如果在合理的时间内无法止血，应寻求医疗救助。不能用加压包扎替代按压止血。

（7）混匀并标记标本：见图7-11。拔针后立即封闭动脉采血器，并根据产品说明书要求使血液与动脉采血器内的抗凝剂充分混匀，并标记标本。若动脉血液标本中有气泡，翻转采血器，将纱布置于动脉采血器的上端，轻推针栓，缓慢排出气泡。

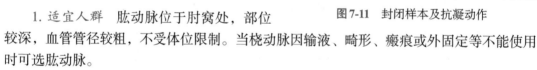

图7-11　封闭样本及抗凝动作

（二）肱动脉单次穿刺采血

1. 适宜人群　肱动脉位于肘窝处，部位较深，血管管径较粗，不受体位限制。当桡动脉因输液、畸形、瘢痕或外固定等不能使用时可选肱动脉。

2. 肱动脉穿刺

（1）患者取平卧位或半卧位，手指完全伸展并转动手腕，手心向上。必要时肘关节下可以使用毛巾卷或小枕头，使患者手臂进一步舒适伸直和帮助肢体定位。

（2）以示指或中指在肘窝上方内侧2～3cm，感觉附近的动脉搏动，搏动最明显处为穿刺点。

（3）以预穿刺点为中心，常规消毒采血区域皮肤，直径应在5cm以上。

（4）肱动脉穿刺分斜刺和直刺两种方法

斜刺：用中指、示指触及动脉搏动最明显的位置，沿动脉走向将两指分开。针尖斜面向上以45°从远侧的手指（示指）下方位置刺入皮肤，针头方向为连接两指直线位置。缓缓进针，待有回血，固定针头，让动脉血自然充盈针管至预设位置后拔针（动脉血气针）或待动脉血自动充盈针管1～2ml后拔针（普通注射器）。

直刺：以肘横纹为横轴，肱动脉搏动为纵轴交叉点上0.5cm为穿刺点，在动脉搏动最明显处垂直进针刺入肱动脉，用斜刺方法采集动脉血。

（5）穿刺后用棉签或无菌纱布尽可能在肱骨上按压动脉5分钟或更长时间止血。有些患者肱动脉的有效按压止血比较困难，而在肱骨上按压通常十分有效。

注意事项：由于肱动脉与桡动脉相比触及困难且缺乏侧支循环，因此，不推荐在婴幼儿和儿童中使用。另外，肱动脉位于肌肉和结缔组组深部，缺乏硬筋及骨骼支撑，穿刺及穿刺后压迫止血相对较困难，形成血肿的概率大于桡动脉穿刺。

（三）股动脉单次穿刺采血

1.适宜人群　股动脉血管管径粗，血流丰富，搏动明显，在桡动脉、肱动脉不可使用或者穿刺失败时可选用股动脉。股动脉是动脉穿刺采血的最后选择部位，主要适用于病情危重，生命体征不稳定，血液循环功能差的患者。新生儿髋关节、股静脉和股神经的位置与股动脉非常近，穿刺时易对这些结构产生伤害，属于禁忌证。在较大年龄的幼儿中，股动脉穿刺是相对容易和安全的。

2.股动脉穿刺

（1）采取适当措施（如屏风）遮挡，嘱患者脱去内裤。患者应当平卧伸直双腿，或将穿刺一侧大腿稍向外展外旋，小腿屈曲成90°，呈蛙式。

（2）用示指和中指在腹股沟三角区内触及股动脉搏动最明显处为穿刺点。

（3）此区域通常污染比较严重，故采血部位要充分消毒。以穿刺点为中心消毒面积应在8cm×10cm以上，必要时应剃除穿刺部位的阴毛。

（4）以搏动点最明显处为穿刺点，示指、中指放在股动脉两侧，然后触按动脉的示指，中指沿动脉走向分开约2cm固定血管，在示指与中指之间中点，穿刺针头与皮肤垂直或成45°逆血流方向进针，见回血后固定穿刺针的方向和深度，动脉血充盈针管至预设位置后拔针（动脉血气针）或待动脉血自动充盈针管1～2ml后拔针（普通注射器）。

（5）穿刺后用棉签或无菌纱布按压股动脉止血3～5分钟。

注意事项：股动脉管径粗大、波动感强、易于穿刺，通常是临床实践中最后选择的部位。股动脉穿刺的缺点在于股动脉缺乏腿部侧支循环，股动脉损伤可累及患者下肢远端的血供，而且如果穿刺部位消毒不彻底，容易引起感染，股动脉周围有股静脉和股神经，操作不慎可伤及。

（四）足背动脉穿刺

1.适宜人群　足背动脉位置表浅，易于触及，且不易滑动。由于足背动脉较细且神经末梢丰富，一般作为桡动脉、肱动脉、股动脉不能使用或穿刺失败时的选择。足背动脉不适用于低血压、休克、末梢循环差的患者。

2.足背动脉穿刺

（1）患者足背过伸绷紧。

（2）示指在内、外踝连线中点触及动脉搏动最明显处为穿刺点。

（3）以穿刺点为中点，常规消毒皮肤，面积为直径10cm以上。

（4）以已消毒的示指触及足背动脉的准确位置，使动脉恰在示指的下方，逆血流方向，针头与皮肤表面成45°～60°进针，见回血固定针头，血液充盈针管至预设位置后拔针（动脉血气针）或待动脉血自动充盈针管1～2ml后拔针（普通注射器）。

（5）棉签或无菌纱布压迫穿刺部位止血3～5分钟。

（五）胫后动脉

1. 适宜人群　胫后动脉穿刺常用于无法使用桡动脉、脐动脉和头皮动脉的患儿。

2. 胫后动脉穿刺

（1）患儿取平卧位，穿刺前按摩足部，改善血液循环。

（2）左手固定足部，绷紧足跟内侧面皮肤，右手示指尖与跟腱及内踝间触摸胫后动脉搏动点，确定穿刺点。

（3）以穿刺点为中心常规消毒皮肤面，直径10cm以上。

（4）右手持5.5号头皮针，针头斜面向上，进针点在距动脉搏动最强处后0.5cm刺入皮肤。进针角度：足月儿针头与皮肤成45°，早产儿针头与皮肤成30°，逆动脉血流方向刺入动脉，见回血后，可能需要轻柔地抽动针栓使血液进入针筒，但用力不应过大，采血至预设位置后拔针（动脉血气针）或待动脉血自动充盈针管1～2ml后拔针（普通注射器）。

（5）穿刺部位用棉签或纱布压迫止血3～5分钟。

（六）头皮动脉穿刺

1. 适宜人群　头皮动脉比较浅表，婴幼儿头部相对易于固定，可选用。

2. 头皮动脉穿刺

（1）剃净患儿头部预穿刺部位毛发，以穿刺点为中心，面积约10cm×12cm。

（2）用左手示指触摸颞浅动脉搏动最明显处为穿刺点。

（3）以穿刺点为中心常规消毒皮肤面积约8cm×10cm。

（4）用5.5号头皮针连接1ml动脉血气针或注射器，示指触摸搏动最明显动脉，于示指下方针头斜面向上，针头与皮肤成30°～45°穿刺动脉，待动脉血流至采血器预设位置时，立刻用小止血钳分别夹住头皮针塑料管两端，然后拔出针头，样本立即送检。

（5）穿刺局部棉签压迫止血5～10分钟。

（七）末梢动脉血采血

1. 采血前准备　采集条件如果不具备，无法直接采集动脉血样，可采集动脉化技术处理后的外周血。末梢采血进行pH和血气分析时，首先要使毛细血管动脉化。动脉化的毛细血管血是指局部组织末梢经温水或温热毛巾热敷（温度不得超过42℃），使采血局部血液循环加速，血管扩张。此时，采血部位动脉血流增加达7倍。局部毛细血管经热敷或按摩后，扩张充血，血流加快，血液中的O_2和CO_2水平与毛细血管动脉端血液中的水平相近，此过程称为毛细血管动脉化。在这样的条件下才能保证末梢采血进行血气分析的结果与动脉血所测值基本一致。

2. 采血部位　以手指掌侧面、足跟底部及踇趾底部为宜。足跟部穿刺常用于1岁以下婴幼儿。足跟底部穿刺一般选择足跟底部内、外侧边缘1cm以内。穿刺不可重复选择同一部位，不能在足跟后缘、足跟中央区域及足底中央区域进行穿刺。

3. 穿刺深度　为获得充足的血流，并尽可能减少疼痛，建议使用末梢采血器进行穿刺，穿刺深度不超过2cm，以防损伤婴幼儿的足骨。

4. 采集步骤

（1）物品准备：末梢采血器、适当的消毒溶液（如安尔碘或碘伏）、无菌棉球、肝素化的20μl微量吸管或毛细采血玻璃管、试管架、编号笔、口罩。

（2）加温：低于42℃的温热的湿毛巾（或温水、加温装置）覆盖穿刺部位3～5分钟或直至皮肤发红。

（3）消毒：穿刺用安尔碘或碘伏常规消毒穿刺部位，而后用末梢采血器穿刺，穿刺深度不超过2mm，使血液自动流出，弃去第一滴血。随即接上肝素化的毛细采血管、玻璃管或微量吸管，吸满血后用橡皮泥封闭端口，同时用棉球压迫穿刺部位。

（4）采血后要求血液标本在30分钟内检测完毕，如30分钟内不能完成检测，应将标本置于冰块中保存，最多不超过2小时。

注意事项：穿刺后不能挤压穿刺部位，会导致测定结果不可信。未充分动脉化的毛细血管血的PO_2测定值偏低，但对pH、PCO_2和HCO_3的测定结果影响不明显。

三、动脉留置导管取血

（一）封闭式导管的动脉血液样本采集

对于桡动脉或肱动脉插有动脉导管的患者，可通过留置动脉导管采集动脉血样用于血气分析。动脉插管属于侵入性操作，有一定的风险，一般由经过严格培训技术能力较强的医生完成。

1. 采集步骤　使用留置动脉导管采集动脉血样一般分为未点滴液体时的样本采集和点滴液体期间的样本采集两种情况。

（1）未点滴液体时的样本采集：①在与动脉导管相连的三通阀门下方铺无菌敷料或纱布等。②在三通阀门的注射器接口上连接一支5ml或10ml废弃血样用的注射器。③将阀门转向注射器方向，抽出导管和接口体积3倍的混合血液，关阀门，移去抽有血液的注射器并废弃。④在注射器接口重新连接动脉血气针或5ml的一次性注射器，阀门手柄转向注射器接口，缓慢采集新鲜动脉血液至所需量，关闭阀门注射器接口。⑤采集完成后，必须用肝素生理盐水，或生理盐水，或其他适宜的冲洗液冲洗导管、阀门及接口，以保证管道通畅。冲洗管道系统所需要的液体量随导管型号不同而有所变化，应在插管前予以确定。一般相当于废弃血样的量。⑥将有适当体积普通生理盐水或肝素生理盐水的针筒连接在注射器接口，打开阀门朝向针筒位置，缓慢但连续通过阀门将溶液推入，关闭阀门的注射器接口。

（2）点滴液体期间样本采集：①使用开放系统时，在三通阀门靠近患者一侧的接口上连接一支废弃液体用注射器（5ml或10ml）。②将阀门手柄转向压力袋，吸取阀门和管道之间容积5～6倍的液体/血液（约3ml）。由于管路长度有所不同，各医疗机构应确定吸取的液体/血液量。③转动阀门手柄45°，指向开放端口和患者之间的方向，吸出并弃去液体/血液混合物。④连接动脉血气针或注射器，将阀门手柄转向压力袋，动脉血气针或注射器自行充满血液。⑤阀门手柄从开放端和患者之间45°方向转回，密封样本并进行适当标识。⑥用肝素生理盐水（1U/ml），或生理盐水，或其他适宜的冲洗液冲洗导管阀门及接口，以保证管道系统通畅。

2. 样本采集时应注意的预防措施

（1）血液样本采集时应防止导管系统中进入气体。

（2）应保证所有连接处均牢固。

（3）采集前应去除导管无效腔和连接器内的物质。

（4）采集后应防止针筒或采集器及连接装置进入空气。

（二）开放式导管的动脉样本采集

开放式导管的动脉样本采集适用于装有开放式导管的患者。操作步骤如下。①采血器准备：将动脉采血器从无菌包装中取出，按照产品说明书的要求将针栓调整到预设位置。准备废弃液体用注射器（5～10ml），将针栓推到0刻度。②稀释血液废弃：戴手套，消毒采血处的三通，联通注射器与患者的动脉端，抽取导管无效腔体积3倍的混合血液，将三通转至三不通（患者端、空气端、冲洗液端）状态。③标本采集：移除注射器，将动脉采血器与三通连接，打开三通，待血液充盈至预设位置，关闭三通，将动脉采血器与导管分离。④排气：若血液标本中有气泡、翻转采血器、将纱布置于动脉采血器上端，轻推针栓，缓慢排出气泡。⑤标本处理：同开放式导管的样本采集。⑥稀释血液处理：打开连接注射器的三通，一般建议废弃混合血液，但对于特别关注失血问题的患者，在保证混合血液未出现血凝块及无污染风险的情况下，可考虑回输患者体内。⑦冲洗导管：按压冲洗阀门，冲洗动脉导管；转动采血处的三通，将三通内的血液冲洗干净，关闭三通。冲洗液可选用0.9%的生理盐水（加或不加肝素）。若使用肝素生理盐水封管，可采用500ml生理盐水加入1000～2500U肝素保持管路畅通（肝素浓度2～5U/ml）。需密切观察因肝素引起的血小板减少症及后续的出血和血栓风险。

四、动脉采血后止血

传统动脉穿刺后通常采用按压皮肤穿刺点上方止血。因为医护人员在行穿刺时，常规按30°～60°斜向进针，导致皮下进针点与动脉穿刺点有一定距离，而且这个距离因个体脂肪、肌肉厚度不同存在很大差异。在拔出针头时，人们通常按压皮肤穿刺点，忽略了直接进入动脉的穿刺点不在同一位置。而且常规的棉签体积小，动脉易滑行，按压时易挪动位置，不能有效按压，经常会出现皮下淤血或血肿，显著增加了患者痛苦。建议使用三横指按压的方法压迫止血，以减少并发症，见图7-12。

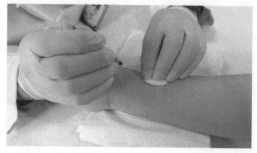

图7-12 按压止血

1. 准确按压穿刺点　压迫技巧方法体现出能准确按压皮肤及血管穿刺点，拔针后示指、中指和环指在皮肤穿刺点正上方及靠近近心端与血管走行一致，且以三横指按压，可以更好地解决按压错位问题。

2. 按压面积　按压面积不足是导致按压无效的主要原因之一。三指并拢按压皮肤穿刺点正上方，一横指约1cm，三横指约3cm，保证皮肤和血管两个穿刺点同时被按压，以很好地固定周围组织，防止动脉滑动。

3. 按压力度　主要体现在按压力度及力度控制，即三指并拢按压，按压时力度可以更好把握，刚开始稍微重压5分钟，5分钟后递减按压力度，以每2分钟速度递减按压力度，直至指腹触及皮肤上可以感到动脉搏动为止，以避免突然撤离导致穿刺点出血。

4. 一次穿刺成功　采用压迫技巧方法，减轻了患者的痛苦及恐慌。应注意观察穿刺点有无渗血，局部有无肿胀、血肿，并注意观察有无供血不足的情况。动脉采血成功后，在按压止血的同时，立即检查动脉血气针或注射器中有无气泡，若发现气泡，应小心按照生产厂家的建议排出所有滞留的气泡。转动或颠倒采血器数次，并用手向两个维度搓动采血器使血液与抗凝剂充分混匀，防止红细胞凝集，保证充分抗凝，防止样本中出现血凝块。

五、标本运送和接收

动脉血液标本采集后应立即送检，并在30分钟内完成检测，如进行乳酸检测，须在15分钟内完成检测。如果无法在采血后30分钟内完成检测，需远程运输或外院检测，应在0～4℃低温保存。临时保存的容器应足够大，可将采血器或注射器针筒完全放入。存储时应避免温度降至0℃以下，以免由于细胞中水分子凝固导致细胞破裂，造成样本溶血，导致检测值异常。由于温度可影响钾离子在红细胞内外移动，低温保存的血标本仅能进行气体压力检测，不能用于电解质检测，以免导致错误。

第二节　动脉血液标本质量控制

动脉血液标本检测，对疾病的诊断、治疗和监测，尤其是对危重症患者采取适当的救治措施具有重要意义。血气分析测定结果可能出现与临床不符合的情况，应对动脉血液标本采集进行规范化、标准化的质量控制，以保证检验结果的准确性和可靠性。

一、采集前质量控制

（一）患者评估

紧张的情绪、恐惧、疼痛、不合作等因素均可导致采血误差。评估内容可包括心理因素和患者状态。紧张、焦虑等可导致呼吸急促使pH、$PaCO_2$升高，PaO_2降低。瞬间屏气可引起pH和PaO_2升高，$PaCO_2$降低。为获得患者真实的病情，在采血前和采血过程中，应嘱患者放松，平静呼吸，避免呼吸急促及屏气，使患者通气状态稳定，如对不卧床的患者应要求卧床5分钟；平息哭闹的患儿，稳定患儿的情绪；如调整了呼吸机设置参数或给予了其他治疗措施，应至少等待15～20分钟，患者的状态稳定后再采血。

（二）体温

体温以37℃为界，升高或降低均可对pH、$PaCO_2$、PaO_2检测结果产生影响，每增加1℃，pH降低0.015，PaO_2增加7.2%，$PaCO_2$增加4.4%；每降低1℃，PaO_2降低5mmHg，$PaCO_2$降低2mmHg。采集动脉血液标本前应测量患者体温，检测时在化验单上注明患者的实际体温，可应用仪器中温度校正，校正至患者的实际体温，保证测定结果的准确性。

（三）动脉血管的选择

常用的动脉血管为桡动脉、股动脉、足背动脉、肱动脉等，要因人而异。对病情危重，需要多次采血的患者，为保护血管可以对全身表浅动脉进行编号，并轮流穿刺，以减少并发症，也可留置动脉套管针以减轻患者痛苦，减少工作量。

（四）采集装置的选择

建议选择1ml、3ml、5ml的动脉血气分析标本采集装置，预充适当浓度和种类的冻干肝素盐或其他适当抗凝剂，自充式的一次性采血器。不推荐使用肝素钠作为抗凝剂，以免影响检验结果的准确性。国内外指南均建议使用安全型预充盈式采血器进行动脉血液标本采集，可降低针刺伤发生的风险。

（五）气动传送装置

使用气动传送装置，会导致PO_2结果错误，标本溶血发生率高。气动传送装置方式造成的偏倚大于人工运输方式。

二、采集操作相关质量控制

（一）样品中存在空气

标本中混入气泡会造成血气分析中pH、$PaCO_2$、PaO_2的结果及$PaCO_2$、PaO_2相关的实际碳酸氢根（AB）、标准碳酸氢根（SB）、碱剩余（BE）、细胞外液碱剩余（BEecf）结果的偏差。如果气泡的相对体积占0.5%～1.0%，就会严重影响血样PO_2。PO_2可以在极短的30秒即受到影响，气泡留在针管中的时间越长，血样越不稳定，偏差就越大。如果血样保存在低温下，这个作用更为明显，因为血红蛋白和氧的结合力增加。因为空气中的PO_2为150mmHg（20kPa），正常的PaO_2为90～100mmHg（12～13kPa），所以一般情况下检测结果会偏高。当然，在有些值极度变化的情况下，也可能出现结果偏低。因此，将血样保存于无氧状态，并且没有气泡存留在标本中是极其重要的。如果气泡进入到血样中应该立即排除，并且解释检测结果时，应该考虑可能受到气泡的影响而引起偏差。为减少气泡，在患者血管条件允许的情况下，避免动脉采血器抽拉采血，应借助动脉压使血液自动充盈，若采血过程中引入气泡，应第一时间充分排气，然后立即封闭动脉采血器。专业动脉采血器可有效减少对气体指标检查结果的影响。国际临床化学与实验室医学联盟（IFCC）指出气体交换可通过塑料材质管壁，因此可导致 $PaCO_2$、PaO_2 趋向于周围环境，偏移程度与管壁材质和注射器的构造相关。专业动脉采血器管壁材质为高密度聚酯，可有效避免气体交换的发生，推荐使用高密度聚酯材料制作的塑料采血器，以减少对气体指标的影响。

（二）采集了静脉血而非动脉血

静脉血不能反映氧合情况。静脉血 PO_2 各部位不同[24.8～45.0mmHg（3.3～6.0kPa）]，心输出量正常时与各部位氧耗量有关；静脉血 pH 较动脉血低0.03～0.05；静脉血 PCO_2 较动脉血高5～7mmHg（0.67～0.93kPa）；动、静脉血 $[HCO_3^-]$ 大致相等，静脉血 $[HCO_3^-]$ 高1～2mmol/L。当循环功能受损时，动脉和中心静脉之间的 ΔpH、ΔPCO_2、ΔHCO_3 会增大。静脉血气分析只能用于判断酸碱失衡，不能用于判断呼吸功能。在采血过程中，如采集了静脉血，或者动脉血中混入了静脉血，测量出来的参数尤其是 PO_2 和血氧饱和度（SO_2）则不能真正反映动脉血的真实水平，这会给临床判断带来困扰。在这种情况下，应根据检测项目要求判断是否需要重新采集动脉血样。

（三）抗凝剂肝素使用不当

1. *使用配有固态肝素的采血器* 在全血标本的采集中应该避免使用液体肝素，液体肝素会造成动脉血样稀释，导致电解质、血红蛋白（Hb）、PCO_2 和代谢物结果较实际值偏低。肝素钠带负电，易吸附血液中的阳离子，如钙离子、钾离子和镁离子，尤其对较为活跃的钙离子影响最大，最终导致结果假性偏低，影响电解质检测结果的准确性。

2. *肝素对钙离子的干扰* 普通肝素因结合作用导致测量值偏低。普通的肝素（锂和钠）含带负电荷的结合位点。当离子和肝素结合位点结合后，就无法被分析仪的离子选择性电极检测到，所以这些正离子的检测值比实际值低。有两种方法避免肝素造成的电解质水平的偏差：①使用低浓度肝素。理论上，肝素的浓度越低，造成的偏差越小。但是，临床实践也证明，低浓度的肝素增加了凝血和血栓形成的风险。②使用经过特殊平衡化的肝素。肝素的结合位点通过特殊的程序被中性化。在测量钙离子时选择经过特殊平衡化的肝素，并且采用相对稍高的浓度，该肝素不会造成电解质的测量偏差，又能将凝血的风险降至最低。

3. *最适用肝素钠* 浓度125 00U/支的肝素钠针剂2支加入到50ml生理盐水中稀释。

（四）采血方式不当

通过导管采血时导管冲洗不彻底，钠离子及氯离子检测结果将出现错误的高值，而其他检测项目的结果会出现错误的低值。建议在动脉导管采血前，按照要求去除规定导管无效腔体积液体的同时，记录标本采集方式，便于临床回溯。通过抽拉式采血即直接拉取采血器针栓采血，负压可使血液中的 O_2 和 CO_2 溢出，导致 PO_2 和 PCO_2 检测结果不准确。动脉采血时，应尽量避免抽拉采血器针栓进行采血，借助动脉压使血液自动充盈即可。

（五）采血后未适当混匀

血样留在采样器里，经放置，开始分离出血液的主要成分，如血浆和血细胞。血液沉淀过程的时间根据个体有所不同。经放置且没有被充分混合的不均匀的血样对ctHb的影响最大，PO_2、标准碱剩余（ABE）、标准碳酸氢盐（SBC）和氧含量（ctO_2）的测定值也会受到影响。这样会导致检测出来的结果不能反映真实的情况，造成不必要的输血或者应予输血的患者没有得到治疗。因此，进行血样上机分析前，将标本充分地混匀，使进入分析仪的血样均匀，同时，尽可能缩短留置时间，尽量进行床旁检测。

（六）标本溶血

溶血会造成细胞内离子外流，严重影响钾离子检测结果的准确性，影响钙离子结果，产生偏差。与血浆相比，血细胞中钾离子的浓度较高，钙离子的浓度较低。标本溶血会引起血钾浓度测量结果错误偏高。不正确的血样处理方法会导致溶血。例如：①采血针头过细，狭窄的入口导致高充盈压；②采毛细血管血液标本时，过分揉擦和挤压皮肤；③储存时标本与冰直接接触或直接用冰块冷冻血样导致部分血液冻结；④抗凝血混匀过程剧烈，过分混合血样；⑤使用气动传送装置运输标本；⑥穿刺时酒精未充分干燥。另外，红细胞压积高的患者血液中血浆含量相对少，血样更容易发生误差。当怀疑溶血，可将部分血样放在检测红细胞压积的试管中并离心，然后观察颜色，正常的血液标本可以分离成澄清的血浆和红细胞，如果溶血，血样的颜色呈微红或红色。

（七）培训和考核

按最新的标准、共识、指南、文献，结合医院现况，制订标准操作流程，保证流程的可行性和便捷性。对员工进行定期培训和流程解读，内容可包括动脉血气分析的基础理论、动脉采血部位的选择、动脉血标本的采集方法、动脉血标本的运送和管理、动脉血气分析质量的控制、动脉采血常见的并发症的预防和处理，采血人员安全防护等，必要时对操作进行演示，可进行模拟演练和实战考核，熟练掌握关键操作技能。

三、采集后的质量控制

（一）标本储存

采样后如果无法立即检测，标本应该被正确地储存以防止产生偏差。血液离开机体后，血细胞的新陈代谢仍在持续进行，标本放置时间过长，气体分压、血糖、乳酸等检测结果的准确性会受到较大影响，血气分析结果、pH和代谢物的水平会发生改变。不能及时送检，对钾离子的结果也有影响。细胞内外钾离子的浓度差异主要依赖钠钾泵维持，血样被冷藏时，钠钾泵被抑制，无法维持钾离子的浓度差异，钾离子检测结果升高。

原则上应该避免储存血样或者减少到最低限度。①对放于塑料针管里的血液标本，如果无法立即检测，应室温保存，在30分钟内分析检测完毕。②预计PO_2比较高的标本或者做特殊研究的标本（如做肺功能研究）应该立即检测或在5分钟内检测。③对于玻璃毛细血管的血液标本，应在10分钟内进行分析。如果储存无法避免，呈水平位置储存在0～4℃，最长为30分钟。

（二）标本检测次数

为避免外界空气对血气标本的影响，一份血气标本建议只检测一次，不要重复测定。需要重复检测时，每次检测完毕，将针盖盖好，以防接触空气而影响结果。

动脉血液标本检测结果在重症患者管理中发挥着重要的作用。准确的动脉血气分析检测结果是重症患者救治的基础。通过标准化的动脉血液标本采集流程，对动脉血液标本采集前、采集中和采集后进行规范化的质量控制，保证动脉血液检测结果的准确性和可靠性。

本 章 小 结

动脉血液标本的采集流程包括用物准备、判断侧支循环、选择合适体位、确定穿刺点、消毒、穿刺采血、按压止血、标本混匀并标记。拔针后，应立即按压3～5分钟，松开后立即检查穿刺部位，如果未能止血或开始形成血肿，重新按压2分钟，重复此步骤直至完全止血。动脉血液标本的质量受患者体温、患者状态、样品中存在空气、采集了静脉血而非动脉血、抗凝剂肝素使用不当、采血后未适当混匀、溶血、标本储存、标本检测次数等多种因素的影响。

 精彩课堂

1. 为获得患者真实的病情状况，在采血前和采血时，患者通气状态应稳定。
2. 动脉侧支循环的评估方法有改良Allen试验和多普勒彩色超声血流检测。
3. 桡动脉是首选动脉采血部位，其次是肱动脉，股动脉是最后的选择。
4. 桡动脉穿刺分斜刺和直刺。
5. 桡动脉穿刺位置选择：操作者左手示指、中指定位桡骨茎突水平内侧，桡动脉搏动最明显部位。
6. 动脉采血拔针后，应立即按压3～5分钟，松开后穿刺部位如果未能止血或开始形成血肿，重新按压2分钟，重复此步骤直至完全止血。
7. 动脉标本采集后应立即送检，室温下保存不超过30分钟。

 思考要点和小组讨论

1. 动脉穿刺部位的选择原则是什么？
2. 如何正确操作改良Allen试验？
3. 动脉穿刺部位选择的优先顺序是什么？
4. 动脉穿刺后应如何指导患者按压止血？

5.动脉穿刺的流程包括哪些步骤?

6.动脉血液标本的质量受哪些因素的影响?

（齐星伦　周云仙）

参考文献

胥小芳，孙红，李春燕，等，2017.《动脉血气分析临床操作实践标准》要点解读.中国护理管理，17（9）：1158-1161.

张琳琪，2021.《儿童动脉血气分析临床操作实践标准》要点解读.中国护理管理，21（4）：592-595.

张晓雪，张芝颖，王欣然，2019.《动脉血气分析临床操作实践标准》采血流程的临床应用研究.中国护理管理，19（11）：1711-1715.

随着检验仪器及设备的自动化、微量化、床旁化和智能化，儿童和成年人末梢血的应用非常普遍。儿童血管纤细，充盈度不足，对采血穿刺存在恐惧心理，更受家庭成员关注。与静脉血相比，末梢血影响因素较多，如环境温度、采血位置、挤压方式，均影响检验结果的准确性，因此规范末梢采血的操作至关重要。

第一节　末梢采血操作流程

末梢血（capillary blood）是毛细血管血液，成分包括微动脉血、微静脉血及少量组织液。末梢采血常称手指采血，临床通常在手指或足跟特定部位穿刺，采集末梢血进行检验。

一、末梢血应用范围

末梢采血儿童依从性好，采血成功率较高，穿刺设备与患者接触时间短，显著减轻了患者及家长的恐惧和排斥心理。儿童末梢血检验主要有血细胞计数检验、血型检验、血糖快速检测、新生儿遗传疾病筛查、红细胞沉降率测定、感染性标志物检测、新生儿胆红素测定、电解质和微量元素检测。

成人末梢血检验主要用于血糖、凝血酶原时间等床旁检测项目。特殊成人患者，如严重烧伤患者、极度肥胖患者、老年患者、需自行采血检测患者，也可采集末梢血进行检测。

应注意，若患者水肿或由于其他原因导致外周循环不佳，可能无法通过皮肤穿刺采集到合格的血液标本，不建议进行末梢采血检测。

二、标本采集前

标本采集前包括工作环境、人员准备、选用采血物品、患者准备、身份确认、打印标本标签等工作步骤。

（一）采血环境和人员准备

采血环境装修淡雅温馨，尤其儿童空间的配色需适宜。工作环境定期清洁和消毒。采血区域有足够的空间，充足的照明，合适的通风系统，维持适宜温度、湿度。设立采血等候区，提供足够的座椅，提供采血相关知识宣教和叫号系统，便于患者安静休息和等候。候诊区与采血区可有效隔开，患者与采血员面对面沟通。每个采血位应配备洁净、高度可调节的采血椅，合适高度的操作台面，提供免洗手消毒剂、洗手液、洗手装置和一次性纸巾。

采血人员应按照BSL-2级实验室生物安全要求做好个人防护工作，包括穿白大褂、戴帽子、口罩、选择无粉手套、不要穿露足趾的鞋。采血人员上岗前必须按照医务人员手卫生规范进行洗手。在为每位患者采血前，应使用快速手消毒剂涂擦双手1遍，仔细搓擦至手背、手心和手指等各处，作用1～2分钟直至消毒液完全挥发。针对特殊病区、有血源性感染患者、隔离患者、保护性患者或疑有传染倾向患者需严格执行一人一换手套。

（二）采血物品准备和选用

末梢采血前应检查下列物料是否备齐：75%乙醇溶液或异丙醇、速干手消毒液、无菌棉签（棉球）、创可贴、末梢采血器、末梢采血管、一次性医用橡胶手套、口罩、试管架、利器盒、医疗垃圾桶等。

末梢采血前应检查下列系统是否运行正常：实验室信息系统、叫号排队系统、自动化物流系统等。

采血过程中由采血人员、采血用物及患者三大要素共同组成。采血器是其中的最重要的用物，通过选择适宜的采血器可有效提高采血质量，降低针刺伤发生率。新型安全末梢采血器包括触压式末梢采血器、按压式末梢采血器和专门针对足跟采血的足跟采血器（图8-1）。新型的末梢采血器一般具有穿刺深度恒定、针头不暴露、出血量充分、一次性使用等特点。触压式/按压式一次性末梢采血器：满足预置一体、单手激活、明确信号三条标准，采用弹簧式设计，穿刺迅速，穿刺深度恒定，可明显减轻受试者的疼痛和紧张程度，保证采血质量；且穿刺后针/刀片永久回缩，不能重复使用，在减轻受试者痛感的同时，可避免针刺伤的发生，尤其适合儿童使用。

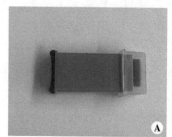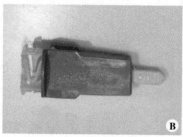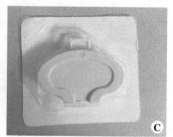

图8-1 新型安全末梢采血器
A. 触压式末梢采血器；B. 按压式末梢采血器；C. 足跟采血器

采血人员可综合检测项目的需血量及受试者的年龄、体重等情况选择不同针管外径和穿刺深度的采血器，参见表8-1。

表8-1　常用采血器规格与外径的对应关系及预期采血量

规格	外径（mm）	外径范围（mm）	预计采血量（ml）
21G	0.800	0.800～0.830	100～250
22G	0.700	0.698～0.730	100～250
23G	0.600	0.600～0.673	100～250
24G	0.550	0.550～0.580	20～100
25G	0.500	0.500～0.530	20～100
28G	0.360	0.349～0.370	5～20

注：25G采血器，不同生产厂家穿刺深度可以有1.8mm和2.4mm等多种规格。

此外，激光采血仪也可以作为一种采血工具，见图8-2。激光采血的原理是利用其强大的激光脉冲，瞬间穿透皮肤形成出血点。激光采血仪形成的创口极小，采血的深度可根据受试者的皮肤状况进行调节，因其与受试者皮肤没有任何接触，可避免院内交叉感染。但激光采血仪采血时会发出噼啪的爆裂声和轻微的皮肤烧焦气味，会使患儿及家属感到不安。目前，较少有医院使用激光采血仪。

不同类型的血液收集设备发生针刺伤的风险差别较大，安全型采血器"隐藏锋芒"，避免非必要的针头暴露，从根源上避免针刺伤事件发生，其发生针刺伤的风险仅为普通采血器的1/7。

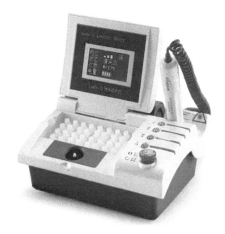

图8-2　激光采血仪

末梢采血管是用于收集、储存皮肤穿刺后获取的末梢血液标本的容器，容器内可含有抗凝剂或促凝剂以满足不同检验项目的需求。①种类：全血管的常用添加剂为乙二胺四乙酸二钾（EDTA-K2）（紫帽管）；血清管分为红帽管和黄帽管，红帽管无添加剂，黄帽管添加剂为促凝剂及惰性分离胶；血浆管分为绿帽管和浅绿帽管，绿帽管添加剂为肝素锂，浅绿帽管添加剂为肝素锂、惰性分离胶。②选用建议：应选用管壁光滑、添加剂比例恰当、喷涂均匀、标记清晰的末梢采血管。血液应易于混匀，避免微小血凝块产生，以保障检验结果的准确性。

（三）患者信息核对

通过温和的言语和动作安抚患者，尤其患儿，整个采血过程给予言语和肢体上的关心，如给予患儿口头表扬、握手、有趣的贴纸、喜欢的玩具，保持其情绪稳定。采集时患者应处于平静状态。如果患儿情绪过于激动，过度哭闹可能会影响血液某些成分的检测结果。精神紧张可引起白细胞计数（WBC）、醛固酮（ALD）、血管紧张素（ACE）、儿茶酚胺类、皮质醇（CORT）、催乳素（PRL）、生长激素（GH）等检测项目水平升高。

患者信息核对内容至少采用两种方式进行，信息核对内容包括住院号/门诊卡号、姓名、出生日期、检验项目等。若患者年龄小或者因疾病无法回答问题时，由其看护人员或者家庭成员代为回答；如果无看护人员在场情况下，应该通过患者腕带信息进行核对，并将上述信息与医嘱信息进行核对。患者的身份信息应与实验室检测请求单所填的一致。来自患者的血液样品，必须具有识别与跟踪系统以确保该血样与患者正确匹配。

（四）患者准备及固定

评估患者身体状态，可包括穿刺部位皮肤及血液供应状况；穿刺部位是否存在感染；是否正在接受影响检验结果的相关治疗；是否按需禁食；确认患者口中无异物，以防穿刺时吞咽，造成气管阻塞。

对于婴幼儿，不能让其禁食过久，建议禁食时间：①母乳喂养的患儿，只需禁食2～3小时或下次喂养之前；②配方奶喂养的患儿，禁食3～4小时或下次喂养之前；③若已经添加辅食，一般禁食5～6小时或下次喂养之前；④若患儿与成人相同饮食，禁食至少8小时。全血细胞分析、微量元素、感染性标志物、病原体抗体等检测一般无须禁食。

协助患者取舒适体位，充分暴露其采血部位。患儿的手或足需暖和，不要戴手环或脚环，以防抓扶时误伤。一般取坐位，坐在可升降的采血椅上。对于低龄患儿需在其陪同者协助下固定。

家长固定患儿的方法如下。

穿刺前：坐在采血椅上，将患儿放于双膝上，双脚交叉，夹住和固定患儿下肢，从胸前环抱患儿，将其非采血手臂夹紧，牢牢抓住手臂的肘部，用另一只手抓住患儿手腕并固定住，将其手掌保持在下方。

穿刺中：让家长有节奏地握紧和放松孩子的手腕，确保充足的血流，使出血顺畅，尽可能脱掉上衣，但也要注意保暖，只露出采血部位即可。避免过度抓患儿手腕，操作者也不能过度按压手指，以免导致溶血或血流不畅。

采集足跟血时，家长一只手托着患儿并扶着一侧膝盖，露出小脚，一手辅助抱稳患儿身体。将新生儿头部及躯干稍稍抬高，形成头高足低位，抬高躯干使心脏水平高于下肢，流入下肢的动脉血流量增加，而回心血量减少，下肢静脉短时间充血，毛细血管扩张，局部血容量增加，便于采集。

（五）标本标签

参照第五章第二节相关内容。

三、标 本 采 集

末梢血采集时，包括戴手套、选择穿刺部位、确定穿刺深度、按摩和消毒、皮肤穿刺、采集顺序等过程。

（一）戴手套

参照第五章第二节相关内容。

穿刺前须佩戴无粉手套，给每位患者采血时应使用快速手消毒方法对手套表面进行消毒或更换手套并消毒。条件允许情况下，推荐每采集一人后更换手套。若无法做到一人一换，可根据WHO医疗活动中手卫生指南的要求，当手套使用频率达10次，建议更换手套。在手套出现破损、污染或为传染性疾病患者采血后，必须更换手套。

（二）选择穿刺部位

末梢血常见穿刺部位为手指和足跟，应选择温度正常的，无瘢痕、伤口、瘀斑、皮疹、烧伤或感染的健康皮肤部位穿刺。中国医师协会检验医师分会中国末梢采血操作共识建议：①新生儿及6个月以内不适于指尖采血的婴儿（体重3～10kg），由于新生儿（0～28天）手指皮肤表面到指骨的最大厚度为1.2～2.2mm，采用手指采血容易伤及骨骼，可能引起感染等并发症，因此对于新生儿及6个月以内不适于指尖采血的婴儿，推荐选择足跟内侧或外侧采血（图8-3）；②28天以上较大婴幼儿及儿童：体重＞10kg一般采用手指采血，推荐选择中指或环指（又称无名指）指尖的两侧（图8-4）。

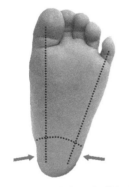

图8-3　足跟穿刺的推荐部位
箭头所示域代表推荐穿刺区域

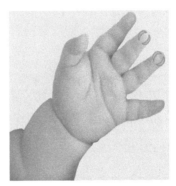

图8-4　指尖穿刺的推荐部位
阴影区域代表推荐穿刺区域

手是人体最灵活、最能自由活动的器官，伸缩随意，能与采血员主动配合。指尖含有丰富的毛细血管网，但无较大的动脉和静脉，这样既能满足采血的需求，又可以避免大量出血。因手指端分布有丰富的神经末梢，如在指尖中部取血，会使尺神经和正中神经的神经末梢同时受到刺激，引起的疼痛感较强，因此在指侧取血可减轻疼痛。此外，每个手指的屈指肌腱都有滑膜囊包裹，以起到润滑、抗震的作用，不同手指的滑膜囊大小、深浅各不相同。其中，拇指和小指的滑膜囊可直接通向掌心深部，如果拇指或小指发生感染时就可能继发整个手掌深部感染，而中指、环指的滑膜囊相对独立，环指的滑膜囊又位于手掌浅部。

新生儿足底最佳穿刺点：是足底跖面的内侧缘和外侧缘，沿新生儿外侧足踝前缘向足底外缘作垂直线，此线与足底外侧缘交界处为采血点，沿拇趾的中点和第四、五跖骨向下分别画一根线，此部位进针深度不宜超过2.4mm，该穿刺点为浅静脉汇集点，血量丰富，出血快，对血片渗透好，显著缩短了采血时间，采血一次成功率高。

不适宜皮肤穿刺的部位：①禁止穿刺新生儿足弓区域，穿刺该区域可能导致神经、肌腱和软骨的损伤，且足跟穿刺深度应控制在2.0mm以内；②禁止穿刺新生儿的手指，新生儿皮肤表面到末端指骨的最短间距为1.2～2.2mm，指尖采血容易伤及骨骼，从而引发局部感染和坏疽等并发症；③禁止穿刺肿胀的部位，肿胀部位积聚的组织液会污染血标本；④避免穿刺近期穿刺过的部位；⑤避免穿刺耳垂。

（三）确定穿刺深度

穿刺过度可能会引发小儿神经、肌腱和骨骼的损伤。从患者安全角度考虑，穿刺时应注意把控穿刺力度和深度。中国医师协会检验医师分会中国末梢采血操作共识建议：①早产儿，穿刺部位为足跟，要求穿刺深度≤0.85mm；②新生儿、6个月以内不适于指尖采血的婴儿（体重3～10kg），穿刺部位为足跟，要求穿刺深度≤2.0mm；③8天以上较大婴幼儿（体重＞10kg），穿刺部位为指尖，要求穿刺深度≤2.0mm；④8岁以上者，穿刺部位为环指两侧，要求穿刺深度≤2.4mm。

（四）按摩或热敷穿刺部位

采血前轻轻按摩采血部位，使局部组织自然充血。对于血液循环不佳的受试者可进行适当热敷。

（五）消毒穿刺点

穿刺前应使用75%乙醇溶液或70%异丙醇溶液消毒的棉签或棉片对穿刺点进行消毒。消毒后应待其自然干燥以使消毒剂发挥作用。不应提前拭去消毒剂以免影响消毒效果。

（六）皮肤穿刺

按检测项目需要的采血量选择适当的末梢采血器。使用回缩式末梢采血器时，建议遵循以下皮肤穿刺程序。①末梢采血器从包装中取出，如果末梢采血器有保护罩或触发锁，取出或打开；按照生产厂家说明，用手指握紧末梢采血器；紧紧握住患者足部或手指，防止其发生突然运动。②将末梢采血器置于患者的足跟或手指皮面上，并告知患者即将进行穿刺。③启动末梢采血器，进行穿刺。④将末梢采血器从皮肤上取下，弃于利器盒中。采血人员穿刺时需沉着熟练、稳、准、快，观察出血速度，在短时间内完成采血。

采集指尖血：选择中指或环指指腹两侧；去除采血器保护头，竖直固定于穿刺部位；用力按压激活穿刺，听到咔嚓一声后移除，丢弃入利器盒；收集血液标本（图8-5）。

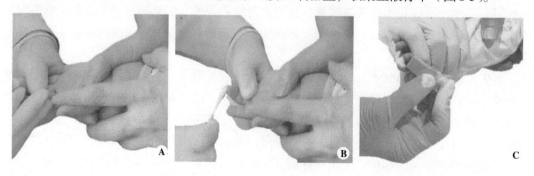

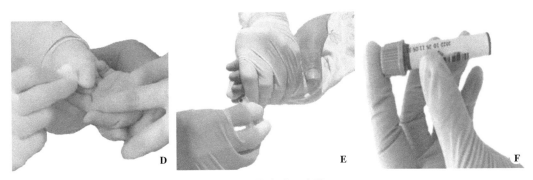

图8-5 指尖采血步骤

A.固定穿刺点；B.酒精消毒；C.穿刺；D.擦去第一滴血；E.标本收集；F.标本混均

采集足跟血：选择足跟两侧作为穿刺点；竖直固定采血器；扣动扳机，激活采血器；丢弃入利器盒；收集血液标本（图8-6）。

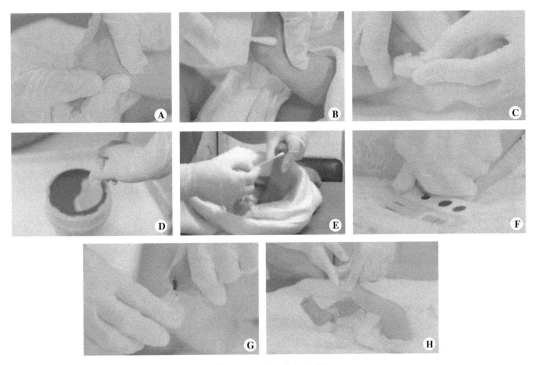

图8-6 足跟采血步骤

A.按摩穿刺部位；B.酒精消毒；C.穿刺；D.丢弃入利器盒；E.拭去第一滴血；F.标本收集；G.标本收集；H.按压止血

（七）标本采集及顺序

从采集点的下方捏住穿刺位点，血液最大限度地集中在指尖，轻柔、间歇性地对周围组织施加压力，增加血流量，避免长时间挤压。按压手指或足跟时避免用力过度，可能导致组织液稀释血样，并增加溶血的可能。第一滴血可能含有过量的组织液会影响检测结果，应使用无菌棉球/棉签擦去第一滴血（除非即时检测装置厂家说明书中要求检测第一滴血）。末梢采血管触到第二滴血液，使末梢采血管集液口与穿刺点成30°～45°收集血液，血液沿管壁滑入采血管底部。如果血滴卡在采集管顶部，可轻轻弹一下试管表面，促使其流入试管底部。采集血量应达到采血管厂家要求的适宜血量，血量过多易形成血凝块，血量不足可导致血细胞形态学变化。若采集部位血液已经凝固，采集不到足够血样时，应更换其他采集部位，另取新的末梢采血器重新采集。

末梢血标本采集的顺序与静脉采血的顺序有所不同，同时采集多个末梢血标本时应按照以下顺序：①全血标本（EDTA抗凝剂）；②使用其他添加剂的全血或血浆标本；③血清标本。对末梢血采集有特殊要求的项目，如新生儿筛查、血铅、微量元素检测等，见第六章相关表述。

四、标本采集后

标本采集后，包括穿刺后按压、标本混匀、标本运送、采血后物品处理等过程。

（一）穿刺后按压

采血结束后应立即使用消毒棉片或棉球对穿刺点进行按压3~5分钟，指尖采血后的患者应稍微抬起采血手臂，足跟采血后的婴儿应将足抬高至高于身体的位置，按压穿刺点直至止血。按压充分，直至停止按压后依旧无血渗出，及时移开止血棉片。切勿用力按压，否则血会继续流出。如有溢血，不要着急擦掉溢出血液而停止按压伤口。穿刺部位建议24小时内不沾水，以避免感染，不要长时间浸泡或者挤压伤口。2岁以上受试者可在伤口处粘贴创可贴止血，止血5分钟后，将创可贴除去，以免粘贴胶刺激、缠绕或被患儿误吞。不推荐2岁以下患者使用创可贴或绷带，以避免胶带刺激皮肤或绷带缠绕造成危险。

（二）标本混匀

采集后应封闭抗凝管帽，按照采集容器说明书建议进行混匀，防止血液标本的凝固。应上下颠倒混匀或轻弹混匀（图8-7），避免剧烈振摇而导致标本溶血。

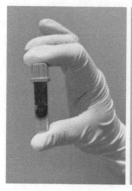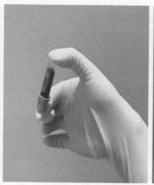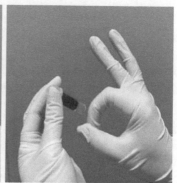

图8-7　血液标本混匀
图示轻弹试管底部及上下颠倒混匀血液标本

（三）标本运送及采血后物品处理

标本运送管理参照第十章相关表述。采血后物品处理如下所述。

（1）存在锐器刺伤风险的末梢采血器应直接弃于有盖利器盒中，不要用手触碰到采血器口，利器盒应具有清晰的生物危害品标识。

（2）对于住院患者，采血后应注意整理操作中使用的所有物品，小心清理遗留在患者床上的所有物品，杜绝遗漏，以免发生意外。

（3）采血医疗废弃物在去污染或最终处置之前，应存放在指定的安全地方，通常在实验室的污染物间。

（4）实验室废弃物应置于适当的密封且防漏容器中安全运出实验室。

第二节　常见并发症及处理

末梢采血属于侵入性操作，在采血早期阶段伤口处于一种完全开放的状态下，如果此时被病原体感染，导致医源性感染事件发生的可能性会更大。

1. 穿刺点出血　采血后按压穿刺点的方法不正确或受试者本人凝血机制不良可造成穿刺点出血。处理方法：采血人员应正确指导受试者或陪同人员按压采血部位并提示按压的时间。具体做法：用示指、中指、环指并拢按压针眼，沿进针处向上按压，按压时间大于10分钟。在按压时要持续按压，尽量不随意松开按压部位以免引起出血。按压过程中不能移开棉球查看局部情况或松开手指。

2. 局部血肿　该情况发生率较高，穿刺过浅或过深，穿刺过程不顺利致重复穿刺，或按压时的揉搓等，均可使血液从血管外溢引起血肿。处理方法：发生血肿应及时处理，在肿胀部位及时冷敷，使毛细血管收缩减轻充血，冷敷时及时观察局部皮肤变化避免发生冻伤。冷敷24h后改热敷血肿部位，促进淤血的吸收，防止发生静脉炎。同时，应加强标本采集人员的操作技术培训，提高其业务水平及素质水平，尽可能做到一次穿刺采集到足够血量；做好患者身体固定的工作，避免误伤患者。采血过程应注意观察血流情况及患者有无不适感，如有异常及时处理。

3. 疼痛　采血器对受试者皮肤、末梢血管等刺激可产生不同程度的刺痛感。处理方法：穿刺时要注意技巧，穿刺前绷紧穿刺部位的皮肤，穿刺动作快、准、狠，尽量减轻受试者疼痛。

4. 晕针、晕血　由于受试者心理因素、体质、体位、疼痛刺激等可引起晕针现象；对血液有恐惧感或对采血极度恐惧也可引起晕血现象。处理方法：采血前应鼓励患者，消除紧张情绪。操作时避免反复穿刺或采血时间过长，造成患者心理恐惧。在操作过程中观察患者是否有面色苍白、心慌气短、出冷汗、双眼上翻等症状，如出现晕针、晕血现象，应立即将受试者平卧，口服葡萄糖液，观察心率及血压，一般情况下恢复良好。有晕针、晕血史的患者，选择平卧采血。

5. 止血困难　由于患者本人凝血机制不良可能造成止血困难。处理方法：延长穿刺点的按压时间，对于仍然无法止血的患者，应请临床协助查找止血困难的原因，并及时对症处理。

6.局部皮肤过敏　新生儿皮肤稚嫩，可引起过敏现象。处理方法：详细询问家属有无过敏史，有家族过敏史者采血后要充分按压伤口部位，之后保持穿刺部位清洁及干燥，避免感染。无家族过敏史者有待进一步观察，若有不适及时就医。

本 章 小 结

本章介绍了儿童末梢血液采集的方法和步骤，以及末梢采血常见的并发症和处理措施。对采血工作人员来说，采用规范化的末梢血液标本采集流程，使用安全的采血器并获得家长的配合，更利于临床工作的有效开展。末梢血液采集标准化不仅能够提高末梢血液标本的质量，也能提升患者就医体验、提高患者满意度。

 精彩课堂

1.儿童优先选择更安全，便携的末梢采血方式。
2.根据受试儿童的年龄、体重选择适当的穿刺部位和穿刺深度。
3.选择隐藏针头的采血器，帮助消除儿童针头恐惧。
4.做好环境营造与沟通交流，选择儿童偏好的彩色采血用物。
5.儿童血液采集具有特殊性，需关注采血带来的疼痛、心理影响。

 思考要点和小组讨论

1.末梢血的应用范围主要有哪些？
2.末梢采血的优缺点是什么？
3.末梢血采集伤口感染概率多高？应如何处理？
4.儿童或婴幼儿采血有什么特殊性？
5.末梢采血常见的并发症有哪些？如何采取针对的措施？
6.简述末梢血采集的主要操作步骤？

（杨玲玲）

参 考 文 献

中国医师协会检验医师分会儿科疾病检验医学专家委员会，世界华人检验与病理医师协会，2018.中国末梢采血操作共识.中华医学杂志，98（22）：1752-1760.

Clinical Laboratory Standards Institute，2010. GP39-A6：Tubes and additives for venous and capillary blood specimen collection. 6th ed. CLSI：Wayne，PA.

临床检验标本除血液外，还包括尿液、粪便、呼吸道标本、生殖道标本、无菌体液、骨髓等标本，约占临床标本总量的30%，可用于临床检验常规、微生物、生化、免疫、分子生物学等检验。规范待检标本的采集、接收、处理过程，保证标本的完整性和唯一性，可提高临床诊断的准确性。

第一节　尿液标本

尿液成分和含量变化可以反映泌尿、血液、内分泌、循环等系统的生理病理改变。尿液检验包括理学参数、化学成分、有形成分、生化及免疫项目等，是泌尿系统、内分泌系统、肝胆系统等疾病诊断、疗效观察及预后的重要检验项目，也用于安全用药监测。尿液标本的采集通常由患者本人、医生或护士在实验室外完成，临床应向患者提供检验说明和指导，采集正确的标本，是尿液分析质量保证的重要内容。

一、尿液标本采集

（一）晨尿标本

1. 首次晨尿标本　清晨起床后未进早餐和做运动之前第一次排尿时收集的标本。各种成分浓缩，达到检验或培养所需浓度，适用于尿常规检查，适合细胞、管型、肿瘤细胞等有形成分检查，还可用于肾浓缩功能评价、人绒毛膜促性腺激素测定。

2. 第二次晨尿　采集晨尿后2～4小时内尿液，要求患者从前一天晚上起至采集此次尿液标本时，只饮水200ml，以提高细菌培养和有形成分计数的敏感度。

（二）随机尿标本

针对随机尿标本的采集，患者无须任何准备、不受时间限制、随时可采集，但随机尿标本易受饮食、运动、药物等影响，可能会导致低浓度或病理性临界值浓度的物质和有形成分的漏检。随机尿标本不能准确反映患者状况，但新鲜、易得，适用于门诊和急诊患者的尿液筛查，体检时尿液常规和尿生化检测。

（三）计时尿标本

计时尿是指采集规定时段内的尿液标本。计时尿常用于化学成分的定量测定、内生肌酐清除率试验和细胞学检查。

1. **餐后尿** 通常在午餐后2～4小时采集的尿液，对病理性蛋白尿、尿糖检查更为敏感，也有利于病理性尿胆原检查。

2. **3小时尿** 上午6～9小时尿液，多用于尿液有形成分检查，如1小时尿排泄率检测等。

3. **12小时尿** 从晚上8时开始至次晨8时止的12小时全部尿液。检验当天，除正常饮食外不再饮用水，以利于尿液浓缩。

4. **24小时尿** 在开始标本采集的当天（如早晨8点），患者排尿并弃去尿液，从此时开始计时并留取尿液，将24小时的尿液全部收集于尿容器内。容器容量建议大于4L，清洁、无化学污染。夏季天气温度高时需加防腐剂，在第一次收集尿液后加入混匀，此后每次收集尿液都需混匀。24小时尿液可用量杯或称重法测量总量，准确记录尿量。全部尿液应充分混匀，再从中取出适量（一般约40ml）用于检验，剩余尿可以弃去。24小时尿适用于体内代谢产物的定量检测，如尿蛋白、电解质、糖、肌酐、儿茶酚胺、结核分枝杆菌等检查。

（四）新生儿尿液样本的留取

准备口径2～3cm的清洁干燥小瓶1个、胶布4条及尿布。留取样本前清洁婴幼儿尿道口及外阴，检查小瓶口有无破损，用3条胶布按三等份粘于瓶颈处，再将另一条胶布围绕瓶颈粘牢其他3条胶布。给患儿更换尿布，男婴应将阴茎头放入瓶内；女婴应将大阴唇分开，使瓶口斜对患儿尿道口。将中间一条胶布向上粘牢于耻骨联合处，再将其余两条胶布粘于两腿内侧，避免粘于阴唇及腹股沟上。使小瓶向下斜方向垂于尿道口下，用尿布托住，使其位置合适稳固，并将床头略垫高，以利于尿液流入瓶中。随时观察尿液流出情况，待尿液流出，即取下小瓶，以防尿液歪倒。将收集成功的尿液（不少于4ml）倒入一次性尿管内送检。留取过程中如有粪便污染要重新留取。

（五）特殊尿液标本

1. **尿三杯试验** 患者一次连续排尿，分别采集前段、中段、末段的尿液分装于3个尿杯中。第1、3杯10ml，第2杯（尿杯容量宜大）采集其余大部分尿液。尿三杯试验多用于泌尿系统出血部位的定位和尿道炎的诊断。

2. **尿液红细胞形态** 患者保持正常饮食，不要大量饮水。清晨5～6时清洁外阴后排去第一次尿液，采集第2次晨尿的中段尿10ml，主要用于泌尿系统出血部位的诊断。

3. **浓缩稀释试验** 患者普通饮食，不再另外饮水。晨8时排尿弃去，自10时起至20时止，每隔2小时采集尿液1次，此后至次晨8时合并采集1次，共7次尿液，测量并记录每次的尿量与比重。浓缩稀释试验主要用于评价远端肾小管的浓缩稀释功能。

4. **中段尿** 采集标本前先清洗外阴，女性清洗尿道旁的阴道口，男性清洗龟头，用0.1%清洁液如苯扎溴铵等消毒尿道口，但不可用抗生素和肥皂等清洗尿道口，以免影响细菌的生存力。在排尿过程中，弃去前、后时段排出的尿液，以无菌容器采集中间时段的尿液，其目的是避免生殖道和尿道远端细菌的污染。中段尿一般用于细菌培养。

5. 导管尿和耻骨上穿刺尿　以无菌术采集导管尿，主要用于尿潴留或排尿困难时的尿液标本采集。

6. 直立性蛋白尿　又称卧位尿，对于有些无症状的尿蛋白阳性者，采取卧位8小时后采集尿液标本，用于检测尿蛋白，以证实是否有直立性蛋白尿。

7. 尿普通培养及厌氧培养　准备无菌尿杯或无菌白帽管。患者自己留取样本时，先以肥皂水清洁外阴，也可由洁尿室护士完成清洁消毒工作。程序如下：用0.1%新洁尔灭消毒尿道口及外阴。女性用棉球蘸消毒液，以尿道口为中心，自上而下、自内而外擦洗尿道口、小阴唇及大阴唇2次。男性应将包皮翻上，用棉球蘸消毒液，以尿道口为中心，向外旋转擦洗2次，注意洗净包皮及冠状沟，棉球不可往返使用。然后用无菌棉球擦干，患者自行排尿，尿流不要中断，排尿过程中，将前段尿弃去，用无菌尿杯接中段尿，拧紧瓶盖立即送检。对于导管尿或穿刺尿，可对导管口进行消毒处理后，将前段尿弃去，用白帽无菌管接中段尿，拧紧盖子，贴好条码，2小时内送检，见图9-1。

8. 抗酸染色、分枝杆菌培养　取清洁容器收集清晨第一次全部尿液或24小时尿液沉淀10～15ml送检。注意留尿前晚尽量少饮水，留取尿液标本不加防腐剂。

9. 尿乳糜试验　尿样本可随时留取，用于丝虫病和某些肿瘤患者的诊断。

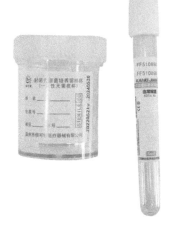

图9-1　尿培养标本容器、白帽无菌管用于导管尿或穿刺尿

（六）注意事项

注意用专用一次性洁净干燥的尿杯留尿，半杯左右；不能从尿盆、尿布、便池内采集标本；男性避免前列腺液或精液混入；女性避开月经期，防止阴道分泌物混入；避免细菌污染及其他颗粒的干扰；无干扰化学物质（如表面活性剂、消毒剂）混入。收集足够量的尿液，如收集定时尿，容器应足够大，并加盖，必要时加防腐剂。若需培养应在无菌条件下，用无菌容器收集中段尿液。尿标本收集后应2小时内送检及检查，以免发生细菌繁殖、蛋白变性、细胞溶解等。尿标本也应避免强光照射，以免尿胆原等物质因光照分解或氧化而减少。通过自动扫条形码或手写，及时记录标本采集时间。

二、尿液标本容器要求

用于收集尿标本的容器应保证清洁、无渗漏、无颗粒，其制备材料与尿液成分不发生反应。容器和盖子无干扰物质附着，如清洁剂等。容器的容积≥50ml，收集24h尿标本容器的容积应为3L左右。容器的开口为圆形，直径≥4cm。容器具有较宽的底部，适于稳定放置。容器具有安全、易于开启且密封性良好的盖子。将尿杯倒入到尿管，不少于

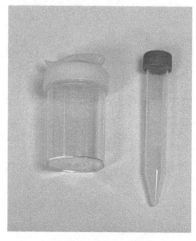

图9-2 尿杯和试管

10ml，盖上盖子，旋紧，见图9-2。收集微生物检查标本的容器应干燥、无菌。

三、防 腐 剂

4℃冷藏是保存尿液标本最简便的方法，一般可保存6小时。尿液标本尽可能避免使用防腐剂，除非在标本收集后2小时之内无法进行尿液分析。若使用商品化的含防腐剂的器具，实验室应预先对该器具的适用性进行评估。根据检验项目的特点，选择适当的防腐剂，但仍需冷藏保存。有多种防腐剂适用于该分析时，应选择危害性最小的防腐剂。常用的防腐剂及用途：

（1）甲醛：每100ml尿液加入400g/L的甲醛0.5ml，用于管型、细胞检查。

（2）硼酸：每升尿液中加入约10g硼酸。在24小时内可抑制细菌生长，可有尿酸盐沉淀。硼酸用于蛋白质、尿酸、5-羟吲哚乙酸、羟脯氨酸、皮质醇、雌激素、类固醇等检查，不适于pH检查。

（3）甲苯：每100ml尿液加入0.5ml甲苯，用于尿糖、尿蛋白的检查。

（4）盐酸：每升尿液加入10ml浓盐酸，用于钙、磷酸盐、草酸盐、尿17酮类固醇、17羟类固醇、肾上腺素、儿茶酚胺等项目的检查。盐酸可破坏有形成分，沉淀溶质及杀菌，不能用于常规筛查。

（5）碳酸钠：24小时尿液中加入约4g碳酸钠，用于卟啉、尿胆原检查，不能用于常规筛查。

（6）麝香草酚：每100ml尿液加入0.1g麝香草酚，用于有形成分及化学成分检查。

第二节 粪 便 标 本

粪便由食物残渣、消化道的分泌物、肠壁脱落的细胞、大量细菌和无机盐及水等组成。粪便检验可以了解消化道有无炎症、出血、寄生虫和肿瘤等情况。根据粪便的性状和组成，可以间接判断胃肠、胰腺、肝胆的功能状况；可以了解肠道菌群的分布情况，为抗生素治疗患者提供用药指导。检查粪便中有无致病菌，为诊断肠道传染病提供依据。粪便隐血可以对消化道恶性肿瘤诊断进行筛查。

一、粪便标本采集

1. 采集容器 使用一次性无吸水性、无渗漏、无污染、有盖的干净容器，容器大小适宜。细菌培养标本容器应无菌。

2. 自然排便法 自然排便后，挑取其脓血黏液部分2～3g（2～3取样勺）。液体粪便取絮状物2～3ml，盛于无菌、干燥的广口容器内。未置于保存液中的粪便1小时内送到实验室，志贺菌培养30分钟内送检，否则细菌容易死亡。置于Cary-Blair保存运送系统中，可24小时内送检。

3. 直肠拭子法　仅适用于排便困难的患者或婴幼儿。用肥皂水将肛门周围洗净，将沾有无菌生理盐水的棉拭子插入肛门4～5cm（儿童为2～3cm）。棉拭子与直肠黏膜表面接触，轻轻旋转拭子，可明显在拭子上见到粪便。将带有粪便标本的棉拭子插入运送培养基，立即送检。

二、不同项目粪便采集要求

1. 常规标本　一般常规检查包括外观和显微镜检查，应取新鲜标本，选择含有异常成分的粪便，如黏液、脓血、血黏液、水样等病理成分。外观无异常的标本必须从表面、深处多处取材。避免尿液和异物污染，如卫生纸、清洁剂、消毒剂、污水等，以免破坏其有形成分和病原体等。采用全自动化仪器进行检测时，需用专用容器，见图9-3。

2. 粪便培养样本　准备无菌便盒。进行细菌检查的标本应在发病初期和使用抗生素前采集，腹泻患者标本应在急性期（3天内）采集。进行厌氧菌培养的标本应尽快送检，必要时在床旁接种。采集新鲜粪便样本的过程应尽量无菌操作。粪便厌氧培养（艰难梭菌培养）需要用带盖尿常规塑料管留取2/3量以上送检。

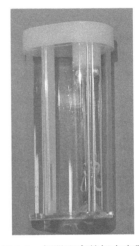

图9-3　仪器配套的标本容器

3. 寄生虫检查标本　送检时间一般不宜超过24小时，如检查肠道原虫滋养体，应立即送检。查原虫滋养体的标本应留取含脓血的稀软粪便，排便后立即检查，冬季需要采取保温措施送检；查蛲虫卵时，在子夜或早晨排便前用肛拭子在肛周皱襞处采集标本；查血吸虫毛蚴时，应至少采集30g新鲜粪便；查寄生虫虫体及虫卵计数时，应收集24小时粪便。

4. 化学隐血试验　试验前3天禁食肉类、动物血和某些蔬菜等食物，并禁止服用铁剂及维生素C等可干扰试验的药物。粪便隐血试验宜连续3天每天送检标本，每次采集粪便两个部位于同一标本容器中送检。

5. 粪胆原定量试验　连续收集3天粪便，每天混匀称重，取约20g送检。

6. 分子病原检测　在发病3天内采集，注意无菌操作，收集5～10g粪便置于无菌螺口管中，严格密封保存。不易获得粪便者采用直肠拭子法。艰难梭菌毒力基因检测标本建议在出现明显腹泻症状时采集不成形粪便标本送检，一般为稀便、水样便、半成形便或脓血便，可直接排便至一次性无菌杯中，2～5ml即可，严格密封送检。对于肠梗阻的患者，可采集直肠拭子（Copan缠绕拭子套管）。因分子病原学检测方法敏感度较高，留样时注意标本不能被污染。24小时内能检测的样本可置于4℃冰箱暂时保存，24小时内无法检测的样本应置于－20℃保存。

7. 肠道微生态检查　采集容器为含有粪菌DNA保存液的无菌保存管，建议采用粪便保存液套装即含有粪便微生物采集、保存所需的耗材及粪菌DNA保存液。让患者将粪便排泄到干净的容器中，可预先在容器上垫纸巾隔离，尽量避免尿液、马桶壁等对粪便样本的污染。建议排泄后立即采集中后部的粪便，并用无菌勺挖取中部内侧的粪便作为样本。样本需1g左右（约一颗花生米大小），放入无菌保存管中，并立即放入-80℃冰箱进行低温保存。置于保存液中的样品在常温下可保存14天，在-80℃可长期冷冻保存，若条件不允许，可短期（1个月内）在-20℃冰箱中冷冻保存。注意在样本冻存期间，切勿反复冻融。送样时要尽量使用干冰寄送，确保运输过程中的低温条件。保存在常温保存液内的样本可常温寄送。

第三节　呼吸道标本

上呼吸道标本包括鼻前庭、鼻咽、喉、口腔及鼻窦来源的标本。通常用拭子获取鼻前庭、鼻咽、口咽、喉咽等部位的分泌物作为标本送检。下呼吸道标本：①咳出痰，患者于清晨清水漱口后，坐直，深咳出的痰液。②诱导痰，在医护人员指导下，用3%NaCl诱导咳出痰液，用于结核分枝杆菌和肺孢子菌检测。③吸出痰：由医护人员操作经管道吸出的痰，置于带螺纹盖的无菌容器中送检。④支气管肺泡灌洗液（bronchoalveolar lavage fluid，BALF）、支气管保护性毛刷（protected bronchial specimen brush，PBSB）、肺穿刺组织或手术取出肺组织的呼吸道标本，均由临床医生经特殊操作获得，从中检测到的病原菌对临床诊断有重要意义。

一、痰　标　本

痰液是肺泡、气管或支气管的分泌物。收集痰标本检查痰内细胞、细菌、寄生虫、虫卵等，观察其性状、气味、颜色、量，以辅助临床诊断。痰标本采集前，要判断患者是否有能力配合完成深部咳痰。实验室应建立痰标本的质量控制流程，对于被口咽部菌群污染的标本，予以拒收，并建议再次采集合格标本送检。

1. 标本采集　采集前准备无菌杯（螺口、有盖、密封）、清水，向患者提供口头及书面采样指导，以保证患者充分理解口腔清洁、深咳、避免口咽部菌群污染的意义和方法。采集方法：①用清水漱口2～3次，有假牙者应先取下假牙，再用力咳嗽咳出深部痰液；②将痰液咳入无菌杯内；③盖好并拧紧杯盖，尽快送达实验室。采集时间一般以清晨为优，清晨痰量多，且痰内细菌较多，更能反映疾病状态。

2. 注意事项

（1）采集下呼吸道痰，切勿混入唾液及鼻咽分泌物，非下呼吸道样本对于评价下呼吸道感染没有临床意义。痰样本是否来自下呼吸道，将根据痰涂片结果进行评价，判断标准：鳞状上皮细胞≤10个/低倍镜视野，白细胞≥25个/低倍镜视野。

（2）由于肺炎链球菌、流感嗜血杆菌、卡他莫拉菌等苛养菌是最常见的肺部感染病原体，标本盒内细菌在室温环境下很容易自溶死亡，如不能在采集标本后 2 小时内接种将影响检出率。

二、咽 拭 子

咽部分区包括鼻咽、口咽、喉咽，三者的黏膜是连续的，均属于上呼吸道的区域，经口取样是口咽拭子，经鼻取样为鼻咽拭子，咽拭子标本仅用于诊断上呼吸道感染。

1. 口咽拭子采集　见图9-4。检测前15～30分钟嘱咐患者不要喝水，避免冲淡附着于咽部的病毒或分泌物。告知患者头后仰，张大嘴巴，充分暴露口咽部，可用压舌板固定舌部以达到充分暴露目的。手持合成纤维拭子的塑料柄端越过舌根，深入口腔，分别在两侧咽扁桃体稍微用力来回擦拭至少3次，然后在咽后壁上下擦拭至少3次，避免拭子接触舌、悬雍垂等。取出拭子，拭子头不要触碰到手套或其他物品，以免造成污染。将拭子头垂直插入采样管中，折断拭子，拭子柄部丢置于黄色垃圾桶，拧紧管盖，确认采样管密封完好送检。

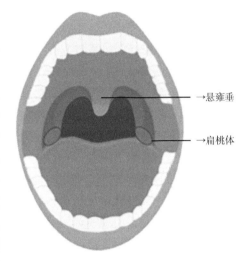

→悬雍垂

→扁桃体

图9-4　口咽拭子采集

2. 鼻咽拭子采集　见图9-5。患者呈坐位或者半坐卧位，头上仰45°，坐卧时把头抵在椅背上固定不动。取出鼻咽无菌拭子，手持拭子柄以平行于上颚的方向插入一侧鼻孔，沿下鼻道的底部向后缓缓深入到鼻咽后壁，插入距离约为鼻尖到耳朵前部的距离长度的一半。待棉签顶端到达鼻咽腔后壁时，轻轻旋转一周收集黏膜细胞（如遇反射性咳嗽，应停留片刻）。取出拭子，拭子头不要触碰到手套或其他物品，以免造成污染。采集时动作轻柔迅速，鼻道呈弧形，不可用力过猛，以免发生外伤出血。将拭子头垂直插入采样管中，折断拭子，确认采样管密封完好送检。

3. 标本运送　咽拭子标本的运送宜采用具有"生物危害"标识的送检专用标本转运箱，由专门标本运送人员负责运送，在0.5～1小时内送到实验室，避免咽拭子由于送检时间过长而干燥。标本采集后室温放置不超过4小时。再次核对患者信息、采集容器、标本袋，确认无误后将标本放入标本转运箱及时送检。

4. 注意事项

（1）近期内发生过鼻部外伤或手术，或有鼻中隔明显偏曲，或有慢性鼻道阻塞及严重凝血功能障碍患者，考虑采集口咽拭子或深部痰液。

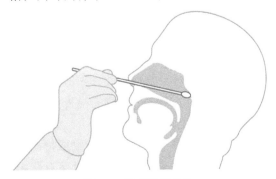

图9-5　鼻咽拭子采集

（2）咽拭子采集没有采到扁桃体分泌物或鼻咽腔深处，可能造成结果"假阴性"，建议重新留取标本。

三、支气管镜-肺泡灌洗液

1. **标本采集**　患者去枕仰卧位，操作者站于患者头侧。用2%利多卡因进行局部麻醉。用局部麻醉药润滑患者两个鼻孔及支气管镜，经鼻或经口（气管插管或气管切开患者经人工气道）导入支气管镜。根据影像学或支气管镜下表现，选取病变段严重区域进行灌洗或采样。操作结束后，迅速将支气管镜从气道内收回。

2. **支气管肺泡灌洗液（BALF）**　将支气管镜顶端紧密嵌顿在目标支气管段或亚段开口，末端连接无菌样本采集杯和负压吸引器。经操作孔道分5次快速注入总量为60～100ml的37℃或室温灭菌生理盐水，每次灌入20～50ml生理盐水后，以合适的负压（推荐小于–100mmHg的负压）吸引回收灌洗液，可直接使用标本采集器送检，也可在无菌操作下吸取10～20ml BALF到带螺帽的无菌容器中，立即送检。每次回吸收量不低于灌入量的5%（总回收率以≥30%为宜）。若每次的回收率均小于5%，则要及时停止灌洗以免液体大量潴留于肺内。儿科患者只能灌入1～2ml/kg，通常儿童的回收量不超过10ml，大于10ml的儿童标本可离心提高阳性率。

3. **支气管毛刷**　将检查用毛刷插入支气管镜，推进毛刷直至推出护套，刷取标本后将刷子抽回护套，取出整个毛刷，用无菌剪刀将刷子头剪下，放入1ml生理盐水或乳酸钠林格液中，立即送实验室。

第四节　生殖道标本

生殖道标本检验是临床检验的重要组成部分。正常人体内生殖道无菌，外生殖道及尿道口有正常菌群寄生。正确采集生殖道标本为临床提供可靠、真实、准确的检验结果，对生殖系统疾病的诊断和预后具有重要意义。

一、阴道分泌物标本

阴道标本主要指阴道分泌物，是女性生殖系统分泌的液体，主要是阴道黏膜、宫颈腺体、前庭大腺及子宫内膜的分泌物的混合物，俗称白带。在生理状态下健康女性的阴道本身具有自净作用，可预防外界病原微生物的侵袭。正常阴道分泌物呈酸性，阴道乳酸杆菌较多，鳞状上皮细胞较多，白细胞或脓细胞较少，球菌少见。阴道分泌物的检查常用于雌激素水平的判断和女性生殖系统炎症、肿瘤的诊断及性传播疾病的检查。

1. **标本采集和处理**　阴道分泌物由妇产科医师采集，应先拭除过多分泌物或排出液，宜使用1个或多个灭菌拭子（头部包有聚酯棉球）或灭菌圈（棉球对淋病奈瑟菌有影响，木质器材对沙眼衣原体有影响）。用温盐水湿润阴道窥器，使用阴道窥器轻轻按压子宫，打开窥器，使用藻酸钙、涤纶或没有毒性的棉拭子采集分泌物，或者打开窥器，将拭子插入阴道深部或穹窿后部、宫颈管1～2cm，转2～3圈采集分泌物，必要时停留20～30秒并转动取样，或浸入盛有生理盐水1～2ml的试管内，立即送检。分泌物制成生理盐水涂片，以95%乙醇溶液固定，经吉姆萨、革兰或巴氏染色，进行病原微生物和肿瘤细胞筛查。

阴道微生态系统检测主要包括形态学检测及功能学检测。根据阴道解剖学特点将阴道分为下阴道、中阴道和阴道后穹窿三部分。阴道菌群主要栖居地在阴道四周侧壁黏膜和褶皱，其次在穹窿。采样时使用窥阴器，将无菌棉拭子伸入阴道后穹窿的阴道侧壁上转动，拭子充分吸收分泌物后小心取出，避免其沾染外阴和阴道口的微生物。其中一支用来进行唾液酸酶试验，以筛选细菌性阴道病，另一支加生理盐水用来制作涂片用于革兰氏染色，镜检观察阴道菌群形态，区分正常菌群和异常菌群。

2. **注意事项** 标本采集前，患者应停用干扰检查的药物。所有患者取标本前1周内无全身用药及阴道上药史。月经期间不宜进行阴道分泌物检查。检查前24小时内禁止盆浴、性交、局部用药及阴道灌洗等。标本采集容器和器材应清洁干燥，不含任何化学药品或润滑剂。采集用于细菌学检查标本，应无菌操作。标本采集后要防止污染，检查滴虫时，应注意标本保温37℃，立即送检。

正常人的内生殖道无菌，外生殖道及尿道口有正常菌群寄生。生殖器官是开放性器官，标本采集中要严格遵循无菌操作。采集阴道及宫颈口标本时应在窥阴器下操作，尽可能不触及阴道壁黏膜。

二、精液标本

精液主要为水分，其余有形成分包括精子和生殖道脱落的少量上皮细胞、白细胞及未成熟的白细胞和未成熟的生精细胞。精液的化学成分很复杂，主要包括蛋白质（清蛋白、纤维蛋白原、免疫球蛋白）、酶（酸性磷酸酶、蛋白酶、乳酸脱氢酶）、微量元素（镁、钙、铁）及激素、果糖和枸橼酸等。精液常规检验可用于婚前检测，评价男性生育能力，不育症原因检查及疗效观察，输精管结扎术疗效观察，计划生育，为体外受精和精子库筛选优质精子，法医学鉴定，男性生殖系统炎症、结核、肿瘤等疾病的诊断和预后判断。

1. **标本采集** 精液标本采集方法：手淫法、电按摩法和性交中断法。用于细菌培养的标本需无菌操作。检查前应向患者解释精液标本采集和送检方法、禁欲时间、排尿等说明。标本采集前应至少禁欲（无性交、无手淫、无遗精）48小时，但不超过7天。一般情况下，30岁以下禁欲2～3天，30～40岁禁欲3～5天，40岁以上禁欲5～7天。如需多次采集，每次禁欲天数应尽可能保持一致。3个月内至少检查两次，两次间隔应超过7天，但不超过3周。

标本采集后，应在容器标签上记录禁欲时间、标本采集时间、标本完整性。如果标本收集不完整，尤其是富含精子的初始部分精液丢失，要在检验报告中注明，并在禁欲2～7天后重新采集标本进行检查。

2. **注意事项** 标本采集前，向患者提供关于精液标本采集的清晰书面和口头的指导及注意事项，强调标本采集的完整性，注意保护患者个人隐私。标本采集室建议设在实验室附近，室温控制在20～35℃。手淫法是最为妥善的方法，不提倡体外射精法、电震动法、前列腺按摩法和安全套法。应将一次射精精液全部送检。标本容器应洁净、干燥。不能用安全套作为容器，以免影响精子活动力。采集的精液若同时用于微生物培养，须无菌操作。采集后在1小时内送检，冬季标本保温送检。精液样本可能含有害的病原体（如HCV、HIV），应作为生物污染物处理。与精液或其他生物样本接触的工作台和一次性试管均应消毒或灭菌。

三、前 列 腺 液

前列腺液是由前列腺分泌的稀薄不透明的淡乳白色液体，是精液的重要组成部分（占精液的30%）。其主要成分包括酶类、无机离子、免疫物质和一些有形成分等。前列腺液能维持精液的pH、参与精子能量代谢、抑制细菌生长、促使精液液化。前列腺液检验主要用于前列腺炎、前列腺结核和前列腺癌的辅助诊断和疗效观察及性传播疾病的诊断。

1. 采集方法　医生通过肛门指诊，用前列腺按摩法采集前列腺液。所有患者及正常体检者采集前列腺液前3～5天均需禁止性行为。在嘱检验者排尽尿液后，用碘伏溶液将龟头及包皮等部位完全消毒，先自上而下纵向按摩前列腺左右两叶各2～3次，或从前列腺的两侧向中间沟各按摩2～3次（不可往返按摩），再挤压会阴部尿道，使前列腺液从尿道口滴出。直接将前列腺液（第一滴弃去）滴于载玻片上，加盖盖玻片及时送检。

2. 注意事项

（1）前列腺急性炎症、结核、脓肿或肿瘤患者禁忌按摩，以免引起播散。

（2）样本采集失败或检验结果阴性，如有临床指征，需隔3～5天后再重复按摩采集。

四、生殖道拭子样本

生殖系统感染主要包括外阴部病变、尿道炎、阴道炎、阴道病、宫颈炎、子宫内膜炎和盆腔炎，可采集生殖道拭子样本。检测的病原体包括细菌、真菌、淋病奈瑟菌、解脲脲原体和人型支原体、沙眼衣原体等。

1. 采集方法　采集容器：拭子须选用消毒的涤纶、亚麻拭子或细胞刷，普通棉拭子切勿选用。孕妇不可使用细胞刷。一次性无菌样本保存管。

患者必须在取样前2小时禁排尿。用无菌生理盐水清洗男性尿道口或女性外阴和尿道口。①男性尿道标本使用无菌棉拭子伸入尿道2～4cm，捻动拭子采集分泌物，采集后的拭子置入无菌管中，密闭送检。②女性尿道标本用无菌棉拭子插入尿道约2cm，捻动拭子采集分泌物，将棉拭子置入无菌管，密闭送检。③女性宫颈分泌物用窥器扩张阴道，先用无菌拭子清除摒弃阴道和宫颈局部分泌物，弃拭子；轻压宫颈使宫颈内分泌物流出，用无菌拭子插入宫颈管内1～2cm处，停留5秒后旋动棉拭子1～2圈采集宫颈分泌物，将棉拭子置入无菌管，密闭送检。

2. 注意事项

（1）当考虑淋球菌感染时，标本从采集到接种之间间隔不能超过30分钟，若不能及时接种，应使用Amies（含碳）或Stuart运送培养基转运标本。

（2）衣原体为细胞内寄生，标本中必须含有上皮细胞。采集标本时应在宫颈的移行上皮处或距尿道口3～5cm的内尿道停留几十秒钟，转动并擦取内壁上皮细胞。

（3）支原体对热和干燥敏感，取材后宜立即接种，或置于保养液中4℃保存。

第五节　脑脊液、浆膜腔积液和关节液

脑脊液主要是从脑室脉络丛通过主动分泌和超滤作用及脑室的室管膜和蛛网膜下腔产生，循环流动于脑室、蛛网膜下腔和脊髓中央管中的一种无色透明液体。中枢神经系统任何部位发生器质性病变时，如感染、炎症、肿瘤、外伤、水肿和阻塞等都可引起脑脊液成分的改变。

人体胸膜腔、腹膜腔和心包膜腔统称为浆膜腔。正常情况下，成人浆膜腔内仅含有少量液体（胸膜腔液＜20ml，腹膜腔液＜50ml，心包膜腔液10～30ml），在腔内主要起润滑作用，一般不易采集到。病理情况下，浆膜腔内有大量液体潴留而形成浆膜腔积液。按积液部位不同可分为胸腔积液、腹腔积液、心包腔积液；按积液的性质可分为漏出液和渗出液。积液检查可为临床提供良性或恶性疾病的确切信息，区分积液性质对疾病的诊断和治疗有重要意义。

在人体关节中，部分关节由关节囊包围着，关节囊中最内侧的薄膜叫滑膜，健康人关节腔分泌少量滑膜液，当关节有炎症、损伤等病变时，滑膜液增多，称为关节腔积液。关节腔积液检查可以通过关节液的量、颜色、黏度及成分等反映患者所患疾病的性质和病理生理变化。

一、脑　脊　液

脑脊液具有保护脑和脊髓免受外力损伤、调节颅内压力、提供中枢神经系统营养物质并运送其代谢产物、调节神经系统的碱储备、调节和维持酸碱平衡等功能。通过对脑脊液理学检查、显微镜检查、化学和免疫检查及脑脊液病原学检查，可为神经系统疾病的诊断、治疗和预后判断提供依据。

1. 标本采集　由临床医师采集，严格执行无菌操作。患者去枕侧卧位，背部与检查台垂直成90°，低头曲颈，使膝部尽量贴近腹部，脊柱前屈，使椎间隙张开便于进针。成人通常在第3、4腰椎或第4、5腰椎间隙，穿刺点相当于双髂后上棘最高点连线与脊柱中线相交处。婴幼儿可选择腰4、腰5或腰5～骶1椎间隙穿刺进针，以免损伤脊髓。佩戴无菌手套，使用皮肤消毒剂对腰椎穿刺点及其周围15cm区域的皮肤消毒，待消毒剂干燥后（约1min）再以75%的乙醇溶液擦拭两遍。覆盖无菌孔巾，待消毒剂彻底挥发后，用1%～2%利多卡因在穿刺点行皮内、皮下浸润麻醉，然后垂直缓慢向椎间棘突间隙进针，边回吸边注药，回吸注意有无回血，充分麻醉后拔针；左手固定麻醉点，右手进针，对准椎间隙刺入皮下，针尖斜向与脊柱平行，穿刺针穿过皮肤、皮下组织、棘上韧带、棘间韧带、黄韧带、硬脊膜，有落空感提示进入蛛网膜下腔，采集脑脊液分别放入3个无菌试管中，做好标本标记。第1管做化学或免疫学检查，第2管做微生物学检查，第3管做细胞学、分子核酸检测。细菌学检查要求标本适量：细菌≥1ml，真菌≥2ml，分枝杆菌≥2ml，病毒≥2ml。病原宏基因组RNA和DNA检测的脑脊液留取第2管或第2管以后的标本至专用游离DNA保存管，且脑脊液采集量应≥2ml。要求每管采集3～5ml，脑脊液标本较为珍贵，有时仅少量标本即可得出有重要诊断价值的结果。若能采集足量标本，应将其分装至3～4支试管，每管宜取3～5ml。实际上，标本需要量多少取决于检验项目，如第2管做革兰氏染色和培养最少采集1ml，而做病毒分子检测则每个测试需0.5ml，做结核分枝杆菌培养则需5ml。若无法采集足量标本，可不分装，由临床医师决定具体检验项目。尽可能多收集脑脊液，可以提升培养的阳性检出率，尤其是针对真菌和分枝杆菌的培养。

2. 标本处理　脑脊液标本采集后应立即由专人或专用的物流系统转运送检，细胞计数和分类计数宜在1小时内检验完毕。若需要进行微生物学检查，宜优先进行，再尽快进行其他检查。脑脊液微生物学检查标本不可冷藏，在室温条件下立即送检或在患者床旁接种。若不能及时送检，需在2～4℃环境下保存，4小时内完成检验。放置时间过久，其性质可能发生改变，影响检验结果：①细胞破坏或沉淀，与纤维蛋白凝集成块，导致细胞分布不均而使计数不准确。②细胞离体后迅速变形乃至渐渐消失，影响分类计数。③葡萄糖迅速分解，造成含糖量降低。④细菌溶解，影响细菌检出率，尤其是脑膜炎双球菌。采集的脑脊液标本应尽量避免凝固和混入血液。勿将脑脊液和引流液/分流液混淆，脑室分流的标本应注明"脑室分流液"，而不是"脑脊液"。

二、胸腔积液

胸腔积液以细菌性胸膜炎最为常见，也可见于膈下炎症、肺结核、肺炎等疾病。低蛋白或肿瘤性疾病也可以引起胸腔积液。

胸腔积液由临床医师经皮穿刺或外科方式获得。患者反向坐在座椅上，两臂置椅背，前额伏手臂上。不能起床者，可取半卧位，患侧前臂置于枕部；用超声或叩诊方法定位穿刺点，常规消毒穿刺点及其周围15cm区域的皮肤，解开穿刺包，戴无菌手套，覆盖消毒孔巾；2%利多卡因麻醉穿刺部位；沿肋骨上缘缓慢垂直刺入进针，当针刚进入皮肤，抽空穿刺针后乳胶管内空气，然后用止血钳夹闭。当针穿过壁胸膜时，胸腔积液即被吸入穿刺针后的乳胶管，连接50ml注射器，放开止血钳即可抽液；抽液完毕，拔除穿刺针并敷以无菌纱布。标本采集后可直接注入血培养瓶送检，或将标本收集到带螺旋帽的无菌管送检，以便微生物室进行涂片检查。标本量分别为细菌培养≥1ml，真菌培养≥10ml，分枝杆菌培养≥10ml。病原宏基因组RNA和DNA检测的胸水标本留取至专用游离DNA保存管，且胸腔积液采集量应≥10ml。若送检结核感染T细胞检测（T-SPOT），还需注意添加肝素抗凝。细胞计数及分类用乙二胺四乙酸（EDTA）抗凝。

三、腹腔积液

腹腔积液分为漏出液和渗出液，渗出液多由感染引起，为炎症性积液，常见细菌、结核分枝杆菌、厌氧菌感染。由临床医师经皮穿刺或外科方式获得。依患者状况和腹腔积液量，酌情取平卧、侧卧或半坐卧位。通过影像学或叩诊法定位穿刺部位。常规消毒穿刺点及其周围15cm区域的皮肤，解开穿刺包，戴无菌手套，覆盖消毒孔巾；行局部逐层麻醉后，在麻醉部位用中空孔针穿刺至腹膜腔内，抽取腹腔积液标本；放液或抽液后拔针并敷以无菌纱布。采集10ml或更多液体，置于无菌容器中，室温下立即送检。病原宏基因组RNA和DNA检测的腹腔积液标本留取至专用游离DNA保存管，且腹腔积液采集量应≥10ml。细胞计数及分类用乙二胺四乙酸（EDTA）抗凝。

浆膜腔积液标本应在室温条件下尽快送检；细胞计数和分类计数的标本应尽快检测，若无法及时检测，染色后的标本置于2～8℃条件下保存，宜48小时内完成检测。

四、关节腔积液

感染是导致关节滑膜炎一个主要原因，常见于细菌感染，偶见病毒、真菌、分枝杆菌感染。可抽取关节腔积液进行革兰氏染色、细菌培养、厌氧菌培养、真菌培养、结核分枝杆菌等细菌学检测。

1. 标本采集　关节腔穿刺应由有经验的临床医师在严格的无菌操作下进行。严格的皮肤消毒，局部麻醉穿刺部位，中空针头穿刺入关节腔，尽可能多地抽取关节液标本。可直接注入血培养瓶或无菌管内送检。如果考虑厌氧菌培养，需要在厌氧条件下运送标本。如有全身发热症状，应同时采集血培养标本。

关节腔积液标本采集时，应记录采集量。采集多管标本时，第1管应使用无抗凝剂试管，宜采集4～5ml，并观察是否凝固，离心取上清液做化学和免疫学检查（如葡萄糖、白蛋白和脂类，类风湿因子和补体测定等）；第2管使用肝素钠（25U/ml）或EDTA溶液抗凝，当用于细胞计数及分类和结晶鉴定时宜采集1～3ml，如同时做细胞病理学检查时宜采集4～5ml，使用肝素锂、草酸盐或EDTA粉末抗凝，可能影响结晶检查结果；第3管使用肝素（25U/ml）抗凝，也可以采用多聚茴香脑磺酸钠（SPS）抗凝剂或无抗凝剂试管，宜采集4～5ml，用于微生物学检查。病原宏基因组RNA和DNA检测的关节腔积液标本留取第2管或第2管以后的标本至专用游离DNA保存管，且关节腔积液采集量应≥2ml。

2. 标本转运、保存和处理　避免标本被污染。标本应室温尽快运送并完成检查。如需要保存标本，必须离心去除细胞后再保存，因为细胞内酶释放会改变滑膜液成分，2～4℃环境下可保存数天，用于检查补体或酶等指标的标本应置于-70℃保存。细胞计数宜在采集后1小时内完成，标本室温放置不能超过24小时，结晶鉴定标本可4℃放置24小时。葡萄糖测定应在1小时内完成，无法及时检测的标本应氟化钠抗凝；CH50如无法立即测定，标本应冷冻保存。因标本较黏稠，宜用等渗盐水或透明质酸酶缓冲液进行处理，如每毫升积液加透明质酸酶400U，置37℃孵育10分钟。标本较难混匀时，可用旋转式搅拌器混匀5～10分钟，避免过度震荡造成细胞破损。试验性关节腔穿刺为阳性时，可将穿刺针内的血液成分或组织做晶体检查、革兰氏染色及培养等；如怀疑关节感染而穿刺结果为阴性时，可采集关节腔清洗液做细菌培养。当标本量较少难以完成所有检查时，应及时与临床进行沟通，不宜拒收标本。

第六节 骨髓、组织、羊水标本

骨髓位于骨髓腔内，肉眼观察是一种海绵样、胶状组织。骨髓检查是诊断血液系统疾病的重要方法，可用于各种血液疾病的诊断、分期及骨髓细胞占比、细胞形态及成熟程度的评估。骨髓标本还可进行染色体、细胞遗传学、流式细胞学和分子生物学等检查。

一、骨髓标本采集

穿刺部位：首次取材首选髂后上棘，位于骶椎两侧、臀部上方骨性突出部位。其他部位：髂前上棘用于昏迷和病重而不能翻身者；髂后上棘和髂前上棘穿刺不成功时，才选用胸骨穿刺，但此处骨质较薄，其后有心房及大血管，严防穿透发生危险，较少选用；胫骨穿刺为3岁以下患儿选用。

患者体位：髂后上棘穿刺时患者应取侧卧位，双膝前屈。胸骨及髂前上棘穿刺时患者取仰卧位。

骨髓标本由临床医生进行采集。取最佳患者体位后，按患者胖瘦、皮肤松紧、骨盆大小和体型予以评估，并以触摸式定位和标记。常规消毒患者皮肤（直径不小于5cm），戴无菌手套、铺消毒洞巾，用2%利多卡因做局部浸润麻醉直至骨膜。做"品"字形多点麻醉。等待2分钟左右，使骨膜得到充分的浸润和麻醉。将骨髓穿刺针固定器固定在适当长度上，髂骨穿刺约1.5cm，肥胖者可适当放长，胸骨柄穿刺约1.0cm。以左手拇指、示指固定穿刺部位皮肤，右手持针于骨面垂直刺入。若为胸骨柄穿刺，穿刺针与骨面成30～40°角斜行刺入。当穿刺针接触到骨质后则左右旋转，缓缓钻刺骨质，当感到阻力消失，且穿刺针已固定在骨内时，表示已进入骨髓腔。用干燥的5～10ml注射器，将内栓退出1cm，拔出针芯，接上注射器，用适当力度缓慢抽吸，可见少量红色骨髓液进入注射器内。骨髓液抽吸量以0.1～0.2ml为宜，取下注射器，将骨髓液推于玻片上，迅速制作涂片5～12张，送检细胞形态学及细胞化学染色检查。如需做骨髓培养，再接上注射器，抽吸骨髓液2～3ml注入培养液内。抽吸完毕，插入针芯，轻微转动拔出穿刺针，将消毒纱布盖在针孔上，稍微按压止血，用胶布加压固定，嘱患者卧床休息半小时。若未能抽得骨髓液，可能是针腔被皮肤、皮下组织或骨片填塞，也可能是进针太深或太浅，针尖未在髓腔内，此时应重新插上针芯，稍加旋转或再钻入少许或再退出少许，拔出针芯，如见针芯上带有血迹，再行抽吸可望获得骨髓液。

骨髓抽取推荐采用有一定负压的5ml或10ml塑料注射器。为保持细胞形态完整性，注射器内避免添加抗凝剂。随着抽取髓液量的增加，骨髓被外周血稀释的可能性也相应增加，起始约0.5ml髓液用于制作骨髓涂片。对迅速凝固的标本，采用含乙二胺四乙酸盐（EDTA）抗凝剂的试管收集骨髓液，抽吸骨髓液量应与试管中EDTA量成比例。

当用于流式检查、细胞遗传学分析、分子遗传学、微生物学和形态学检查或骨髓培养项目等检查时，需要准备第2支注射器抽取骨髓液。如遇骨髓干抽或无骨髓小粒时，可采用其他部位或轻微变换穿刺针角度进行重复抽取。

二、不同项目骨髓采集要求

1. 骨髓细胞形态学检查　常规检查包括骨髓涂片检查、外周血细胞学检查和细胞化学染色。用骨髓液制作涂片5～12张。一般涂片8张，初诊疑似急性白血病12张，并视眼观和首张推片时手感的有核细胞数量，适当调整涂片厚薄。同时做血片2张。制备的涂片应有明显的头体尾，长宽范围以2cm×3.5cm或2.5cm×3cm左右为宜。

2. 骨髓活体组织检查　与常规部位的骨髓穿刺同步进行，分一步法和二步法。一步法用活检针完成穿刺、抽吸骨髓液和组织取材。二步法，在完成穿刺后，在旁开抽吸骨髓液位点约1cm处进行骨髓活检术。活检针按顺时针方向缓慢退出体外，拔出针芯，取下接柱，再缓慢轻轻插入针芯，即可推出长0.5～1.5cm的圆柱形骨髓组织，若小于0.5cm时应重新获取。外观可见白色骨皮质和红色骨髓质。把骨髓组织置于10%中性甲醛固定瓶中送检。

3. 骨髓流式细胞学检查　优先采用肝素钠管采集。若使用EDTA-K$_2$管，必须在12～24小时内进行送检分析。遇到骨髓干抽，可用活检标本装入组织培养液用于流式分析。

4. 骨髓细胞遗传学检查　主要为骨髓染色体核型分析。骨髓染色体核型分析检查优先采用无血清细胞冻存培养基装入2～3ml骨髓液，保证细胞活性。如果不能获得骨髓液，活检标本装于无菌组织培养基或生理盐水之中用于细胞遗传学分析。

5. 骨髓分子生物学检查　主要为白血病融合基因、荧光染色体原位杂交、化学药物用药指导基因等检查。通常采用EDTA抗凝白帽管收集2～3ml骨髓液，送检时间一般不宜超过24小时。若进行病原宏基因组RNA和DNA检测，骨髓留取至无菌杯或无菌试管，且骨髓采集量≥1ml，不能立即送检标本可置4℃冰箱暂存。

6. 骨髓一般细菌培养及鉴定　采集前对培养瓶瓶口酒精、碘伏消毒，临床医生无菌骨髓穿刺后，采用无菌注射器一次性采集3ml标本，立刻注入需氧培养瓶内，轻轻颠倒混匀以防骨髓凝固，2小时内室温送检。

三、组　织　标　本

根据患者感染症状、疾病严重程度、可疑病原体特性和受累的器官等因素，还可采集手术组织、肺活检组织、胃黏膜组织等标本用于检验。人体组织是由形态和功能相同或相似的细胞群及细胞外基质构成的复合体。

1. 手术采集的组织标本　采集足够量的组织标本，微生物学检验所需的标本量≥1cm^{3}为宜。选择合适的采样方法以区别污染和真正的感染。例如：骨科人工关节修复手术，在同一个手术部位不同的区域采集5块分开的组织，分别放置于5个容器并分别做5份培养。

若来自同一个手术部位的3块或更多的组织生长相同的菌，那么该菌可能是关节的病原菌而非污染菌。选择无菌保湿容器运输组织，小块组织宜用2ml无菌水或生理盐水保湿。特别小块的组织标本宜放在一个方形润湿的无菌纱布里送检。组织厌氧菌培养，宜采用厌氧转运管或厌氧转运瓶运送。大块组织标本可直接用于厌氧菌培养。

2. 经支气管镜肺活检的组织标本　患者取平卧位，局部麻醉。经鼻导入支气管镜到达病变所在的肺段或亚段后，将活检钳插入所选择的亚段支气管内，穿过支气管壁至病变区。打开活检钳推进少许，在患者呼气末关闭活检钳获得标本，缓缓退出。将取出的组织放入2ml无菌盐水的无菌容器中，立即送到实验室。

3. 胃黏膜组织活检　可用于检测幽门螺杆菌，由临床医生严格执行无菌操作后放入含转运培养基的无菌管，室温条件下1小时内送检。厌氧菌培养标本则应采用厌氧转运管或厌氧转运瓶运送，室温条件下15分钟内送检，转运过程中标本尽可能与空气隔绝。病原宏基因组检测标本切成绿豆粒大小深度组织或2～3针穿刺组织，用无菌杯保存后立即送检。如不能立即送检，则应放置4℃冰箱暂存。

四、羊 水 标 本

羊水是羊膜腔内液体，由母体和胎儿共同产生。检查羊水中的某些成分可以评估胎儿宫内发育状况，对先天性、遗传性疾病的产前诊断具有重要价值。

羊水标本多由临床医师经羊膜腔穿刺获得。羊水穿刺的时间根据需要检查项目和检查目的而定。羊水穿刺术前准备，孕妇需提供以下化验报告单：血型（包括ABO血型及Rh血型）、妊娠期乙肝两对半、丙肝抗体、梅毒抗体、HIV抗体、肝功能、肾功能、心电图、空腹血糖；术前1周以内的血常规、尿常规、凝血常规、超敏C-反应蛋白。术前禁止性生活两周、术前10分钟排空膀胱。手术当日可以正常饮食和休息。

羊水穿刺方法：①孕妇取仰卧位。②应用多普勒超声监测仪常规地观察胎儿羊水情况，选择穿刺点时应尽最大可能避开胎盘，寻找最大切面贴近腹壁的羊水池进针，在无法避开的情况下，垂直胎盘进针，一定选择避开脐带与胎盘的连接部位。③常规消毒后，设置穿刺导引线，选择超声波图像下穿刺进针，穿刺针选用型号为21G×200mm。在探头穿刺导引槽引导下迅速进针，穿过腹壁、子宫，当确认穿刺针进入羊膜腔以后，用50ml注射器抽取羊水20～30ml，然后由工作人员装入准备好的3组试管内对其进行培养检测。拔针后观察穿刺点有无渗血。观察胎心情况，休息40分钟后可离院或返回病房。④术前、术中、术后了解胎心率的变化，并用多普勒胎心监护仪监测胎心率。

羊水标本采集、处理时应注意以下各项。①标本采集时间：一般为16～22周，此时活细胞比例高，羊水带较宽，不易损伤胎儿。诊断遗传性疾病可在16～20周采集羊水；判断母婴血型不合在26～36周后采集羊水；评估胎儿成熟度在35周以后采集羊水；一般羊水采集量为20～30ml。②送检与保存：无菌保存，立即送检，否则应4℃保存，于24小时内处理。细胞培养标本应避免用玻璃容器盛装，用于胆红素检测时应避光保存。③标本处理：离心，无菌分离标本。上清液用于化学和免疫检查，羊水细胞层用于细胞培养和染色体分析，也可用于脂肪细胞和其他有形成分分析。

本章小结

　　非血液标本如尿液、粪便、痰液、鼻咽拭子、阴道分泌物、精液、脑脊液、胸腔积液、腹腔积液、关节腔积液等常用于临检常规、微生物、生化、免疫及分子生物学等项目检验。介绍非血液标本检验的临床意义、正确采集程序、注意事项等，可提升标本的质量，提高临床诊断的准确性。

精彩课堂

　　1. 尿液标本包括晨尿、随机尿、定时尿、中段尿或无菌尿等类型。

　　2. 最常见尿液标本为中段尿。

　　3. 隐血试验前，要控制饮食。

　　4. 口咽和鼻咽拭子没有采到扁桃体分泌物或鼻咽腔深处，会造成检测结果"假阴性"。

　　5. 正常人体内生殖道无菌，外生殖道及尿道口有正常菌群寄生。

　　6. 脑脊液标本第1管做化学或免疫学检查，第2管做细菌学检查，第3管做细胞学、分子核酸检测，采集量不能少于1ml。

　　7. 骨髓标本可用于细胞形态学、染色体、细胞遗传学、流式细胞学和分子生物学等检查。

思考要点和小组讨论

　　1. 中段尿标本采集过程中有哪些注意事项？

　　2. 痰液标本的规范采集注意事项有哪些？

　　3. 口咽拭子采集部位和操作步骤有哪些？

　　4. 女性阴道分泌物采集和宫颈分泌液采集有哪些区别？

　　5. 无菌体液采集顺序和采集量有什么要求？

　　6. 骨髓标本采集有哪些穿刺点？这些穿刺点各有什么优缺点？

　　7. 羊水标本在不同采集时间针对的不同检查有哪些？

（曹斐楠　孙　静）

参考文献

龚道元，胥文春，郑峻松，2017. 临床基础检验学. 北京：人民卫生出版社.

李臣宾，彭明婷，胡晓波，2021. 卫生行业标准《临床体液检验技术要求》解读. 中华医学杂志，101（37）：3033-3035.

中国中西医结合学会检验医学专业委员会，2022. 临床实验室精液常规检验中国专家共识. 中检验医学杂志，45（8）：802-812.

中华人民共和国国家卫生健康委员会，2017. 下呼吸道感染细菌培养操作指南：WS/T 499—2017.

中华人民共和国国家卫生健康委员会，2018. 临床微生物学检验样本的采集和转运：WS/T 640—2018.

中华人民共和国国家卫生健康委员会，2020. 临床体液检验技术要求：WS/T 662—2020.

中华人民共和国卫生部，2011. 尿液标本的收集及处理指南：WS/T 348—2011.

第十章

临床检验标本的全过程管理

临床检验标本的运送、接收、处理及保存是保证检验质量和效率的重要环节，也是样本全过程管理的重要阶段。目前，医院门诊、体检等部门的标本采集与检测部门可能分布在不同的区域，特别是住院患者分散在不同的楼层或病区，部分标本可能需转运到第三方实验室进行检测，采集的标本需要人工或物流系统运送到相应的检测部门。标本运送前需要进行再次核对和包装，对标本运送的全过程进行跟踪和质量监控，送到实验室后还要及时进行标本预处理和储存。实验室应对运送人员进行知识培训，以符合生物安全规范等要求。

第一节　临床检验标本的运送

标本运送是标本采集后送到检测部门的过程。标本运送前需要进行核对，使用符合法规要求的包装。采用规范的方法，在规定时间和条件下，通过专人或自动化物流传送到指定的检测部门，避免运送过程因客观因素或主观因素造成检验结果不准确、生物危害，甚至标本丢失。

随着自动化的发展，一些医院配备自动化的物流系统或成立标本运送中心，以建立完善的标本运送物流体系。从患者采集的原始样品在原则上都应由检验人员或辅助人员、专职运送标本人员运送，或者由专用物流系统运送，确保标本采集后在规定时间内送达检验部门。标本输送过程中主要防止样本容器的破碎和样本的丢失，注意容器的密封性，有时需避光，如阳光直射下血液中胆红素会分解。当要求有温度限定时，应确保样本在运送途中置于合适的温度范围内。送检样本中可能含有病原微生物，因此样本的运送保存过程中还必须采取预防措施以确保不污染环境和保护工作人员安全。送检样本送达检验科后，样本接收人员应进行验收，检查样本质量，查看是否与检验单相符。除门诊患者自行留样如粪便、尿液等标本外，设置体液接收窗口，尽量减少患者自己直接送样。送往其他院区、外院或委托实验室的标本也应该由经过训练的人员进行运送和接收。

一、标本核对和包装

标本采集后，应尽量做到及时送检。标本传送前，采集人员应再次核对医嘱项目，检查标本质量，确认无误后开始运送准备。标本一般用薄膜袋包装，防止标本泄漏后污染其他标本及运输箱。对于尿液、粪便等标本，宜用多层薄膜袋包装。并用硬质、密闭防泄漏的、内填充吸水材料的运输盒将标本交给运送人员。运送人员运送标本前，必须核对标本个数是否与送检清单相符，做好交接登记。

记录标本交接时间及人员，工人运输时用符合生物安全要求的标本运输箱进行传送。如有可能，可对运送过程的环境，如温度、湿度、机械振动、时间、路径等，进行实时监控。为确保标本运送安全，医院实行标本运送专人管理、密闭容器转运、固定行走路线、严格标本交接登记，同时，应保护患者隐私，并有防污染的应急措施。同一患者同时有数管血液标本送检，建议标明采血先后顺序，以便结果不一致时可进行溯源。运输必须平稳。运输过程中建议保持试管直立状态，减少晃动振荡，防止标本外溢、污染，并要注意生物安全，如有纸质检验申请单，应与标本同时送达，并避免申请单被标本污染。

1. 运送时效　有些检测项目的检验结果随着时间延长会变得不稳定，标本采集后应及时送至实验室进行检测。

（1）采样后须立即送检的常规项目：血氨浓度、红细胞沉降率、血气分析、酸性磷酸酶、乳酸及各种细菌培养，特别是厌氧菌培养。例如，血气分析，室温稳定时间小于15分钟，采集后应即刻送检，如不能在15分钟内送检，运输箱应放置冰块，运送时间不超过1小时。有条件可开展床旁检测。

（2）采样后0.5小时内送检的常规项目：血糖、电解质、血液细胞学、体液细胞学、涂片找细菌、霉菌等。如血液离体后10分钟血糖即开始降低，采集后应立即运送或分离血清或血浆，或通过添加稳定剂（如氟化钠）抑制红细胞的糖酵解，减少葡萄糖的消耗，稳定血糖浓度。

（3）采样后1～2小时内送检的常规项目：各种蛋白质类、激素类、脂类、酶类、抗原、抗体测定等。

（4）采样后2小时以上才能送检时，则常对标本采取必要的保存手段。对血糖或乳酸检测标本可直接分离血清后冷冻保存，或用NaF作稳定剂2～8℃密封保存；血钾检测标本必须在分离血清后密封，2～8℃存放；酸性磷酸酶检测标本须加稳定剂后分离血清冷冻保存；对其他一般项目，可加盖密封后直接2～8℃存放，但红细胞沉降率和细胞学检查不能采用此方法。

（5）标本保存1个月：一般对检测物分离后，–20℃存放。

（6）标本需长期保存（3个月以上者）：对检测物分离后（包括菌种）–70℃保存，还应避免反复冻融。

2. 温度区间　若进行较长距离的标本转运，一般应将标本进行预处理，如分离血清或血浆、采用特殊容器等，运输时间越短、控制运输中标本温度2～8℃，可维持标本的质量。国际血液标准化委员会建议：在室温（18～25℃）下，4小时内完成检测分离血浆和血清；血细胞与血清或血浆接触＞2小时，血浆或血清将浓缩、分析物被破坏。如果预计30分钟内能送至实验室的则常温运送。如果30分钟之后运送，则需放置于2～8℃环境中保存。如果预计运送过程超过30分钟，则需在2～8℃环境（标本运送箱中放置冰盒）中运送至实验室。若存在项目特殊要求，24小时内无法运送的标本要置于–70℃或以下保存。若无–70℃保存条件，则于–20℃冰箱暂存。标本应避免反复冻融。

3. **专用标本运送储存箱** 标本在运输的过程中可能会发生丢失、污染、过度震荡、容器破损、唯一性标识丢失或混淆及高温、低温或阳光直射等使标本变质等情况。为了避免标本在运送过程中出现以上情况，确保样品的完整性，防止泄漏，运送时需使用专用的储存箱。对于疑为高致病性病原微生物的标本，应按照《病原微生物实验室生物安全管理条例》和各医疗机构制订的生物安全管理规定的相关要求进行传染性标识、运送和处理。

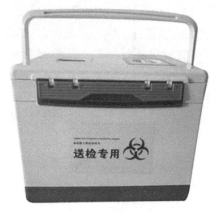

图10-1 标本运输箱

标本运输箱：见图10-1，容量大小符合医院的标本量需求。箱体在盖合后应整体密封，能防尘、防雨、防滑，整体包装坚固、完整、严密不漏、外表面清洁；箱体外观和内壁的表面光洁平整无裂痕，能防止液体渗漏；箱体在装入血液之后应该保持清洁状态，易于消毒和清洗。在运输血液的过程中冰盒和血液完全隔开。血液运输箱：血液冷藏箱采用双层隔板确保在运输过程中血液的安全性。箱内配有一个大托盘，可放置蓄冷材料或资料使用。配备液晶温度显示器，实时显示温湿度的变化情况；全程跟踪记录温湿度数据，测量数据、记录时长，也可另存为txt或Excel文档，方便备份和日后调用，保存的数据和曲线均可打印，确保了运输过程中血液温度数据的可追溯性。按要求调节设定温湿度的报警上限和下限。配备背带，移动方便，既可单肩背也可手提。箱体材质为PP材质，保温材料为PU发泡一体成型，保温时间长。外层容器为PP硬质塑料容器，通过WHO各项操作测试（包括跌落撞击、保温等的检测）符合特殊运输要求。内层容器为聚酯材质密封容器，防止在运输中由于震动、温度、湿度、压力改变而造成泄漏。通过严格的密封检测，能承受在−40～55℃内95kPa的内部压力不渗漏。

二、运输人员培训

标本运送人员必须接受过相应的培训，具备一定的专业知识，保证运输中标本质量不影响检测结果，并及时运送至实验室；保证运输途中的安全性及发生意外时有紧急处理措施，并有实验室负责人的授权。

临床实验室应定期对负责标本运送的人员进行业务培训。培训内容应包括但不限于各种检验标本的来源，不同检验目的对标本运送的要求，标本采集合格与否的判断，送检标本的生物危险性及其防护，生物危害物品运输法规，适用时利用刚性容器，温度控制，发生事故或泄漏时的通告程序等方面。运输已知的或疑似的具有传染性材料的人员应进行专业培训，培训通常要求每两年一次，检验科或相关临床部门派人去参加专题培训，或者获取材料自己培训。培训资源或材料可来源于国家卫生与健康委员会、运输材料的供应商和疾病预防控制部门。由于采集的标本受各种因素的影响，可能使检验结果受不同程度的误差，因此运输人员必须正确掌握标本保存和运送方法。另外，在紧急情况下，运输人员应知道与谁联系，以保证标本的安全运输。

标本中可能存在人类免疫缺陷病毒、梅毒、肝炎病毒等致病微生物。为保护工作人员安全，运送期间不要打开标本容器盖；接触标本后要及时洗手；按规定定期换洗、消毒工作服；注意下班前洗手，上班不吃食物；定期清洗、消毒运送工具；提高员工自我保护意识。标本运送过程要有记录。记录方法可有多种多样，如手写、刷条码、PDA扫描等。记录内容包括收到标本的日期和时间，标本的送检人和接收人。

应准备好溢出包（图10-2）。若发生标本意外溢出，如摔破、倒出，要戴好手套，用纱布吸附溢出物。当有玻璃碎片等时，先用镊子将碎片捡入医疗垃圾袋。用消毒湿巾由外向内擦拭，重复两遍，用过的物品一起放入医疗垃圾袋。摘手套，做好手卫生。

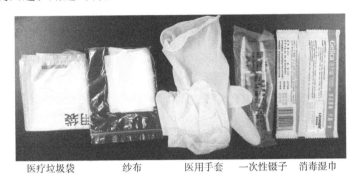

医疗垃圾袋　　　纱布　　　医用手套　　一次性镊子　消毒湿巾

图10-2　溢出包

三、标本流转全程跟踪

为了能跟踪标本的去向，需记录每次标本交接的日期和时间、运送人员、工号及运送方式，可查询运送过程中的标本数量及具体信息。将时间节点控制应用到标本流转环节，为管理者提供有效的流转时间监控分析数据。实验室标本流程中可控制的时间节点如下所述。

1. 门诊或住院检验申请的时间节点　当医生开出检验医嘱时，在信息系统里记录检验申请的时间。这是检验流程的源头，只有医生申请后，才能开始执行收费、采样、流转、分析、审核、报告等后续操作。

2. 住院标本医嘱打印的时间节点　护士执行检验医嘱时的时间节点。将检验医嘱打印成条码标签粘贴于容器上，LIS准确记录执行医嘱的时间及操作者。

3. 住院标本医嘱核对的时间节点　病区护士在执行医嘱后，采集前护士要通过系统对上述贴有条码标签的采集容器进行逐个核对，确保医嘱执行及采集容器的准确性。

4. 住院标本采集的时间节点　在完成标本采集后，再次对标本上的条码容器进行扫描，LIS将记录标本的实时采集时间和采集者。

5. 住院标本流转的时间节点　当标本运送人员到病区取标本时将再次对标本上的条码进行扫描，LIS记录为标本开始转运，这是护士交给运送人员的流转时间节点。运送人员之间，还可以进行标本流程交接。例如，第三方实验室，从某区域内的医院收集标本，先集中至某一个标本处理中心，通过标本处理中心再转送到检测实验室，LIS需记录每个交接过程及内容。

6. 检验科标本接收的时间节点　对检验科的门诊、住院、体检、急诊等部门采集的标本进行一对一的接收确认,记录接收时间及接收者。目前从这个时间节点开始计算标本检测的时间,或实验室周转时间。需注意的是,时间节点并非一成不变,应依据工作流程变化予以调整。

7. 各专业组收到标本的时间节点 检验科标本接收后,分送到各专业组的时间及操作者,为各专业组收到标本的时间节点。有些检验项目是委托第三方实验室进行检验,记录外送时间及操作者。

8. 检验收费的时间节点 住院标本一般在各专业组确认接收后,自动完成检验收费。门诊标本一般在检验申请完成后,就进入检验收费环节,完成付费时为检验收费的时间节点。收费时间节点可根据医院情况决定在某时间节点自动执行。

9. 标本已进入检测的时间节点 当标本从自动化检测仪读取标本条码开始检测时,即可通过接口程序反馈给LIS,LIS形成标本开始检测的时间节点。

10. 标本检测完成的时间节点 当仪器检测完成后,一般自动发送数据给LIS,LIS完成数据处理后变成检验结果记录。LIS接收到试验项目结果的时间,为标本检测完成的时间节点。

11. 标本结果审核的时间节点 检验人员对结果进行系统的回顾和审核,确认结果通过并发布的时间,为结果审核的时间节点。此时,患者或医生可以查询或打印检验报告。外送检验结果导入到本地数据,为外送标本的结果审核时间节点。

12. 查询或打印报告的时间节点 检验报告被LIS以外的终端查看后,记录为报告查阅的时间节点。检验报告被打印后,记录为报告打印的时间节点。查询多次时,记录多次查询时间和查询者。打印多次时,记录每次打印的时间和打印者(或自助终端)。

护士将采样并核对的标本逐个扫描,记录送出人员和时间,可将同一个送达目的地的标本放于密封袋内,打印整包的条形码。由自动化物流或工人送检,接收部门扫描包条形码,完成包内标本的成批接收。标本打包送检可以提升交接的工作效率。支持在各节点中或对某个特殊环节设置预警功能,提示运输时限要求。一旦有急诊标本,提供从医嘱下达、护士采集、采集后转运、检验科标本接收站等实时报警提示。一旦出现危急值结果,提供从仪器传输、结果审查、报告发送、临床结果查看等环节逐一预警。标本一旦采集,提供超时检测标本和漏查项目的预警。

四、标本物流系统

随着物流技术的发展,借助信息技术、光电技术、机械传动装置等一系列技术和设施,实现在设定的区域内运输物品的传输系统。医院物流传输系统包括医用气动物流传输系统、轨道式物流传输系统、自动导引车传输系统、高架单轨推车传输系统、标本空中传输系统、全自动智能采血管分拣系统、空中无人机传送等,也包括采血管分拣系统。

(一)气动物流传输系统

气动物流传输系统是以压缩空气为动力,借助机电技术和计算机控制技术,通过网络管理和全程监控,将各科病区护士站、手术室、中心药房、检验科等数十个乃至数百个工作点，通过传输管道连为一体，在气流的推动下，通过专用管道实现文件、少量组织标本、检验报告、处方等各种可装入传输瓶的小型物品的站点间的智能双向点对点传输。

医用气动物流传输系统一般由收发工作站、管道换向器、风向切换器、传输瓶、物流管道、空气压缩机、中心控制设备、控制网络等设备构成。

在物流产品中气动物流传输系统一般用于运输相对重量轻、体积小的物品，其特点是造价低、速度快、噪声小、运输距离长、方便清洁、使用频率高、占用空间小、普及率高等，气动物流传输系统的应用可以解决医院主要的并且是大量而琐碎的物流传输问题。

医用气动物流传输系统的最大子系统数量一般不低于5个，单个子系统最大可连接的收发工作站数量一般不低于30个；传输瓶一次可装载传输物品的最大重量为5kg；传输瓶在管道里的传输速度高速可达5～8m/s、低速为2.5～3m/s；低速一般用于传输血浆和玻璃制品等易碎物品。传输瓶满负荷最大传输距离横向可达1800米，纵向可达120米，智能传输瓶，具备自动返回功能，收发站、换向器、控制器均装有嵌入式故障诊断软件。传输瓶发送遇到线路忙时，可自动排队等候，一般均具备优先发送功能。系统启动与停止采用缓冲技术，可实现传输瓶的无振动、无颠簸、平稳接收。

（二）轨道式物流传输系统

轨道式物流传输系统是指在计算机控制下，利用智能轨道载物小车在专用轨道上传输物品的系统。轨道式物流传输系统的发明和应用已近40年历史，其主要优势包括可以用来装载重量相对较重和体积较大的物品，一般装载重量可达10～30kg，对于运输医院输液、批量的检验标本、供应室的物品等具有优势，当然一般的物品也能够传输。该系统相对传输速度较慢、造价较高、维护成本高。

轨道式物流传输系统一般由收发工作站、智能轨道载物小车、物流轨道、轨道转轨器、自动隔离门、中心控制设备、控制网络等设备构成。智能轨道载物小车是轨道式物流传输系统的传输载体，用于装载物品。其材料一般为铝质或ABS材料，上部都装有扣盖，扣盖的两侧装有锁定扣盖的安全锁，小车内置有无线射频智能控制器，实时与中心控制通信。部分品牌的小车配有旋转座，便于侧旋装卸物品。利用智能轨道载物小车运输血液、尿液标本及各种病理标本时，部分系统考虑到标本会因振荡和翻转而破坏，为此，可配置陀螺装置，使陀螺装置内物品在传输过程中始终保持垂直瓶口向上状态，保证容器内液体不会因此而振荡和翻转。

轨道式物流传输系统传输方式一般为单轨双向传输；系统最大收发工作站数量最多可达512站；物流轨道为专用铝合金轨道，小车行进速度一般为横向0.6m/s，纵向0.4m/s；小车行进过程中无噪声、无振动、行进平稳，血液标本传送前后结果指标一致。系统具备可扩展性，满足用户未来增加车站数量的要求，还具有故障自动诊断、自动排除功能和故障恢复能力等，易于管理。

（三）自动导引车传输系统

自动导引车传输系统（automated guided vehicle system，AGVS）又称无轨柔性传输系统、自动导车载物系统，是指在计算机和无线局域网络的控制下的无人驾驶自动导引运输车，经磁、激光等导向装置引导并沿程序设定路径运行并停靠到指定地点，完成一系列物品移载、搬运等作业功能，从而实现医疗物品传输。它为现代制造业物流提供了一种高度柔性化和自动化的运送方式。主要用于取代劳动密集型的手推车，运送患者餐食、衣物、标本、医院垃圾、批量的供应室消毒物品等，能实现楼宇间和楼层间的传送。

AGVS的主要特点：以电池为动力，可实现无人驾驶的运送作业，运行路径和目的地可以由管理程序控制，机动能力强；工位识别能力和定位精度高；导引车的载物平台可以采用不同的安装结构和装卸方式，医院不锈钢推车可根据各种不同的传送用途进行设计制作；可装备多种声光报警系统，具有避免相互碰撞的自控能力；无须铺设轨道等固定装置，不受场地、道路和空间的限制；与其他物料输送方式相比，初期投资较大；AGVS在医院的优势还在于可传输重达400kg以上的物品。AGVS载重量可以根据需要设计，非常灵活，在工业领域4吨以下的比较常见，但也可见能够载重100吨的自动导引车。

AGVS一般由自动导引车、各种不同设计的推车、工作站、中央控制系统、通信单元、通信收发网构成。自动导向运载车是一种提升型运载车，行驶速度为最大1m/s，最小0.1m/min。运载车用于运载不同类型的推车。自动导引运输车属于轮式移动机器人的范畴，其导向技术决定着由自动导引运输车组成的物流系统的柔性。

（四）标本空中传输系统

标本空中传输系统采用悬挂式设计，标本传输轨道悬挂在房间的天花板下方，是一种同楼层、短距离、轻型快速、低成本的新型标本输送方式。标本空中传输系统由标本发送基站、悬挂式空中轨道、接收基站三部分组成，形成闭合的标本传输体系。标本发送基站可无缝连接门诊智能采血系统，标本进样方式分为两种：一种是自动进样，另一种是由人工向进料仓中加载，爬升装置连续上样，将标本送达2.5m高的空中轨道；具有标本核收功能，形成实验室收到标本的时间记录；设有独立排出通道，无法识别条码或者条码受损的标本将自动排出到独立通道；可以对标本进行预分类，分轨道传输，如血常规标本与非血常规标本；机型独立，体积小，安装简单，无须改变现有的建筑结构。

标本空中传送系统的传送方式一般为双轨定向传送；轨道采用铝合金框架，分为直行轨道和转弯轨道，采用模块化形式现场拼接，灵活组合，架设在2.5m的空中。传送带以不低于0.3m/s的速度匀速运动，标本在轨道内平稳传送。直行轨道和转弯轨道依照场地的情况灵活配置，标本运送全程透视可查看；轨道空中悬吊，可拆卸可移动，不影响实验室工作区的布局，安装施工周期短，灵活适应不同实验室场地环境。

标本传送系统兼容两种方式接收空中轨道内的标本。一种是直接接收到分拣机的料仓，一种是收纳到标本接收基站；两种方式都采用具有弹性的缓降装置，保障标本平滑下落且不受到剧烈撞击。弹性缓降装置将标本置于反向运用的弹性带中，柔性夹裹试管，降低标本下降冲力。接收站下方柜体针对缓降机构高度专门设计，简约方便，可存放不同物品。

（五）采血管分拣系统

采血管分拣系统由全自动智能分拣仪和采血管分拣软件组成。自动分拣系统可代替人员完成标本自动分类、接收或住院计费、二次喷码打印顺序号或样本号等功能，提高实验室的自动化水平。分拣通道数量可达20仓，规则可按需设置，如标本来源＋专业组或项目，适应不同规模实验室需求。可与采血管自动传送带连接，无须手动传递，自动分拣处理准确且速度快，见图10-3。

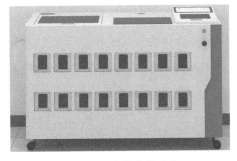

图10-3 试管分拣系统

五、物流系统评估要求

自动化物流系统可提升标本送运效率，但增加标本振动、滚动的频率，应对自动化物流系统按行业标准或专家共识进行结果影响评价、生物安全评估、质量风险评估、运行效率评估。应用评估时机：①安装或更换新的自动化物流系统时；②自动化物流系统地点、距离、楼层等改变时；③实验室根据使用情况制订评估周期。

1. 结果影响评价

（1）检验项目选择：评估项目的选择取决于预期用途，选择常见项目，特别是易受振动、溶血等影响的项目。

（2）评估前准备：在开始评估实验前应系统检查仪器性能，确认仪器处于良好状态，室内质控合格。如有可能，实验环境应尽量接近检测试管的日常使用场景。应尽量选择具有代表性的检测方法，并由经验丰富的技术人员进行评估实验。

（3）实施方案：纳入20例患者，使用人工和自动流程各采集20份静脉血样本（按照1～20的顺序编号）。样本浓度应在方法学的线性范围内，并覆盖医学决定水平范围的浓度。由于需要分析样本浓度尽可能地在线性范围内均匀分布，样本可能需要进行掺入或稀释检测物以扩大浓度分布范围。

（4）结果判断：至少18例结果偏离＜1/3允许总误差（TEa）。

2. 生物安全评估　参照WS 233-2017《病原微生物实验室生物安全通用准则》进行生物安全评估。制订消毒管理制度，定期清洁、消毒并监测消毒效果、漏出时处理措施等。

3. 质量风险评估　参照ISO 22367：2020 *Medical laboratories—Application of risk management to medical laboratories* 进行风险评估。在现有样本转运及保存管理体系、流程和功能中实施风险管理，制订风险管理计划，结合当前技术水平和实验室现况，规定风险可接受性标准。运用失效模式和效应分析等工具，确认、分析潜在的差错或者影响患者的安全因素，并提出可借鉴的纠正措施和预防措施，对改进后的目标过程进行风险评审。定期进行风险监控，持续改进质量。

4. 运行效率评估　①TAT评估：按样本类源、检验部门监控检验前TAT的平均值或中位数、超时标本数、预期值、第90百分位数和域外值（％）。②流程优化评估：采用自动化物流系统后，减少样本操作或交接环节，优化工作流程，提升工作质量和效率。

主要操作者必须经过专项使用培训，并有实验室负责人的授权。培训内容包括采集合格与否的判断，送检的生物危险性及其防护，生物危害物品运送法规，样本传送要求、限制，自动化物流系统具体操作方法等。建立自动化物流系统故障应急预案，在自动化物流系统出现故障时，能正确进行处理或采用备用方法。

第二节　临床检验标本的接收

检查标本信息，符合送检部门、运送时间、标本质量等要求，确认接收标本，记录接收时间或接收人。必要时，可进行多次交接和接收，如委托检验标本，经过多个物流交接点后送到检测部门。对不合格标本进行拒收，通知采集人员，采取相应的处理措施并记录。定期对标本运送过程的质量进行监控，持续改进标本运送质量。

一、标本接收标准

实验室可根据方法学等信息明确各类样本的合格标准，对标本接收人员进行培训。标本运送至实验室后应及时核对，核对无误后，由接收人员当面签收。核对内容如下所述。

（1）实验室检验申请信息清楚，包含患者姓名、性别、科别、床号、住院号、申请者、申请日期、样品类型、临床诊断、样品采集日期和时间、接收样品日期和时间、申请检验项目。实验室一般不接受口头申请，应填写纸质申请单或电子申请单。

（2）样品容器标识与患者检验申请要求的内容一致。

（3）血液样品的采血量符合所申请检验项目的要求。

（4）申请检验的样品种类与实际采集的样品一致。

（5）样品及时送检，并实施相应的正确保存措施。

（6）采集血液样品的真空管、采集血液样品的操作过程，要符合行业标准和实验要求。

（7）检验样品管无破损和溢漏。

记录所有收到的样品，包括接收日期和时间，尽可能记录接收者身份。样品的接收或拒收应遵循实验室的规定，必要时在报告中注明。当送达和接收不是同时进行时，应分别记录样品送达和接收的时间，便于TAT管理。急诊样品处理：应有接收、标记、处理和报告急诊样品的相关说明，包括对申请单和样品的特殊标记、样品向检测区的转送，以及所有快速处理模式和特殊报告标准。

二、标本拒收标准

不合格标本是指标本质量无法满足检测要求，需要重新采集或做让步检验。重新采集会导致临床诊断和治疗的延误，增加额外工作量和耗材消耗，并降低用户的满意度。对于采血困难的患者，重新采血会有心理负担。各类样本的不合格原因：

（1）患者识别错误：送检标本患者身份信息与申请信息不符。

（2）不适当的检验申请：申请项目不适用于患者，如男性患者查孕酮。

（3）标本采集时机不准确：需要在特定时间采集或满足特定条件下采集，但实际采血时间不正确或条件不满足。如需空腹采血的项目，受试者未空腹；糖耐量试验未按规定时间采血等。

（4）标本类型错误：检测项目要求的标本类型与实际的标本类型不符，如检测需要血清，而送检标本为尿液。

（5）标本量不够：标本量太少不足以完成检验目的的要求，未按规定要求留取标本结果或留取过程中有倒洒导致量少，血培养标本采集量没有达到规定要求，导致结果假阴性。

（6）标本-抗凝剂比例不当：送检标本中的血液量与抗凝剂比例不符合规定要求，如血常规管中抗凝剂浓度没有达到规定要求、凝血管中抗凝剂与血液体积比例不符合1∶9。

（7）标本标识错误：送检标本标签缺失、标签粘贴错误、标签信息错误、标签信息不完整、标签无法识别、标签在系统中已登记使用等情况，如标签因消毒液喷洒而褪色模糊不清等。

（8）抗凝标本凝固或包含凝块：应使用抗凝剂抗凝的标本由于某种原因完全或不完全凝固。

（9）标本送检不及时：标本运送时间过长，没有及时送达检验，采集时间或接收时间超出规定时间。

（10）标本运送条件不当：对于运输条件有温度要求的标本，在运输过程中温度过高或过低。运输过程中的样品混合或可能被污染。

（11）标本溶血和脂血：标本采集、运输过程中操作不当，造成红细胞破坏，血红蛋白及细胞内容物释放入血清或血浆。当标本中游离血红蛋白含量＞0.5g/L时称为溶血，超过10g/L时为严重溶血。

（12）标本容器损坏：由于容器本身的质量问题或运输过程问题导致的容器不完整/损坏，标本流失或受污染。

（13）标本丢失：各种原因导致的实验室没有接收到患者血液标本。标本送达去向错误，如免疫室项目送到生化室。

检验全程中的任何环节发现不合格标本时，应在第一时间与临床沟通，分析其原因并按不合格标本管理流程记录并处理。记录时应保证数据的真实性、完整性、安全性和保密性。

三、标本溢漏处理

对于所有来自患者的血液和体液标本都应被视为具有传染性，临床实验室工作人员面临着职业暴露于感染性病原体的危险。采用适当的生物安全防护措施可将感染的危险性降至最低点。在处理标本时，应注意自身的保护，避免标本的溢洒。若标本或感染性废物发生溢漏时，应根据标本状态及时进行处理，以免造成实验室污染及工作人员的职业暴露感染。

首先，根据溢洒位置判断是否会立即造成工作人员职业暴露，如果溢漏发生在实验室未直接接触医务人员身体的地方，应先设置溢洒标志，防止其他工作人员接触到或被污染。感染性材料溢漏处理的一般原则：需要戴手套和穿防护服；需用干布或者吸湿纸巾覆盖；消毒时，由外向中心，静置适当时间后处理；进行再次消毒，清水擦洗；最后将污染材料放置在废弃物处理的容器中，并通知有关部门收纳。

1. 溢漏标本泼洒台面、地面的处理　需做好个人防护，戴手套，穿防护服，必要的时候戴眼罩或者防护面罩。台面消毒时，先用吸水纸吸干，防止渗流，再用500～1000mg/L的消毒液喷洒，静置10～15分钟，静置后及时用清水清洗，以除去残留的消毒液。对存在较多有机物（如血液、分泌物、排泄物）的物品消毒时，应加大消毒药物的使用剂量和（或）延长作用时间。如果台面上的实验表格、其他打印或手写材料被污染，应将这些信息进行复制，并将原件置于污染性废弃物容器内。地面消毒采用局部暴露性消毒法。首先，将局部暴露部分用1000mg/L有效氯消毒液消毒，然后用吸水性较好的多层纱布或纸巾覆盖地面，覆盖面积要超过25%，覆盖45分钟以后，小心将污染区上覆盖的所有污染物品一起放入事先准备好的耐高压的污物袋中。

2. 标本暴露皮肤及黏膜的处理　先采用感应式自动洗手装置用流水冲洗，采用医用消毒凝胶酒精进行手表面消毒。再用肥皂洗手，按照洗手消毒原则执行。洗手后可用一次性纸巾擦拭，建议用烘干机烘干。如有伤口，冲洗后，应用75%乙醇溶液或者0.5%碘伏进行消毒。有腐蚀、有毒、含微生物样品进入眼睛时，立即用护眼冲洗器仔细冲洗。冲洗后去眼科就诊，对伤者进行必要的检查和处理。确定患者是否具有传染性及职业暴露当事人免疫情况，立即进行检测，监测术前四项结果。完成职业暴露报告，对患者和操作者的检验结果、发生职业暴露的暴露级别和暴露源的病毒载量水平进行评估并采取适宜的防御措施。

3. 标本溢洒导致工作人员意外吸入或者意外接触暴露处理　若工作人员在处理操作过程中不慎被锐器损伤，应立即按锐器伤程序进行紧急处理。用肥皂和流动水冲洗被污染的皮肤，用生理盐水冲洗黏膜，至少10分钟。如有伤口应立即从伤口周边由近心端向远心端轻轻挤压，尽可能地挤出伤口部位的血液，禁止局部按压。用75%乙醇溶液或0.5%碘伏等消毒剂消毒伤口。确定患者是否具有传染性及职业暴露当事人免疫情况，立即进行检测，监测术前四项结果。完成职业暴露报告，对患者、操作者的检验结果、发生职业暴露的暴露级别和暴露源的病毒载量水平进行评估并采取适宜的防御措施。

4. 血液标本离心过程中破碎溢漏的处理　在未装可封闭离心桶的离心机内离心管发生破裂。如果机器正在运行时发生破裂或怀疑破裂，应立即关闭离心机电源，设备应至少保持关闭状态30分钟以上，使血液或体液的液滴沉降，同时杜绝离心过程中由于空气摩擦加热形成的气溶胶外溢。如果机器停止后发现破裂，应立即盖上盖子，密闭机器30分钟以上。密闭时间到了以后，先用吸水纸吸干，防止渗流和扩大污染范围。破碎的玻璃或其他物体，不得直接用手取走或弃置。可用硬纸板或带推板的一次性塑料铲作为"推送工具"和"收集工具"处理该类物体；也可以使用钳子或镊子。这些工具应与破损的离心管、玻璃碎片、离心桶、十字轴和转子一并弃置于无腐蚀性的并对相关微生物有杀灭性的消毒容器内。未破损的离心管应放在另一个有消毒剂的容器中，然后回收。处理完碎片后可用500～1000mg/L的含氯消毒液喷洒，量大时可直接使用含氯干粉覆盖，静置10～15

分钟。泼洒量大时可适当地延长含氯消毒液的静置时间。再次用吸水纸吸干，然后用清水清洗，以除去残留的消毒液，以免腐蚀离心机内胆。

若是实验室发生了高致病性的病原微生物泄漏、溢洒、实验室工作人员应及时向科室主任报告，并立即向院感部门报告，采取控制措施，防止高致病性病原微生物的扩散。最后根据标本的状态，如不足以继续检测，则通知临床重新采集标本，并做好患者的解释工作。

四、标本质量监控

质量指标是一组内在特征满足要求的程度的度量。选择的质量指标包括计划-实施-检查-行动环中各个阶段的信息指标，这包括对医疗功效、患者和工作人员安全及机构风险有显著影响的检验全过程中的关键过程指标和支持性过程指标。检验前的质量指标主要包括如下。

（1）标本不合格率：包括标本标签、类型、容器、标本量、采集时机不准确。

（2）血培养污染率。

（3）标本运送丢失率、运送时间和运送温度不当率。

（4）抗凝标本凝集率。

（5）标本溶血率。

（6）检验前周转时间。

定期汇总和统计不合格标本数据，分析不合格标本的发生率及其变化趋势。利用鱼骨图、柏拉图、因果矩阵图、5WHY分析法等方法分析产生不合格标本的根本原因。联合多学科和部门，针对产生不合格标本的风险进行识别、评估、分析、处理和监控，完善标本采集的操作流程，加强人员培训，增强责任心，有效提高标本合格率。

（一）标本不合格率质量指标监控

1. 定义　实验室接收的所有标本中不符合检测要求（如标签错误、类型错误、容器错误、采集量错误、采集时机不准确等）的标本数占全部标本总数的比例。

2. 分子　不合格的标本数。

3. 分母　标本总数。

4. 目的和意义

（1）目的：分析记录标本不合格的原因，定期对过程中有关环节的技术和管理问题进行分析和总结，对涉及标本采集、运送人员进行系统培训和考核，从而提高标本采集及送检的效率和质量。

（2）意义：不合格标本会造成患者的不便，影响检验结果及时报告，导致误诊等医疗差错的发生。监测该指标可降低标本不合格率，加强完善医院信息化系统，更加有效地避免分析前各种因素导致的实验室误差发生，提高分析前质量，全面提高实验室检验质量。

5. 参加人员　实验室全体员工。

6. 数据采集、分析的方法

（1）数据采集：统计信息系统中登记的不合格标本数及原因，统计标本总数。

（2）分析方法：每个月进行数据汇总，绘制趋势图。分析各种发生原因的百分比、发生率的变化情况，以及类型错误、容器错误、采集量错误等各因素占标本总数的百分率，并统计凝集的标本数占同期需抗凝的标本总数的百分比。

7. 信息交流方式

（1）定期在实验室内汇报。

（2）提交科室主任，全科质量持续改进会议汇报。

（3）与护理部、临床科室、转运中心沟通。

8. 监测项目预期值　规定每月标本不合格率＜0.1%作为合格标准。预期值参考国家卫生健康委员会临床检验中心的标准。

9. 监测项目分析报告　某医院某年度1～12月，检验科总共接收标本不合格数为1836个，占标本总数的0.0480%，与历年的不合格率0.0861%相比，标本不合格数已有了大幅度地下降，详见表10-1。

表10-1　某年实验室标本不合格率分布

月份	血液	急诊	内分泌	体液	免疫	生化	合计	标本总数	百分率
1	38	126	4	11	31	83	293	303 023	0.0967%
2	24	112	14	9	14	34	207	251 923	0.0822%
3	12	90	5	6	22	41	176	355 972	0.0494%
4	14	93	3	7	10	40	167	329 823	0.0506%
5	15	57	5	4	23	30	134	338 278	0.0396%
6	10	49	6	2	23	52	142	337 764	0.0420%
7	14	58	6	3	21	13	115	340 495	0.0338%
8	13	83	4	18	27	23	168	332 119	0.0506%
9	19	50	2	14	9	24	118	322 426	0.0366%
10	5	70	9	16	17	20	137	323 074	0.0424%
11	2	69	3	10	8	13	105	357 481	0.0294%
12	7	27	4	21	2	13	74	229 559	0.0322%
总计	173	884	65	121	207	386	1836	3 821 937	0.0480%

不合格标本数的减少，标本采集质量的提高，主要与以下因素有关。首先，近年来，检验科联合护理部每年定期进行标本采集培训、工人标本送检验培训，很大程度上提高了医院整体标本采样和运送的水平。其次，近年来开始监测标本的合格性，发现不符合标本会及时与采集者联系和反馈，持续地改进了分析前质量，提高了标本的合格率。最后，也与门诊抽血中心专职、固定人员抽血有关，在标本采集的技术和质量上做到把关，这有助于保证门诊患者的抽血质量。

10. 标本不合格原因分析　标本不合格原因分析的举例，见表10-2，其中标本类型错误、标本容器错误、标本量错误、抗凝标本凝集分别占0.0010%、0.0042%、0.0102%、0.0105%。该年检验科的监测结果远远低于临床检验中心的中位数数据（分别是0.03%、0.01%、0.03%、0.07%）。

表10-2 某年检验科标本不合格原因分析

不符合原因	1月	2月	3月	4月	5月	6月	7月	8月	9月	10月	11月	12月	合计	百分率
溶血	120	55	51	39	37	54	28	42	47	42	38	20	573	0.0150%
抗凝标本凝集	59	55	32	41	24	24	34	38	29	26	18	20	400	0.0105%
标本量不足	52	40	32	49	13	7	18	46	17	42	28	31	389	0.0102%
空管	11	11	11	8	13	9	7	1	6	17	6	27	127	0.0033%
乳糜血	4	4	2	2	0		1	6	1	3	3	0	27	0.0007%
标本容器错误	10	18	21	9	14	11	5	7		21	18	19	159	0.0042%
采样时间错误	2	1	1	0	1	3	2	0	1				16	0.0004%
标本类型错误	6	3	3	3	4		0	3	5				38	0.0010%
运送时间不合格	0	2	1	0				4					13	0.0003%
标本污染	4	2	1	1	0	1	0		4	5	0	3	21	0.0005%
送错部门	5	4	0	0									16	0.0004%
标签无法识别	1	1	2	3	0	0	0	0	0	1	0	0	8	0.0002%
其他	9	8	13	12	18	7	7	5	12	16			122	0.0032%
出院无法计费	12	6	11	3	8	12	12	16	7	8	6	2	103	0.0027%
小计	295	210	181	170	135	143	115	169	130	186	141	144	1840	
标本量	303 023	251 923	355 972	329 823	338 278	337 764	340 495	332 119	322 426	323 074	357 481	229 559	3 821 937	
不符合比率	0.097%	0.083%	0.051%	0.052%	0.040%	0.042%	0.034%	0.051%	0.040%	0.058%	0.039%	0.063%	0.0481%	

表10-2结果显示，溶血是标本不合格的主要原因，可能因住院患者长期卧床、疾病本身和营养缺失造成血管充盈不足，导致血容量不足，使抽血困难而造成溶血。抗凝标本凝集和标本量不足排在标本不合格原因的第2位，血常规和凝血标本有标本量和抗凝要求，而且检测项目多导致标本采集量大，抽血不顺利及没有及时颠倒混匀，均有可能造成抗凝标本凝集及标本量不足。另外还有标本容器错误，可能由于新护士、进修护士、实习护士等低年资护士对标本采集不熟悉、培训宣传不到位。除了定期培训外，还应提供培训材料、视频资料，供护士学习。例如，空管通常由于护士还未抽血，与已抽血标本混在一起，工人不仔细检查就将标本送出。送错部门，与运送工人文化层次低、流动性大、检测部门多且分散有关。送错部门虽然经处理后，标本仍然可用，但影响了标本的周转时间，可能会延迟患者的治疗效率。标本类型错误主要由于医生在开单时将类型勾错或无该类型需手工添加。

11. 采取措施 对于不合格标本，主要采取"标本拒收，通知临床，重新采集标本"的处理方式，占1040例，其他处理方式有"标本拒收，通知临床"787例，"无任何措施"2例，"标本拒收，通知临床，纠正标签错误"11例。

12. 改进计划 正确、规范地采集合格标本是分析前质量保证的重要环节。标本不合格的原因主要涉及护士、患者及工人。有效的干预措施有利于提高标本质量，主要的干预措施包括①每年给临床科室发布最新《标本采集手册》，内容包括急诊与常规检验项目介绍、患者标本采集、运输、保存、前处理及参考区间等内容。②每年对全院医护人员进行标本采集知识培训，从而有效减少因知识相对缺乏和责任问题产生的不合格标本数量；对护士的检验知识进行定期培训，特别需要加强对实习护士的培训，使其了解各类试管中抗凝剂的不同类型，以及其他影响标本质量的各种因素，不断提高护士技术水平，增强责任意识，尽最大可能避免因为粗心和缺乏核对，导致空管、污染及贴错等问题。③每年对运送标本人员进行送样培训，使其了解检验的基本常识，及时发现简单易辨别的错误，针对新发现问题要及时进行沟通和强化培训考核，并注意物流运输过程中的标本安全。④每月走访不合格样本问题较突出的病房。⑤不定期由检验科协同医务部，组织临床各科室住院总医师之间的沟通交流，通报标本采集质量情况及不合格原因分析，提出改善措施等，完善信息化管理，建立功能完善的信息系统，对标本进行有效的追踪和溯源，同时又能缩短标本的报告时间。⑥每次发现不合格标本时，及时与相关部门（临床科室、转运中心）联系，在信息系统里记录原因并持续改进。

（二）检验前周转时间质量指标监控

1. 定义　周转时间（turnaround time，TAT）是实验室服务质量评价的最重要指标之一，指经历检验前、检验中和检验后过程中两个指定点之间的时间。其中检验前周转时间是指从标本采集到实验室接收标本的时间（以分钟为单位）。检验前周转时间中位数，是指将检验前周转时间由长到短排序后取其中位数，是监测整体数据大小的首选度量指标。P_{90}是将标本的检验前周转时间按长短依次排列，当90%标本完成接收时所需的时间。P_{90}是监测尾部数据大小的首选度量指标。

2. 目的和意义

（1）目的：对影响周转时间的因素进行分析和定位，完善分析前流程、仪器速度、复审流程和人工操作等环节的信息化监控，可以准确找到报告延误的原因和关键，从而优化检验流程，缩短标本检验前周转时间，提高检验效率，达到让临床和患者满意的目标。

（2）意义：反映标本运送的及时性和效率，检验前周转时间是保证检验结果准确性和及时性的重要前提，是影响检验质量的重要因素。

3. 参加人员　实验室全体员工。

4. 数据采集、分析的方法

（1）数据采集：从信息系统中获取每个月的标本检验前周转时间。

（2）分析方法：每个月进行数据汇总，绘制趋势图，分析每个月之间的变化。

5. 信息交流方式

（1）定期在实验室内汇报。

（2）提交科室主任，全科质量持续改进会议汇报。

（3）与护理部、临床科室、转运中心沟通。

6. 监测项目预期值　检验前周转时间中位数≤120分钟。预期值参照某医院历年基础数据。

7. 监测项目分析报告

（1）检验前周转时间中位数：某医院某年度，检验前周转时间中位数，住院急诊检验前周转时间中位数＜60分钟，住院平诊检验前周转时间中位数120～240分钟。住院标本护士通常早晨5:00～6:00采血，检验前时间较长。与临床检验中心数据比较，处于中等水平，达到预期目标。检验前周转时间中位数是反映标本运送的及时性和效率，检验前周转时间是保证检验结果准确性和及时性的重要前提，见表10-3。

表10-3　检验前周转时间中位数（分钟）

专业	1月	2月	3月	4月	5月	6月	7月	8月	9月	10月	11月	12月	平均数
急诊生化	36	34	33	34	34	34	30	30	23	24	24	23	32
急诊常规	22	21	21	22	22	21	22	21	19	20	22	21	21
急诊凝血	24	23	23	23	23	24	24	25	24	24	24	23	24
住院临检	101	99	100	99	106	98	93	94	96	99	96	97	98
住院生化	98	96	96	95	95	94	94	92	92	94	94	94	94
门诊生化	45	38	40	39	40	39	43	39	38	56	69	63	40
门诊免疫	33	36	34	32	35	33	32	27	29	31	25	28	32

（2）检验前周转时间P_{90}：某年，检验前周转时间P_{90}，住院急诊P_{90}为60分钟，住院平诊P_{90}120～180分钟，见表10-4。如血培养标本，夜间采集第二天送检处理。

表10-4　检验前周转时间P_{90}（分钟）

专业	1月	2月	3月	4月	5月	6月	7月	8月	9月	10月	11月	12月	平均数
急诊生化	91	101	93	89	88	90	78	85	81	82	72	78	87
急诊常规	53	52	52	50	56	54	51	55	54	51	53	91	53
急诊凝血	56	75	45	49	54	52	51	49	49	55	51	49	51
住院临检	137	143	134	138	146	146	129	134	138	147	133	133	138
住院生化	130	129	126	126	129	127	126	122	122	126	126	125	126
门诊生化	164	306	113	129	122	130	163	188	141	773	117	139	140
门诊免疫	160	152	150	141	153	150	140	144	154	159	156	148	151

8.改进计划　检验前周转时间中位数作为实验室检测前质量评价的一项重要指标，越来越受临床医生及患者的关注。由于护士从早晨5点就开始采血，而检验科7点才开始接收标本。当前中位数时间虽达到预期目标，但有改进的空间。为了更好地满足日益增长的临床需求，缩短检验前周转时间中位数时间，建议采取以下改进措施：①联合护理部，适当推迟护士的采集时间。②联合转运中心，优化运送流程。③体液标本需要及时送检，可以在检验科上班后，患者留取标本由工人及时送检，缩短检验前周转时间。④高峰期增加检验人员，对仪器定期维护和保养以避免故障，对检验人员严格培训及考核，增强其检验技能和责任心等。

第三节　临床检验标本的处理与保存

标本经接收、分拣后进入分析前处理过程。血液标本的分析前处理要求与检验申请有关，在应用自动化前处理机的前提下，LIS可通过双向通讯控制前处理系统的处理步骤。

对于全血标本检测的项目，如血常规，血液试管可直接放入仪器标本架，由仪器自动混匀测试。对于血浆或血清检测的项目，如凝血、生化、免疫分析，要先进行离心，再吸取血浆或血清后进行分析。部分标本需要事先分样，用于多个试验。分样后产生多个子标本，系统应当为每个子标本进行编号，必要时打印标本标签。有的标本在分析前或分析过程中需要进行稀释，以便获取更准确的测量值，LIS与检验仪器的交互应支持标本稀释的控制。

一、标本处理与储存

样本验收后因某种原因不能送到检测部门，或运到检验部门后不能在规定的时间内完成检测的样本，应根据各种实验样本稳定性要求进行储存和记录。每日检测后样本由检测人员放入样本储存冰箱。标本离心应一次完成，若须再次离心，应距上次离心时间很短，因为分离胶储存的血标本再离心会导致钾离子显著增高。微生物留存菌种由相关专业组技术人员按照有关规定储存于专用冰箱内，并由专人负责出入库管理。储存时间：各专业组按各专业相关要求执行。应于规定的一定时间内在保证其性状稳定的条件下保存，使其能在出具结果报告后复检或做附加检验。各专业组每天将各自的医疗废物收集到专用的医疗废物容器中，由医院统一收集处理。

（1）样品保管要做到不损坏、不丢失、不混淆。

（2）存放样品要按规定日期存放，便于查取。

（3）存放样品在规定（或特殊的）环境条件下存放时，应配备必要的环境条件和设施，如冰箱、冷冻柜、恒温恒湿、防光照、防污染等，并对设备进行维护、监控和记录。保证样品在储存期间不发生损坏和变质。

（4）易腐败变质样品、易分解的样品均不做留样保存。

检验后样品的保存要求：检验后的原始样品要按序摆放，注明日期，加盖，冰箱（4℃最佳）保存，以备复查和有争议申诉时复核。保存时间由实验室根据实际情况自行规定，保存冰箱有显著的标本名称、时间等标识，常用检验项目的样本运输和保存时限要求见表10-5。检验结果无特殊情况，应按医疗废弃物处理原则处理。

表10-5 常用检验项目的样本运输和保存时限要求

标本类型及检验项目	运输时限要求	应对措施	保存时限要求	依据来源
全血，进行血氨、血气分析、乳酸等检验	＜15分钟	放置冰块＜1小时	检测完后丢弃	C40-A2
血清，进行血糖、LDH、钾、CK-MB、皮质醇等	＜0.5小时	分离血清，室温2小时，冷藏＞2天，血糖加氟化钠	冷藏1～7天	GP44-A4
血清，进行蛋白质、酶类、肾功能、脂类、激素类、甲状腺功能、补体、免疫球蛋白、肿瘤标志物、抗原、抗体、细胞因子等检验	＜2小时	分离血清，室温1～2天，冷藏＞5天	冷藏1～7天。HIV-20℃，4周	GP44-A4

标本类型及检验项目	运输时限要求	应对措施	保存时限要求	依据来源
血浆，进行凝血分析、凝血因子检验	<4小时	APTT检测，室温4小时，PT检测，室温24小时。分离血浆–70℃稳定6~12个月，–20℃2周	冷藏1~7天	H21-A5，ICSH
全血，进行血常规、血型、血沉、流式细胞等检验	<2小时	常温6小时。血涂片2年	冷藏1~7天，血涂片14天，血型1个月	WS/T 806—2022
骨髓，进行细胞形态学、染色体、细胞遗传学、流式细胞和分子生物学等检验	<1天	按检验项目说明操作	冷藏1~7天，骨髓片10年	/
尿液，进行尿常规、生化及免疫检验	<2小时	冷藏24小时	尿常规检测完丢弃。生化及免疫冷藏1~7天	WS/T 662—2020
精液，阴道分泌物，进行常规检验	尽快送检	常温送检	检测完丢弃	WS/T 662—2020
粪便，进行常规、隐血、寄生虫检验	2小时	常温送检	检测完丢弃	WS/T 662—2020
体液（脑脊液、浆膜腔积液、关节腔积液），进行常规、生化及免疫等检验	尽快送检	室温4小时，葡萄糖1小时	冷藏2~7天	WS/T 662—2020
微生物标本，进行普通细菌学检验	<2小时。标本量少<30分钟	室温<24小时，血培养不可冷藏	接种完丢弃	WS/T 640—2018
病毒核酸，（宏）基因检验	2~4小时	冷藏<24小时，血液标本不冷藏	提纯RNA –80℃1年。提纯DNA室温26周，–20℃7年，–70℃更佳	H21-A5，WS/T 640—2018

注：室温是20~25℃，冷藏是2~8℃。

随着实验室自动化的深入和样品量的增加，前处理系统变得更加重要。所谓前处理包括确认样品/条码识别、归类、离心、样品质量识别及提示、去盖、分样、血标本管标记、插入仪器使用的标本架和转运。在临床检验中生化的前处理自动化最为完善，其次为免疫、核酸等检验。血细胞、细菌、尿液等因其样品的特殊性，前处理自动化尚不完善，但也在不同程度上向简单化、系统化、规范化和智能化的方向发展。

二、前处理系统种类

目前市场上的标本自动前处理系统主要分为以下两类。

1. 流水线轨道模式　此类系统功能齐全，自动化程度高，可显著提高分析效率，但需购买与前处理系统相同或匹配的检验仪器，建设成本较高，需要占用较大的场地面积。

系统组成部分：①上载/下载模块：标本上载/下载，标本分类，收集/取样安排，异常标本管理，急诊标本管理。②标本传送器：RFID技术，在仪器上定位所有样品，减少轨道拥堵。③离心机模块：冷冻离心机可编程的旋转时间自动平衡，自动装载/下载，急诊优先下载，具有样品集中区域可执行多重任务。④开盖模块：螺旋盖或试管塞，开启多种规格标本管，自动容纳废物。⑤标本存储模块：冷藏储存，自动试管检索复检/重测智能跟踪检测/追加检测，自动整理能力。⑥密封加膜模块：利用"箔-密封"技术改善可靠性，适用多种试管类型。⑦标本传输轨道：连接部件（如分拣仪模块）和分析仪器，传送轨道上配备RFID定位样品管。建议采用双轨道循环运行，不易堵塞。

2. 模块组合模式　此类系统包含了样品进样、离心、开栓、分注、缓存、收纳、传送及中心控制系统，从样品采集后的处理全部实现自动化和智能控制管理运行。虽不能通过轨道自动将标本传送到分析仪器上直接上机处理，但其价格低廉，且能兼容不同厂商的检验仪器。

系统组成部分：①投入缓冲模块，读取标本条形码并把原始架传送到下一模块。由常规标本与急诊标本入口、缺省缓冲区及条码阅读器组成。②自动离心模块，可设定最佳（时间和转速）程序。③开栓模块，完成去除试管盖的功能，要求同架标本必须同一高度。④在线分注模块，把原始标本的血清通过吸样头分注到样品杯上。⑤输出缓冲模块，缺省架缓冲区用于存贮开栓错误、分注错误、复位架的样品架，输出接收区用于存贮前处理完成的标本。⑥系统管理器，控制协调各模块和数据管理功能，并通过局域网与LIS通信，实时完成下载患者资料、试验请求信息，上传标本在各模块的状态、标本架号位置、分析结果、通信情况等。

三、前处理系统的功能特点

在前处理部分拥有常规、急诊，可根据不同的要求灵活实现不同的运输轨迹，并可进行全程动态跟踪。在连接离心机的部分可根据用户的要求进行单台或多台连接，以符合将来的发展需要。分注单元能灵活地根据不同测试项目自动判断是否需要进行分杯，显著减少了实验室的日常消耗品的费用，并能将所分注的标本进行加贴条形码，并在条码上注明姓名、出生日期、采集时间、检测项目的名称等信息，并可根据要求对需存储的标本进行自动加盖保存。

在标本分析部分，每个仪器的连接点都具有条码阅读装置，可根据目前每台仪器的状态和可测项目的动态变化，对每个标本进行实时的智能分配，使每个标本在运行的过程中的分析完成率显著提高，减少了复查的概率，且每台分析仪器在运行中可任意添加所需试剂，离开流水线可作为单机使用或进行保养，而不影响整线的运行和标本的平衡。

标本后存储部分是自动化是否能实现分析后标本管理的一个关键连接单元，此单元的具备可使实验室对标本自动重做、添加测试、查找所需标本和标本的存放保存变为可能，使实验室真正得以实现了自动一体化，减少了标本分析后需人为干预的环节。

信息数据管理系统能实时地与LIS和流水线控制软件进行双向通信，可对所有上流水线检测的标本实行从标本到达签收，流水线上标本状态跟踪。根据规则对标本结果进行自动分析，并根据不同标本情况做出重做、添加测试、危急值提示、自动发送合格标本结果、质控结果的动态监控等一系列的功能。当线上有多台仪器模块项目菜单相同时，可以根据仪器的实际负载均衡分配标本到不同的仪器上进行检测。避免标本在一台机器上堆积或仪器被闲置而造成浪费。

前处理系统在减少实验前误差、减少差错、提高工作效率、实现实验室全自动化等方面都起了积极的作用。简化了实验室工作流程，如项目归类、标本编号、输入患者资料或试验项目等大量工作由LIS自动完成。标本分析前、分析中的工作分别由前处理系统和在线分析仪完成，两者之间的连接由流程控制软件控制协调，减少了对分析仪的大量操作，这样就形成了一个整体，极大地提高了工作效率和实验室的自动化程度。另外，由于自动化的仪器几乎贯穿了整个过程，可以减少工作人员并降低劳动强度，加快检测速度和发报告时间，同时又避免了处理标本中易发生的差错，从而提高了检验质量，改善了工作环境。随着这些新技术在实验室的应用，将显著降低人员干预的环节，使得工作中出错的概率减少，对操作人员生物危害的机会变得更少，实验室的工作流程将更简便，更有利于一个标准化实验室操作流程的实现，从而成为一个高技术、高效率的全自动数字化实验室。

四、后处理系统

自动化样品后处理系统是对分析后的样品进行加盖或封膜并自动保存和废弃的存储冰箱。通过样品后处理系统的引入，并且配合样品前处理的使用，流程优化的设计，全面提高实验室的工作效率及质量。如cobas P501可储存样品量13 500个，cobas P701可储存样品量27 000个。后处理系统还可以通过自定条件自动查取样品；自动废弃过期的样品；自动为样品管加盖以便存储；自动为样品管去盖以便直接上机检测。样品管架及样品管类型鉴别单元可以自动判断样品管的直径，样品管的高度，有无管盖。无盖的样品管会自动分到加盖单元进行加盖以便存储。准备好被保存的每个样品都会被样品管条码扫描仪自动确定存储的期限。如果需要查取样品，可以通过LIS或中间体软件发出样品的查取请求。样品会迅速从存储区取回，取回的样品通过条码扫描仪确定样品ID。

第四节　常见不合格标本及处理

造成不合格标本的因素包括患者准备、标本采集、运输条件、疾病干扰、药物干扰等，不合格标本会延误患者疾病治疗、增加检测成本、降低用户满意度。临床实验室需定期进行不合格标本的信息收集和风险评估，对患者准备、标本采集、标本运送、标本保存等环节进行临床追踪，比较与标准规范操作的差距，从而持续提升标本质量。

一、患者准备不佳

标本采集前，应将相关采样要求和注意事项提前告知患者，请患者给予配合，使所采集的标本尽可能少受非疾病因素干扰，客观真实反映患者当前的状态。

（一）采样容器和采样方法

实验室尿液标本一般由患者自行留取，部分患者对医护人员的嘱咐理解偏差，在不明白采样容器和采样方法时，没有按要求留取，存在较大的随意性。

案例1：患者，女性，35岁。无尿路感染症状，但尿常规中白细胞酯酶（−）、亚硝酸盐-，细菌11 676/μl，镜检可见杆菌、球菌、霉菌孢子等微生物。尿培养结果提示3种以上细菌生长。

【误差分析】 患者用不干净的瓶子留尿，或者留取方式不当，未留取清洁中段尿，导致尿液样本污染。

【规范操作】 女性用肥皂水清洗外阴部，再以无菌水冲洗，用无菌纱布擦拭，以手指将阴唇分开排尿，弃去前段尿，留取中段尿。男性翻转包皮，用肥皂水清洗尿道口，用清水冲洗，弃去前段尿，留取中段尿，及时送检。

案例2：患者，男性，46岁。检测尿蛋白、尿素、肌酐测定（24小时尿），但患者留取随机尿，无尿量。

【误差分析】 随机尿易受饮食、饮水、日常活动等影响，24小时尿生化更能代表机体状态。

【规范操作】 24小时尿液，收集方法：①容器：容量建议＞4L，清洁，无化学污染，并预先加入合适的防腐剂。②方法：在开始标本采集的当天（如早晨8点），患者排尿并弃去尿液，从此时间开始计时并留取尿液，将24小时的尿液全部收集于尿容器内。③测定尿量：准确测量并记录总量。可用量杯和称量法测量总量。④混匀标本：全部尿液应充分混匀，再从中取出适量（一般约40ml）用于检验，剩余尿可以弃去。

案例3：急诊患者，男性，38岁。在做完增强CT检查后立即留取尿液做尿常规检查，尿常规结果显示白细胞酯酶+25Leu/μl、pH5.5、比重无法检测。

【误差分析】 患者做增强CT时注射了造影剂，大量的不解离的造影剂，造成折光率改变，无法检测比重。

【规范操作】 造影剂要24小时左右才能经肾脏排代谢完，造影后，患者应大量喝水，加速造影剂的排泄，再留取尿液进行尿常规检查。

（二）采样时机不当

没有空腹、空腹时间不够或空腹过度等采血时机不当，会对部分检测项目结果造成影响。一般建议采血前应至少禁食8小时，以12～14小时为宜，但不宜超过16小时，上午采血较为适宜。

案例1：患者，男，31岁。TG 10.1mmol/L、Glu 7.23mmol/L、P 0.65mmol/L，UA 519μmol/L。标本外观为脂血，多项指标异常，建议复查。

【误差分析】 抽血前进食，餐后血脂、血糖、尿酸等结果显著升高。

【规范操作】 空腹8小时后抽血，结果恢复正常。

案例2：男，50岁，健康体检。清晨空腹采血检测肝功能，结果显示 AST 80U/L，ALT 100U/L，GGT 61U/L，实验结果与临床诊断有差异。

【误差分析】 经追查发现检查前几天晚上疲劳过度、饮酒过量致使血清中酶活性升高，引起假阳性结果。

【规范操作】 抽血前一天应禁酒、注意休息。1周后复查 AST、ALT、GGT 均正常。

案例3： 女，27岁，健康体检。TP 57g/L，ALB 34g/L，TCH 4.93mmol/L，HDL 1.41mmol/L，LDL-C 2.37mmol/L，UA 369μmol/L。

【误差分析】 采样前一天8：00喝一碗粥之后，一直未进食，直至第2天9：00抽血，空腹时间过长，导致总蛋白、白蛋白水平偏低，尿酸增高。

【规范操作】 前一天22：00后开始空腹，早上7：00重新抽血复查结果正常。

案例4： 患者，男，56岁，感染性指标持续增高，白细胞计数，CRP、PCT 均高于正常参考范围，怀疑患者有菌血症，但血培养送检后报告培养7天无菌生长。

【误差分析】 血培养阴性原因有很多，采血量不足、用抗生素后采集标本、采血时机不准确等都有可能造成血培养结果假阴性。

【规范操作】 血培养标本应该严格遵循采集指南，把握采集时机和采集量，尽量在抗生素使用前采集，并采集足够的量，这样可以最大限度地减少假阴性和假阳性的结果。

案例5： 患者，女，38岁，历年体检肿瘤标志物均正常，本次体检 CA12-5 为 45.6U/ml，较历年明显升高。

【误差分析】 根据行业标准 WS/T459—2018 提示月经期或者妊娠早期 CA12-5 会增高。电话询问该患者情况确认是在月经期，等月经期结束后再复测，CA12-5 恢复正常。

【规范操作】 女性患者体检或者和诊断不符时，出现 CA12-5 略微升高的情况时需电话询问是否在月经期或者妊娠期，若符合则等月经期结束后再复测。

（三）运动及情绪激动

剧烈运动明显影响体内代谢及血液组分变化，导致部分检测项目结果升高或降低，如儿茶酚胺、皮质醇、血糖、白细胞总数、中性粒细胞等增高。采血前24小时应避免剧烈运动，当天避免情绪激动，采血前应有15分钟的休息时间。

案例1： 患者，男，25岁。体检血常规示 WBC 10.24×10^9/L，次日复查血常规示 WBC 6.43×10^9/L。

【误差分析】 为了赶预约时间，在体检前有过一段剧烈运动，且在未休息的情况下进行了采血，导致白细胞生理性升高。有报道显示，10名受试者剧烈运动后中性粒细胞显著升高32%，1小时后继续升高至85%。

【规范操作】 采血前应保证患者处于相对平静状态，若患者刚经历了剧烈运动，需休息30分钟以后再进行抽血。

案例2： 男，31岁，健康体检。CK 937U/L（正常值38～174U/L），CK-MB 36U/L（正常值＜10U/L），CRP 4.0mg/L，AST 359U/L，LDH 578U/L，TnI 阴性。询问病情时患者自述无胸痛症状。进一步询问发现其采血前一天参加了马拉松长跑比赛。

【误差分析】 过量或剧烈运动时，因有骨骼肌肌肉拉伤，可使 CK、CK-MB、AST、LDH 等增高。

【规范操作】 注意休息，1周后重新采血复查，结果正常。

案例3：患儿，男，2岁，患支气管炎，血气分析结果示 pH 7.43，PO_2 90.0mmHg，PCO_2 30.7mmHg。

【**误差分析**】 儿童哭闹期间采血，可引起呼吸和心率的骤变，呼吸急促可引起 pH 和 PO_2 升高及 PCO_2 降低。

【**规范操作**】 可与患儿说话或用玩具等引开其注意力，如仍哭闹不止，应暂缓采血。

（四）个体疾病

患者因自身疾病导致的各系统生理功能紊乱，特别是免疫系统功能紊乱而使实验室检测结果出现干扰。

案例1：患者，男，55岁，主诉食欲缺乏、乏力2月余。既往史：有慢性乙型病毒性肝炎病史25年。体格检查：慢性肝病病容，体温36.8℃，脉搏80次/分，呼吸22次/分，皮肤巩膜未见明显黄染，肝掌可疑。腹软，无压痛反跳痛，肝脾肋下未触及，移动性浊音阴性。肝胆胰脾超声提示结节性肝硬化，腹部增强CT提示右肝后段包膜下占位，原发性肝癌考虑。诊断：肝癌；肝硬化失代偿期；慢性乙型病毒性肝炎。生化结果示 CK 126U/L（参考值38～174U/L），而 CK-MB 为164U/L（参考值＜10U/L）检测结果明显升高，且 CK-MB 是 CK 的同工酶，不应大于 CK。

【**误差分析**】 由于部分癌症患者免疫系统功能紊乱，其中的一些免疫球蛋白充当辅酶的作用。如果血中含有 CK-BB（正常血清中几乎没有）或异常 CK 时（如巨 CK、Macro-CK），CK-MB 会假性升高。

【**规范操作**】 建议用免疫化学发光法测定 CK-MB 浓度。心肌肌钙蛋白（cTnI）是目前敏感度和特异度最好的心肌损伤标志物，建议临床采用 cTnI 取代 CK-MB 并结合 ECG 等联合诊断 AMI。如 cTnI 阴性，提示无心肌损伤，需鉴别有无其他疾病。

案例2：类风湿患者，女，49岁。肌钙蛋白I检测结果为1.581ng/ml，但是 CK、CK-MB 等心肌酶的结果正常，心电图也正常。

【**误差分析**】 类风湿患者高滴度的类风湿因子可引起肌钙蛋白I、乙肝抗体、丙肝抗体、HIV抗体、血管紧张素Ⅱ等结果出现假阳性。

【**规范操作**】 根据其他结果和临床症状来诊断，避免误诊。

（五）检查干扰

标本采集前患者的状态对检测结果会有一定的影响，如前列腺按摩、前列腺穿刺活检、直肠指诊、膀胱镜或肠镜检查等均可引起前列腺特异性抗原（PSA）检测水平升高，导致检测结果出现假阳性。

案例：患者，男，57岁，体检时发现 PSA 为10.802ng/ml，显著升高，1个月后复查示2.891ng/ml，结果正常。

【**误差分析**】 体检时，直肠指诊后，空腹静脉采血，会导致短暂性的 PSA 升高。

【**规范操作**】 静脉采血应在各种医学检查前进行。在前列腺穿刺后1个月，前列腺按摩后1周，直肠指诊、膀胱镜或肠镜检查等操作48小时后，再进行静脉采血。

二、标本采集不当

标本采集不当，包括患者识别错误、输液时采集、标本量不足、标本溶血等，会引起结果显著异常。应结合临床症状、历史结果进行结果解释，必要时重新进行标本采样检测。

（一）患者识别及标本标识

采血人员核对疏漏、身份识别制度不完善是导致标本信息错误的主要原因。身份识别错误的发生与多种因素有关，如患者年龄较大、文化程度低或存在听力、语言或视觉障碍等无法有效沟通；执行检验申请单时，采血人员未进行有效身份确认。除上述原因外，标本标识错误（无标签或标签粘贴错误等）也是导致患者识别错误的重要原因。

案例：某住院患者没有采集标本，但有血气分析结果。

【误差分析】 抽血护士张冠李戴，将其他患者标本张贴在该患者血气分析医嘱，导致两位患者结果出错误。

【规范操作】 无论护士还是检验人员都应该对标本三查三对，避免张冠李戴。

（二）输液时采集标本

正常情况下，应避免在输液时采血。输液不仅使血液稀释，而且输注的成分可能干扰检测结果。对于输入葡萄糖、氨基酸、电解质的患者，应在输液结束后1小时采集标本，而对于输注脂肪乳的患者应当在8小时后采集标本。如必须在输液时采集，应在输液的对侧肢体采集，并加以注明。

案例1：患者，女，58岁，低血糖昏迷入院，患者血清Na^+ 81mmol/L，Cl^- 48mmol/L，血糖37.5mmol/L（正常值3.9～6.1mmol/L），查看酶反应曲线正常，复查结果一致。该患者血糖异常值，与病情严重不符。

【误差分析】 该标本由实习护士采集，采血时该患者正在接受葡萄糖滴注，且标本的采集在输液同测手臂上进行，引起了血糖的极值和电解质的稀释。

【规范操作】 患者输液结束后2小时，在输液手臂对侧重新采血复查，血糖结果为5.34mmol/L，结果正常。

案例2：患者，男，66岁，因股骨骨折入院。在病情未有明显变化的情况下，WBC 13.73×10^9/L、RBC 3.52×10^{12}/L、Hb 110g/L降至WBC 7.61×10^9/L、RBC 2.98×10^{12}/L、Hb79g/L。与责任护士沟通后，发现采血护士在患者输液时于患者输液侧进行采血操作。停止输液2小时后，于输液手臂对侧重新采血复查，WBC 14.01×10^9/L、RBC 3.48×10^{12}/L、Hb 109g/L符合患者病情诊断。

【误差分析】 输液时同侧肢体抽血，可能导致血液标本中药物成分偏高会干扰部分检验结果，同时会对血液起到稀释作用。

【规范操作】 正常情况下，应避免在输液时采血，如必须采集，应在输液的对侧肢体采集，并加以注明。

（三）输液臂同侧采集标本

检验结果与临床明显不符的病例与采血人员在静脉输液的同侧肢体采血送检有关。

案例1：住院患者，无出血症状，APTT 40.1秒（正常值23.9～33.5秒）、PT 15.3秒（正常值10～13.5秒）。

【误差分析】 经临床沟通，该患者在输液臂同一位置采血，标本稀释、抗凝比例不准确，抗凝剂太多，使凝血功能结果偏高。

【规范操作】 输液停止2小时后，输液臂对侧重新采血，结果正常。

案例2：患者，男，70岁。查电解质：K^+ 0.92mmol/L，Na^+ 80.0mmol/L，Cl^- 57mmol/L，Ca^{2+} 0.32mmol/L，结果异常偏低，与病情不符。

【误差分析】 与临床取得联系后，得知此标本由实习护士采集于患者输液的同一侧上段静脉，血液标本被输注液体严重稀释后造成的错误结果。

【规范操作】 输液停止后1小时重新采集股静脉血，结果正常。

（四）输注脂肪乳时采血

含脂肪乳剂的血液标本会严重干扰血脂、血糖、蛋白、电解质测定和血气值，还会影响仪器测定的准确性。

案例：结肠癌手术后患者TCh 2.5mmol/L（正常值＜5.2mmol/L），TG10.0mmol/L（正常值＜1.7mmol/L）。这些异常值，与病情不符。

【误差分析】 患者术后不能进食，输注脂肪乳，造成脂血。

【规范操作】 停止输注脂肪乳后8小时采血复查，结果正常。

（五）采血体位

采血体位有站位、坐位、卧位，体位的改变可影响检验结果的变化。从仰卧位到直立位时，由于有效滤过压增高，水及小分子物质从血管内转移到组织间隙，血浆容量可减少12%。因此，患者在采血前应保持同一体位至少15分钟，门诊患者建议采用坐位采血，病房患者采用卧位采血，且每次采血尽量保持相同体位，结果解释时需考虑到两种采血体位间的检测结果差异。

案例：患者，男，61岁，甲状腺结节疑似甲状腺癌，为求确诊和治疗来我院就诊，第一天在门诊抽血，检测显示血K^+浓度5.35mmol/L（正常值3.5～5.2mmol/L），总蛋白65g/L（正常值64～83g/L），白蛋白38g/L（正常值34～48g/L）。第2天在病房采血，血K^+浓度4.22mmol/L，总蛋白58g/L，白蛋白33g/L。两次结果有明显差异。

【误差分析】 第1天在门诊坐位采血，第2天在病房卧位采血，体位改变使血K^+、总蛋白、白蛋白比坐位采血分别约降低了21.1%、10.8%和13.1%。经与管床护士沟通，患者采用坐姿15分钟后采血复查，与第1天检测结果基本一致。

【规范操作】 对门诊和病房患者应统一采用坐姿取血，坐姿应标准化，并让患者在采血前静坐15分钟。

（六）止血带绑扎时间和采血时反复握拳

压脉带压迫时间过长，可使多种血液成分发生改变。压迫40秒，血清总蛋白可增加4%，AST可增加15%以上。压迫超过3分钟，因静脉扩张、淤血等导致血液浓缩，可使白蛋白、血清铁、ALP、AST、胆固醇等结果增高5%～10%，血K^+浓度增高更加明显。同时由于无氧酵解加强，乳酸增加，血pH也会降低。因此，采血时尽量减少压脉带绑扎时间，一般不要超过1分钟，可先采集易受影响的血液标本，同时避免反复握拳。建议血管条件好的患者，穿刺前不使用止血带，对于血管条件差的患者，使用止血带不超过1分钟。

案例1： 健康体检，女，44岁。生化结果显示：血K^+浓度5.71mmol/L，总胆固醇6.11mmol/L，总蛋白89g/L，白蛋白51g/L，胆红素26μmol/L。

【误差分析】 该患者由实习护士抽血，由于抽血不熟练，压脉带使用时间长达3～5分钟，使血K^+浓度增高10%～15%，总胆固醇浓度升高10%～15%，总蛋白和白蛋白增加6%，胆红素增加8%。后经资深护士重新采集血样复查后，以上结果均正常。

【规范操作】 止血带应用时间应小于1分钟。

案例2： 男，55岁，口腔门诊患者，血清电解质检测结果显示血K^+浓度为6.1mmol/L，观察发现标本严重溶血。该患者其他检测项目的标本也都出现溶血现象。

【误差分析】 经询问发现，该患者较胖，血管很细，护士在采血时进针不顺畅，多次进针，且血流较慢，患者不断握紧放松拳头以促使静脉凸起，造成采集血液中红细胞大量破裂，严重溶血，且前臂肌肉的收缩也导致了血K^+的大量释放。健康检查者，静脉穿侧时握拳引起的血K^+浓度偏差可高1～2mmol/L。

【规范操作】 重新换静脉条件好的另一只手臂采血，改用头皮针进针，压脉带应用时间小于1分钟。

（七）标本量不足

抗凝血标本，标本量不足会影响抗凝剂和血液比例，可能会造成血液稀释。另外，标本不足，易造成仪器吸样不足，而导致检验结果全部或部分偏低。

案例： 患者，女，35岁。凝血功能标本血量2.0ml。APTT 46.5秒（正常值23.9～33.5秒），PT 16.0秒（正常值10～13.5秒）。

【误差分析】 标本量不足导致血浆量少，抗凝比例不准确，抗凝剂太多，使结果偏高。

【规范操作】 重新采集标本，标本量达到标准线，上下误差不超过10%，结果正常。

（八）标本溶血

细胞内外各种成分有梯度差，有的成分相差数十倍，溶血标本所致的误差可造成严重后果。0.1%的红细胞溶血，AST升高37.5%，血K^+浓度升高4.8%；1%的红细胞溶血，AST升高200%，血K^+浓度升高26.2%。造成溶血现象主要原因：一方面为检验操作、仪器所致，包括离心速率过快，采血针质量差、密封不佳，容器、注射器不干净，抗凝剂和血液比例不合适等；另一方面采血操作不当也会造成溶血，如采血时止血带扎过紧，淤血时间过长，抽血时未擦干针头消毒酒精、负压过大，在血肿部位采血，采血不顺时对穿刺部位反复拍打，血液抽取过快造成真空管内有气泡，血液在抗凝管中保存时剧烈振荡，全血放置时间过长等。

案例1： 患者，男，51岁，普通门诊患者，乳酸脱氢酶2310U/L（正常值109~245U/L），肌酸激酶171U/L（正常值38~174U/L），K^+ 8.76mmol/L（正常值3.5~5.2mmol/L）。医生为患者做心电图未提示高血钾。

【误差分析】 护士采血时穿刺部位不准确，采血不畅，造成淤血而溶血，使检测结果升高。血K^+增高了86%，乳酸脱氢酶增高了611%，肌酸激酶增高了1217%。

【规范操作】 重新采血，避免溶血，复查结果正常。

案例2： 患者，男，61岁，甲状腺乳头状癌切除术，生化检测显示血清碱性磷酸酶4U/L，K^+ 16.8mmol/L（正常值3.5~5.2mmol/L），Na^+ 141.2mmol/L，Cl^- 102.6mmol/L，Ga^{2+} 0.07mmol/L，该患者血清K^+、血清Ga^{2+}严重偏离正常值，且与近期检测结果差异较大。

【误差分析】 经联系临床，护士采集该患者血液时，由于生化管内血量不够，将血常规管内的血倒入了生化管，由于血常规采用EDTA-K2抗凝，其原理是螯合Ga^{2+}，所以Ga^{2+}检测结果会降低，EDTA-K2含有大量K^+，故血K^+检测结果会明显升高。同时，EDTA等抗凝剂因络合金属离子而抑制碱性磷酸酶活性，故使用此类抗凝剂的血清不能用作碱性磷酸酶测定。

【规范操作】 重新采血后复查结果正常。

案例3： 某体检样本，神经元特异性烯醇化酶（NSE）首次测定值为60.8ng/ml，明显高于正常参考范围（0~30.0ng/ml），核查样本状态发现存在严重溶血。用同一时间采集的该患者的非溶血样本复测后，结果为16.1ng/ml。

【误差分析】 红细胞与血小板与NSE存在部分交叉免疫反应。发生溶血时，血清中Hb浓度每增加1 g，将导致NSE测定结果增加约36.0ng/ml。

【规范操作】 规范采集和离心流程，NSE检测样本应在血液凝固后60分钟内进行离心分离血清，避免样本溶血。

（九）抗凝标本凝血

抗凝标本抽血不畅时，标本有小凝块，会对部分结果产生影响。

案例1： 患者，男，41岁。APTT 20.9秒（正常值23.9~33.5秒）、PT 9.6秒（正常值10.0~13.5秒）、TT 13.6秒（正常值14.5~21.5秒）、Fib 1.8g/L（正常值2~4g/L）、D-二聚体3480μg/L（0~700μg/L）。

【误差分析】 APTT、PT、TT均有缩短，D-二聚体升高与疾病诊断不符。查看标本严重溶血，并有小凝块形成。由于抽血不畅导致溶血的标本，有部分激活凝血系统导致APTT、PT缩短，另外溶血本身会释放促凝物质，细胞碎片提供体外实验所需的磷脂表面，使结果明显缩短。

【规范操作】 联系临床，重新采集标本，避免溶血和凝血。

案例2： 患者，男，6个月，先天性胆道闭锁收治入院。在病情未有明显变化的情况下，血常规结果从WBC 7.82×10^9/L、RBC 4.49×10^{12}/L、Hb 138g/L、PLT 299×10^9/L降至WBC 4.11×10^9/L、RBC 2.25×10^{12}/L、Hb 119.7g/L、PLT 33×10^9/L，标本中找出肉眼可见

凝块。

【误差分析】 3岁以下患儿头皮静脉或四肢静脉血管细小，静脉压力不足，采血时间延长，导致血常规标本凝集。

【规范操作】 对于部分外周血静脉穿刺困难的患儿选择股静脉或颈外静脉采血，抽血速度和注入试管的速度要快。血液注入抗凝剂试管后立即单手摇匀，使血常规标本与抗凝剂充分混匀。

（十）采血方法

静脉采血标本较末梢血标本更适用于临床研究，无组织液影响，可重复试验和追加其他试验。

案例1：患者，男，2岁，儿童肝移植入院。入院前 WBC 12.41×10^9/L、RBC 4.55×10^{12}/L、Hb 136g/L、PLT 295×10^9/L，次日血常规 WBC 9.96×10^9/L、RBC 4.34×10^{12}/L、Hb 129g/L、PLT 305×10^9/L。

【误差分析】 经沟通得知，门诊抽血时采集末梢血，而病区护士采集的是静脉血。由于末梢血会存在挤压采血部位导致细胞破裂、组织液渗入血液样本等情况出现，末梢血血细胞计数结果 Hb 会高于静脉血，PLT 会低于静脉血。同时病房采血时间与门诊抽血时间存在差异，导致白细胞与血小板含量发生了生理性变化。

【规范操作】 由于静脉血不易受采集部位温度、穿刺深浅等因素影响，同时可以较为真实地反映机体全身血液循环状态，一般推荐采集静脉血。如遇到部分难以抽取静脉血患者，应控制好末梢血采集深度、力度和采集时间，尽可能降低末梢血结果与静脉血结果之间差异。如果对末梢血所做结果有疑问，则再次抽取静脉血进行检查。同时固定抽血时间，避免时间因素导致的结果波动。

案例2：患者，女，32岁。血气分析示 pH7.326、PCO_2 40.9mmHg，PO_2 53.3mmHg。结果异常，但患者无缺氧症状。

【误差分析】 采集血气分析标本时由于操作不当，误刺静脉，造成 PO_2 降低，PCO_2 偏高。

【规范操作】 股动脉穿刺易误入静脉，可选择桡动脉或肱动脉采血。重新采集动脉血复查，结果正常。

（十一）采集时间

部分项目如药物浓度、细菌培养、某些激素需要特定的采集时间，如促肾上腺皮质激素和皮质醇测定，由于受生物节律影响，采集时应按医嘱严格遵循早晨8：00时，下午4：00时，午夜12：00时的采集，避免提前或延迟采血。

案例：患者，女，62岁，早晨8时血皮质醇测定值为8.10μg/dl，较1个月前的历史结果差异较大（14.20 μg/dl）。复核样本发现采集时间为前一天的下午4：00时，联系临床第2天早晨8：00时重新采集，复测结果为15.40μg/dl。

【误差分析】 早晨8：00时是每日皮质醇分泌的峰值，提前在下午采集会导致检测结果低于真实值。

【规范操作】 严格按医嘱时间执行采集，避免提前或延迟采血。

（十二）采血部位

从留置针采血，应放掉管腔中3倍以上的血液，以避免抗凝剂对检验结果的影响。

案例：ICU患者，男，46岁。APTT 98.8秒（正常值23.9～33.5秒）、TT＞150秒（正常值14.5～21.5秒）、PT 14.8秒（正常值10.0～13.5秒）。

【误差分析】 ①临床是否在应用肝素治疗；②血气分析采血时，顺便采集的血标本；③静脉插管口采集的血标本，插管通常用肝素封口；④患者在血透时采集的血标本。

【规范操作】 凝血试验标本避免肝素抗凝或其他抗凝药物的污染，重新采血后结果正常。

（十三）防腐剂

对于采集的尿液如不能及时检验或需特定时间检验的标本，一般加入防腐剂进行保存。

案例：患者，女，31岁，满月脸，向心性肥胖，初步诊断为库欣综合征，24小时尿17-羟皮质类固醇测定结果为11.4μmol/24h，小于正常参考值（男21.3～34.5μmol/24h，女19.3～28.2μmol/24h）。

【误差分析】 标本没有加防腐剂浓盐酸，尿中激素被氧化。

【规范操作】 当日早晨7时，患者排尿并弃去尿液，此时开始计时并留取随后24小时的尿液，第一次留尿后加入适当的防腐剂，此后将24小时的尿液全部收集于尿容器内，充分混匀。

（十四）标签错误

标本标签不合格，包括无标签、标签信息不全、标签无法识别或其他，如血清胰岛素、C肽检测样本需注明采血时间，如空腹、餐后1小时、餐后2小时等。

案例：肾移植供者，空腹胰岛素测定值为78.9mIU/L，明显高于正常参考范围（2.3～11.6mIU/L），但其空腹血糖正常，两项结果不匹配。

【误差分析】 电话联系临床确认后得知，该样本胰岛素的实际采血时间为餐后2小时，标签时间错误。

【规范操作】 采集静脉血液前，应检查标本标签完整性，特殊项目应注明采血时间。

（十五）标本容器选择错误

标本容器选择错误，如促肾上腺皮质激素测定，应选用含有EDTA抗凝剂的血常规管，临床常误选成含促凝剂的黄帽免疫管采集。

案例1：患者，女，45岁，下午4时促肾上腺皮质激素（ACTH）测定值偏低（＜5.00pg/ml），复核样本后发现，为临床错用免疫管采集。联系临床重新采集，复测后值为9.01pg/ml。

【误差分析】 ACTH不同样本类型的换算关系：血清=0.91×EDTA抗凝血浆−3.4pg/ml

（r=0.999）。ACTH血清测定值低于血浆值。

【规范操作】 检测ACTH宜采用EDTA抗凝血标本，且全程注意冷藏保存，尽量及时检测。

案例2：患者，男，40岁，健康体检，微量元素检测锂3341.69μg/L（正常值＜72μg/L），其他检查项目均正常。经确认，试管采用错误，误用肝素锂抗凝管。

【误差分析】 肝素锂抗凝管含锂离子，导致结果极度异常。

【规范操作】 微量元素检测时，应采用不含该检测元素的试管和采血用具。

（十六）标本类型错误

检验项目对标本类型有要求，错误的标本将会产生错误的结果。

案例1：感染科病房患者，男，35岁。G试验183.4pg/ml，乳酸脱氢酶110U/ml，肺部CT显示有磨玻璃影，送检痰标本进行六胺银染色检查，结果阴性。

【误差分析】 六胺银染色是诊断耶氏肺孢子菌的特殊染色方法，通常选择的标本是肺泡灌洗液或肺组织。

【规范操作】 取患者肺泡灌洗液进行六胺银染色检查。

案例2：患者，男，62岁，肺癌，本次检测结果癌胚抗原8.3ng/ml，较前一天检测癌胚抗原4.6ng/ml相差明显。

【误差分析】 查找样本后发现前一天的样本是血清，而本次样本是胸腔积液，而医嘱是血清，所以结果相差较大。

【规范操作】 发现结果与以前明显不符合时，查找样本查看是否正确，若错误则将样本类型按实际修改，并电话告知医生。

案例3：患者，女，70岁，ICU患者，送检的BNP样本是紫色EDTA抗凝管，而实际在上样过程中发现，其实是绿色肝素抗凝管，只是将抗凝管的盖子进行了互换。

【误差分析】 说明书明确说明是使用EDTA抗凝管，不推荐使用未经评估的样本类型，包括血清、枸橼酸盐抗凝血浆和肝素抗凝血浆。也有文献说明使用肝素抗凝管结果不稳定。

【规范操作】 发现未使用EDTA抗凝管检测BNP的标本，通知护士重新采集样本。

三、标本运输问题

运输对标本质量的影响较为复杂，与容器选择、运输时间、运输温度、管理制度等都有一定关系。预防运输相关因素对标本质量的影响，需要采取综合措施，包括人工运输时需选用具有防水、防漏、防震作用的运输箱；采用气动物流运输时，必须定期评估标本的完整性；制订或完善标本运输相关控制标准，配置带有温度控制装置的标本运输设备；实施标本电子化全程交接管理，实时监控标本状态；运输人员定期接受培训、考核等。

（一）标本久置

血液标本放置时间对血糖的影响与标本性质和放置温度有关。全血标本在室温下放置影响显著，一般每小时血糖值下降7%；而血清标本在4℃冷藏基本对血糖没有影响。

案例1：患者，女，43岁，因卵巢囊肿入住妇科病房，空腹血糖1.79mmol/L（正常3.9～6.1mmol/L），血糖危急值，及时和临床主治医生电话联系，被告知患者并无低血糖表现，检测结果与病情不符。

【误差分析】 查看样本从采样时间为晚上22：00时，送达检验科时间为次日8时，从采集到接收总计时间为9小时，病房采样后未及时送检样本导致分析前TAT时间过长，葡萄糖被红细胞酵解和白细胞氧化，表现为结果降低。

【规范操作】 重新采血后1小时内检测，结果正常。

案例2：生殖医学中心某患者，女，31岁。凝血因子Ⅶ活性为47%（70%～120%），历史结果提示APTT 35.9秒（正常值23.9～33.5秒）、PT 13.2秒（正常值10.0～13.5秒）、TT 20.6秒（正常值14.5～21.5秒）、Fib和D-二聚体均在正常范围内。

【误差分析】 查看标本采集时间，为前日凌晨5：00，送到实验室交给夜班，没有及时分离血浆，只是低温保存，次日送实验室未提醒。凝血因子Ⅶ半衰期最短，低温保存活性降低明显。

【规范操作】 重新采集标本后，立即送检，结果正常。

案例3：患者，男，因急性胰腺炎入院，其间患者病情加重，出现意识丧失，肌力减退等症状，送来脑脊液生化及常规检查。生化报告提示：Glu 0.0mmol/L，Cl^- 6.4mmol/L，脑脊液蛋白（CSF）3.8mg/dl。患者无脑膜炎等感染。

【误差分析】 标本采集后没有及时检测，Glu、Cl稳定性差，稳定时间只有4小时，放置时间过久会急剧下降。

【规范操作】 标本采集后立即送检，不超过2小时，不能及时送检的标本，应2～8℃（生化检查）或室温（常规检查）保存24小时。

案例4：门诊患者，男，前列腺液检查，与前两次结果相差较大，检查前一天的报告结果为卵磷脂（++）、白细胞（++）。此次结果为卵磷脂少量，白细胞少量，卵磷脂小体和白细胞减少。

【误差分析】 标本放置时间过长，标本干燥，细胞分解，不易辨别。

【规范操作】 标本采集后及时送检，检测人员立即镜检，切勿久置，影响镜检结果。

（二）运送方法

标本送检需专人运送。送检标本需保证安全，防止过度震荡及容器破损污染，保证运送的及时性。

案例1：冬天，体检患者的尿常规镜检发现有滴虫，白带常规滴虫阴性。因滴虫在尿液中的存活时间更长，处于活动状态，容易辨认，所以白带滴虫为假阴性。

【误差分析】 没有立即保温送检，而是室温放置2小时后统一送检，造成滴虫死亡，难以辨认。

【规范操作】 立即保温送检。

案例2： 急诊夜班，某病房送达的同一批9管生化血液样本经离心后发现普遍有轻中度溶血现象，联系病房护士反映抽血过程顺畅，无异常。

【误差分析】 后经联系标本运送工人得知，该工人在送检标本时，违规将标本直接放在口袋中，步行上下楼梯送至实验室，导致样本因剧烈震荡而产生溶血。

【规范操作】 加强对标本运送工人的培训，规范标本运输过程，避免类似现象发生。

（三）运送条件

不同检测项目对于运输温度要求不同，运输温度不适宜将影响检测结果，如血浆直接肾素测定标本禁止低温转运。

案例1： 某高血压患者，男，65岁，卧位血浆直接肾素活性测定（68.21uIU/ml）明显偏高，与同一天的立位值（12.11uIU/ml）不匹配。联系临床确认后得知，该患者卧位采样管曾于4℃冰箱中保存后转运。

【误差分析】 血液中肾素的无活性前体肾素原浓度大约是肾素的10倍以上，且在–5～4℃的低温环境中将冷激活为肾素，导致直接肾素测定值高于真实值。

【规范操作】 静脉采血后，在室温条件下转运，及时离心分离血浆。

案例2： 患者，男，48岁。腿部有一深部脓肿，周围皮肤红肿发热，怀疑有厌氧菌感染，采集普通拭子进行一般细菌涂片和培养鉴定，涂片结果显示有少量革兰氏阳性杆菌，培养3天无细菌生长。

【误差分析】 厌氧菌培养运送条件较为苛刻，普通有氧环境容易造成厌氧菌死亡而导致培养结果阴性。

【规范操作】 怀疑厌氧菌感染时需采集深部的样本，并在密闭条件下进行转运，如用注射器抽取的深部脓液，应封闭针管；如使用拭子或深部组织标本应使用转运培养基进行转运，或直接进行床旁采样，及时接种放入厌氧培养系统。

（四）标本保存不当

不能及时检验及分析后的血液标本应做适当的保存，确保被检物质在保存期内不会发生明显改变。一般分为室温保存、冷藏保存和冷冻保存。全血标本一般宜采用室温保存，因为低温可使血液成分和细胞形态发生变化，但不超过6～8小时。分离后的标本一般保存1周的可置于4℃冰箱内，保存1个月的置于–20℃冰箱内，保存3个月以上的置于–70℃冰箱内。

案例1： 某十二指肠肿瘤患者，男，46岁。审核时发现该胃泌素样本采集时间为前一天下午14∶00，测定值为87.30pg/ml。联系临床，当天重新采血复测值为185.40pg/ml。

【误差分析】 胃泌素G-34在血液中的半衰期约为35分钟，胃泌素降解程度，随保存温度的上升，保存时间的延长而增大。

【规范操作】 静脉采血后立即分离血清，2～8℃可稳定保存4小时，–20℃可保存30天。

案例2： 手术患者术中有样本需要送病理检查和细菌培养，样本送至细菌室工作人员打开后发现培养标本的保存液不是无菌盐水，而是福尔马林。随即登记不合格标本，联系手术室及病房进行补救。

【误差分析】 福尔马林是病理检查使用的组织固定液，经福尔马林浸泡的标本细菌已经被杀灭，无法进行培养。

【规范操作】 组织样本是宝贵的标本，通常难以获得，因此需要正确的保存送检，少量组织样本应该用无菌保湿容器送检，福尔马林处理过的样本是不能进行微生物检验的。

四、疾病或药物干扰

某些疾病会引起某些指标升高，并进而影响其他检测结果，结果分析时应引起注意，以免影响患者的医疗决策。住院患者的实验室检测结果易受到药物干扰。在采集血液标本前，应暂停使用对检验结果有直接影响的药物，或注明使用的药物，以便于结果解读及分析。

（一）冷凝集素增高

冷凝集素会使用红细胞凝集，引起RBC及HCT假性减低，从而导致MCHC、MCH及MCV假性增高，亦可能影响WBC检测结果。

案例： 患者，男，58岁，因尿色加深于门诊进行血常规检测，结果为RBC 0.63×10^{12}/L，HCT 9.3%，MCV 141.4fl，MCH未检出，MCHC 691g/L，Hb 65g/L，Plt 144×10^9/L，血涂片检查见红细胞聚集成堆。

【误差分析】 患者血清中含有高效价冷凝集素，当室温低于31℃时容易发生红细胞凝集现象，导致结果误差。

【规范操作】 若血液标本的冷凝集为低效价，双重加温、血浆置换、热水浴等处理均可改善仪器对相关参数的影响。若血液标本冷凝集为高效价，热水浴不能使红细胞计数等得到有效改善，需采用血浆置换的方法适当处理以排除以上干扰。但此方法可能会造成部分血小板丢失，故需操作规范、吸样准确，Plt结果需结合显微镜观察的Plt特征进行判断。同时在报告上标注报告描述："可见红细胞凝集现象，此结果为温育和（或）稀释和（或）血浆等量置换后纠正结果，仅供参考"。

（二）EDTA依赖性假性血小板减少

EDTA作为抗凝剂时，血液中出现免疫介导的冷抗血小板自身抗体，可诱导血小板聚集、黏附，从而引起EDTA依赖性假性血小板减少，在肿瘤、自身免疫病等患者中多见。对高度怀疑由EDTA诱导的血小板聚集引起Plt假性减少的标本，可更换抗凝剂重新采集静脉血复查Plt。

案例： 患者，女，27岁，产前查血常规，Plt 44×10^9/L，凝血功能正常。细胞涂片可见尾部有大量血小板聚集。取枸橼酸钠抗凝血上机检测Plt 107×10^9/L，同时进行血涂片检查，镜下未见血小板聚集，且血小板数目与仪器结果符合。

【误差分析】 由于EDTA盐会诱导抗凝血中血小板聚集、堆积与出现卫星现象，导致血小板计数偏低。

【规范操作】 采用枸橼酸钠抗凝管（抗凝剂和采血量比例为1∶9）复查Plt的标本，红细胞及白细胞相关参数采用EDTA抗凝静脉血的检测结果，Plt为枸橼酸钠抗凝管的检测结果×1.1。或在EDTA抗凝血中预先加入丁胺卡那霉素可避免血小板聚集。

（三）免疫系统功能紊乱

肌酸激酶同工酶（CK-MB）是肌酸激酶（CK）的同工酶之一。CK是由M和B两个亚基组成的二聚体，胞质内的同工酶有CK-MM、CK-BB和CK-MB三种。正常人血清中以CK-MM为主，CK-MB较少并主要来源于心肌，CKBB含量极微。凡可使CK-BB升高或抗M抗体无法抑制的疾病，均可使CK-MB活性结果假性升高。

案例：患者，女，45岁。CK-MB 60U/L，CK 50U/L。CK-MB是CK的同工酶，不应大于CK。

【误差分析】 只要CK-MB升高不是由于溶血造成的，出现CK-MB浓度高于CK时95%的病例是O型血或B型血癌症患者，原因是部分癌症患者免疫系统功能紊乱，其中的一些免疫球蛋白充当辅酶的作用。如果血中含有CK-BB（正常人血清中几乎没有）或异常CK时（如巨CK血症），CK-MB会假性增高。

【规范操作】 选用特征性高的方法可以避免假阳性的发生。

（四）自身抗体（类风湿因子）

患者血清内的类风湿因子会引起肌钙蛋白I和肌钙蛋白T的假阳性增高。

案例：某类风湿患者肌钙蛋白I阳性，CK、CK-MB等心肌酶正常，心电图正常。丙肝抗体阳性，丙肝-RNA阴性。

【误差分析】 类风湿患者高滴度的类风湿因子可引起肌钙蛋白I、乙肝抗体、丙肝抗体、HIV抗体、血管紧张素Ⅱ等结果出现假阳性。

【规范操作】 根据其他结果和临床症状来诊断，避免误诊。

（五）血红蛋白变异体

血红蛋白变异体是影响HbA_{1c}检测和结果解读的重要因素之一，血红蛋白变异体可以通过干扰某些HbA_{1c}检测方法影响HbA_{1c}结果，也可以通过改变红细胞寿命和（或）血红蛋白糖基化速率影响临床医生和实验室人员对HbA_{1c}结果的正确解读。

案例：健康体检，女，59岁，空腹血糖5.09mmol/L，HbA_{1c}是4.3%，严重偏低，其余血常规、生化、肿瘤标志物等项目均未见异常。

【误差分析】 该标本经血红蛋白电泳检查：Hb A 55.8%，Hb D-Los Angeles 41.4%，Hb A2 2.8%。存在血红蛋白变异体，采用TOSOH和Bio-Rad等分析仪检测时结果偏低。

【规范操作】 应具备判断HbA_{1c}异常色谱图的能力，进一步确认是否存在血红蛋白变异体。必要时采用其他替代指标，如果糖胺、糖化白蛋白或连续监测血糖。

（六）异嗜性抗体

目前临床上所使用的免疫试剂抗体大多源于实验动物，异嗜性抗体（HA）具有多特异性结合的特点，能与多种动物制备试剂中的抗体结合，桥联捕获抗体、标记抗体或标记抗原从而干扰测定，导致测定的结果呈假阳性或假阴性，从而出现与临床表现不符的情况。

案例： 患者，女性，40岁。体检发现促甲状腺激素（TSH）升高（12.612IU/ml）来我院就诊，B超检测提示双侧甲状腺未见明显异常。电话联系患者详细询问情况后得知，该患者于1周前注射过狂犬疫苗，应考虑存在异嗜性抗体干扰测定值，取500/μl血清于异嗜性抗体阻断试管中，充分混合后重新测定值为4.082IU/ml。

【误差分析】 HA是指已知或未知抗原刺激人体产生的能和多个物种的免疫球蛋白结合的免疫球蛋白，HA在体内的存在可持续4~12个月。HA存在导致的TSH受干扰概率更大，主要导致检测指标假性升高。

【规范操作】 如果怀疑检测结果与临床症状不符，怀疑是HA，可以通过稀释、异嗜性抗体阻断剂、送其他平台检测等方式进行解决。

（七）红细胞压积太高

当红细胞压积升高时（先天性心脏病、骨髓增生异常综合征等），同样的采血量所含血浆相应减少，进而降低血浆与抗凝剂的比例，导致PT及APTT延长，同样的问题也会发生在采血量不足时。

案例： 患者，女，63岁，诊断为真性红细胞增多症。APTT 41.5秒（正常值23.9~33.5秒）、PT 14.3秒（正常值10.0~13.5秒），HCT 59.1%（33.5%~45.0%）。

【误差分析】 HCT太高，导致标本血浆量少，对应的抗凝剂太多，比例不准确，使结果偏高。

【规范操作】 抗凝剂用量X=（100–HCT）/（595–HCT），X为单位体积血液所需的抗凝剂体积数，调整抗凝剂量后，APTT 30.7秒、PT 12.2秒。

（八）药物干扰问题

药物干扰检验结果主要通过影响待测成分的物理性质或化学反应过程；影响机体组织器官生理功能或细胞活动中的物质代谢；对机体器官的药理活性和毒性作用。

案例1： 患者，男，28岁，肾内科病房住院患者，生化检测显示BUN15.94mmol/L，Cr 80μmol/L，UA407mmol/L，肌酐结果不符合病情，且尿素与肌酐结果不匹配，检测胱抑素C结果为5.5mg/L，与肌酐结果亦不匹配。

【误差分析】 查看该患者的病历治疗记录，前日使用酚磺乙胺（止血敏），经查阅文献显示，肌酐检测中的Trinder反应体系易受还原性物质的干扰，特别是一些还原性药物及其代谢产物的干扰。酚磺乙胺的基本结构是氢醌环，具有较强的还原性，会消耗反应中的H_2O_2，从而对检测产生负干扰。国家临检中心的一项室间质评显示：无论是什么等级的实验室，羟苯磺酸钙对肌氨酸氧化酶法测定肌酐均存在明显负干扰。

【规范操作】 临床用药量为0.5～1.5g/d，静脉注射1小时后血药浓度达峰值，为300mg/L，作用持续时间为4～6小时，半衰期为1.9小时，4个半衰期排泄93.8%，血中酚磺乙胺浓度降到0.009g/L左右。文献报道，小于0.009g/L时无干扰。停药8小时后重新采血复查，肌酐299μmol/L，与病情相符。

案例2：男，85岁，历年体检均基本正常，本次体检CA19-9 236.7U/ml，CA242 66.1U/ml，显著升高，怀疑肿瘤。

【误差分析】 服用灵芝孢子粉保健品1个月，引起机体反应。停用1周后CA19-9 146.8U/ml，CA242 56.8U/ml，停用1个月后CA19-9 35.3U/ml，CA242是2.0U/ml，恢复正常。

【规范操作】 突然出现显著异常结果，需考虑保健品和药物因素，停用一段时间后复测。

本 章 小 结

样本的运送、接收、处理及保存对于检验结果准确性至关重要。需对样本转运人员进行定期培训和考核，标本运送前需要进行医嘱核对，使用符合法规要求的包装。采用规范的方法，在规定的时间和条件下，通过专人或自动化物流传送到指定的检测部门。规定标本接收和拒收标准，对标本溢漏进行规范处理，对标本流转全过程进行跟踪和监控，进一步提升标本管理的质量和效率，需明确标本保存和应用要求。前处理系统的应用可提升工作效率和质量。最后对常见的不合格标本、误差分析和规范操作进行示例说明。

 精彩课堂

1. 对运送过程进行监控，可提升运送效率和质量。
2. 运送标本应采用专用标本运送储存箱。
3. 应对样本转运人员进行定期培训和考核。
4. 应对标本流转的全过程进行跟踪和监控。
5. 常见的自动化物流系统包括医用气动物流传输系统、轨道式物流传输系统、AGV自动导引车传输系统等。
6. 应制订本的接收标准和拒收标准。
7. 每位员工应熟知标本溢漏处理程序。
8. 检验前相关的质量指标及监控分析。
9. 标本前处理系统常见的有流水线轨道和模块组合模式。
10. 熟悉常见的不合格标本及处理方法。

 思考要点和小组讨论

1. 如何策划标本运输人员的培训和考核？
2. 标本流转的关键流程有哪些环节？如何实现全程监控跟踪？
3. 自动化物流系统的评估内容有哪些，评估时间如何确定？

4. 常见的标本拒收标准有哪些？

5. 常见的分析前质量指标有哪些？如何进行质量指标监控？

6. 前处理系统类型和功能特点有哪些？

7. 常见不合格标本分类及规范处理有哪些？

（杨大干　周云仙　孙　静）

参考文献

国家市场监督管理总局，国家标准化管理委员会，2022.医学实验室 样品采集、运送、接收和处理的要求：GB/T 42060—2022.

中华人民共和国国家卫生健康委员会，2018.临床微生物学检验标本的采集和转运：WS/T 640—2018.

中华人民共和国国家卫生健康委员会，2020.临床体液检验技术要求：WS/T 662—2020.

中华医学会检验医学分会，2020.不合格静脉血标本管理中国专家共识.中华检验医学杂志，43（10）：956-963.

Clinical Laboratory Standards Institute，2008. H21-A5：Collection，transport，and processing of blood specimen for testing plasma-based coagulation assays and molecular hemostaisis assays. 5th ed. CLSI：Wayne，PA.

Clinical Laboratory Standards Institute，2010. GP44-A4：Procedures for the handling and processing of blood specimens for common laboratory tests. 4th ed. CLSI：Wayne，PA.

并发症是指某一疾病在治疗过程中，发生了与这种疾病治疗行为有关的另一种或者几种疾病。静脉采血的并发症是在静脉采血的过程中或者采血后引起的一种或者几种临床症状，常见的并发症有皮下血肿、皮下淤血、晕针、局部感染、神经穿刺损伤、血栓、止血困难等，针对不同的并发症应制订相应的处理措施。同时采样人员在从事标本采集过程中可能接触传染性病原体，从而导致职业暴露，实验室应制订职业暴露管理程序。

第一节 静脉采血并发症及处理措施

静脉采血是一种有创的侵入性操作程序，患者或采集人员在采集过程中可能会发生生理性或病理性乃至器质性的意外情况。静脉采血患者的常见并发症包括皮下血肿、皮下淤血、晕针、局部感染、神经穿刺损伤、意外动脉穿刺、血栓、止血困难、恶心、呕吐、痉挛、呛咳等。

一、皮下血肿

皮下血肿又称为瘀伤，是指在穿刺过程中或结束采集拔针后，因血管损伤从而导致血液经过损伤部位的静脉、毛细血管渗出至皮肤内或皮肤下并发生积聚，最终形成皮下血肿，临床表现为肉眼可见的局部瘀斑，触之略有褪色而后复原，伴有可触及的肿块。皮下血肿是最常见的采血并发症，见图11-1。

原因：①患者血管本身条件因素导致穿刺困难，如过度肥胖患者血管不明显、儿童血管腔较细、老年人血管硬化及收缩功能差等。②采集人员操作不当，穿刺时进针速度过快或者过慢、针头穿刺过深、穿透血管壁、针尖斜面一半进入血管腔一半在管腔外，采血时在强大负压的吸引下，血液流入真空管的同时也流入皮下组织。③拔针后患者压迫止血方法不当，按压位置不正确、面积过小、力量较轻或过重、时间短，见表皮采血针眼位置不再流血即不再按压，未起到良好的按压

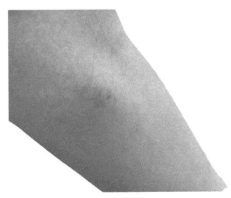

图11-1 皮下血肿

止血作用。④拔针后患者随即进行剧烈运动，促使血液流动加快，使血管内压力突然增大，血管再次出血。⑤由于患者袖口过紧，导致血管内的阻力增大，血液回流障碍，引起皮下出血。⑥病理性因素，如维生素C和维生素K缺乏症、血友病、库欣综合征、血小板减少症、血管性血友病、肾病或肝病等，导致静脉血穿刺后因难以凝血、血压过高等因素而出现长时间出血形成皮下血肿。⑦药物性因素：服用萘普生和布洛芬等非甾体抗炎药（NSAID）或阿司匹林、氯吡格雷、华法林等抗凝剂，通常会造成患者静脉采集后难以凝血，形成皮下血肿。

处理措施：采集人员应做好充分解释及指导工作。一旦确定形成肿块，必须立即解开止血带，拔出采血针，并局部适当按压。早期可用冰毛巾冷敷，3～5分钟更换一次毛巾，一般冷敷时间为15～20分钟，每隔10分钟查看局部皮肤情况。24小时后可用热毛巾热敷，以改善血液循环，减少炎性水肿，加速皮下瘀斑的吸收，方法基本等同于冷敷，一般水温控制在50～60℃，须防止烫伤。婴幼儿、老年人或者对温度不敏感的患者，冷敷或者热敷时更需要注意温度的控制，间隔10分钟观察患者的皮肤情况。

二、皮下淤血

皮下淤血同皮下血肿。因不同患者的体质不同、用药不同、生理病理状态不同，某些患者较易出现大面积皮下淤血，但其处理方法和恢复过程与较小范围的皮下血肿类似，见图11-2。

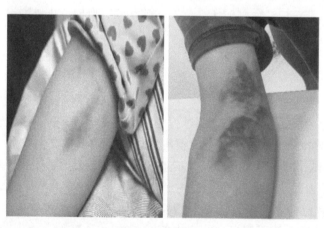

图11-2 皮下淤血

原因：同上皮下血肿的原因。

处理措施：24小时内用冰毛巾冷敷。24小时后可用热毛巾热敷，以改善血液循环，减轻炎性水肿，加速淤血的吸收。红细胞被分解、吸收需要一个过程，皮下淤血会呈红色，经过2～5天变成紫色，再经过1～3周慢慢吸收恢复。1周左右患者可能会感到病情变重，因为炎症导致手臂红肿热痛，约1个月患者会痊愈，通常不会留下后遗症。皮下淤血的动态变化过程见图11-3。

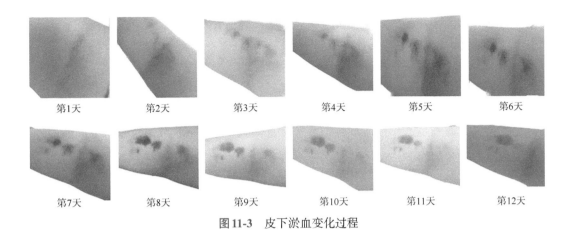

第1天　第2天　第3天　第4天　第5天　第6天

第7天　第8天　第9天　第10天　第11天　第12天

图11-3　皮下淤血变化过程

预防血肿和淤血的注意事项：①对静脉穿刺困难的患者，可热敷欲穿刺的部位，改善局部血液循环，使血管扩张充盈，利于穿刺成功。②规范操作技术，寻找充盈明显血管进行穿刺，多管采血，一手固定好持针器，一手换管操作，动作要轻、稳、快，采血完毕应先松止血带，再将真空管取下，然后拔持针器，完成采血。③指导患者正确的按压止血方式，拔针后，不仅要按压皮肤穿刺点，同时还要按压皮肤穿刺上方针头刺入静脉的部位，3个手指平行加压，保证按压时间（因血小板凝集时间一般为2～5分钟），一般静脉按压时间应大于5分钟，粗大静脉按压时间应适当延长至10分钟，以保证达到良好的止血作用。④指导患者在采血后1小时内应减少采血肢体的活动，避免用力握、提、推、拉等剧烈运动。⑤对于衣服较紧的患者，应让患者解开衣袖的扣子，以避免衣服过紧压迫血管，减少皮下淤血的发生。

三、晕　针

晕针或晕血是一种血管抑制性晕厥，是由于各种刺激因素，通过迷走神经反射引起周围血管床广泛扩张，外周血管阻力降低，回心血量减少，进而心输出量降低，血压下降，导致暂时性脑血流量减少从而引发晕厥。患者在抽血过程中出现晕针的现象较少发生。晕针发病急骤，原因也较复杂，正确及时诊断及处理可减少晕针现象的发生，避免发生意外。

临床表现：晕针常发生在静脉采血过程中（图11-4），发生时间短，恢复快，历时3～5分钟，晕针严重者可见三期典型发作，分别为先兆期、发作期及恢复期。①先兆期：患者主诉头晕眼花、心悸、恶心欲吐、眼前发黑、四肢乏力、出冷汗、说话语无伦次等症状。②发作期：瞬间出现昏倒、意识模糊、面色苍白、四肢冰凉、呕吐、血压降低、心率减慢、脉搏细弱，甚至全身出现抽搐等症状。③恢复期：神志逐渐转为清醒，自诉全身乏力，四肢酸软，

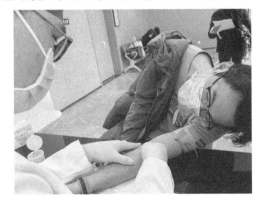

图11-4　晕针

面色转为红润，四肢变暖，心率、血压恢复正常，脉搏和缓有力，无明显后遗症。而大多数属于轻度晕针者，见于先兆期并直接进入恢复期。

原因：①心理因素，患者可能有紧张、恐惧心理，少数患者在适应环境、心理承受能力、自我调节能力等方面相对较差。心理紧张是发生晕针的主要诱因，患者由于心理恐惧、情绪紧张，使迷走神经兴奋及亢进，内脏器官血管扩张，引起心率缓慢、心肌收缩无力，造成大脑供血不足，导致血管性晕厥。②身体状况，a.空腹或饥饿状态下，劳累疲倦时，患者身体处于应激阶段，通过迷走神经反射，引起短暂的血管扩张，外周阻力下降，血压下降，脑血流量减少，而诱发晕针。b.患者静脉血管比较细微、隐蔽，在选择血管时间较长引起其情绪紧张，外周毛细血管收缩，末梢循环较差，冒冷汗甚至晕厥。c.部分患者体质虚弱，营养不良，痛觉敏感，受针刺刺激后，引起血管扩张，血管床血容量上升，回心血量急剧下降，血压下降诱发晕针。部分患者对血有恐惧症，一见到血则条件反射引起晕厥。③环境因素，陌生环境、气候干燥、闷热、气压低、诊室空气不流通、声音嘈杂等因素可促使晕针的发生。④体位因素，发生晕针的患者均处于坐位姿势下接受静脉采血，坐位时下肢肌肉及静脉张力低，血液蓄积于下肢，回心血量减少，心输出量减少，收缩压下降，因而在短时间内影响了脑部供血，易发生晕针。

处理措施：①在采血过程中出现晕针，立即拔针，停止采血。让患者平躺，以增加脑部供血量并将头侧向一方，松开衣领，保持呼吸道通畅。严禁以扶持方法搬运患者，采用两人抬或平车搬运，以免体位关系加重脑部缺血而使晕针加重。轻者予以平卧、安慰、解释，让其喝温开水或口服葡萄糖溶液，休息几分钟则很快恢复正常。严重者可按压人中、合谷穴位，吸氧、静脉注射葡萄糖溶液，注意观察患者的生命体征。如有抽搐可用纱布包住压舌板打开口腔，以防咬破唇舌。合并有其他疾病如心脏病及过敏性体质患者，做好应急措施，配合医生进行救治，以防意外发生。②静脉采血前做好宣教及心理护理。多数患者可能会出现不良心理反应，表现为不同程度的紧张、焦虑和恐惧。有些患者采血前一晚由于过于紧张休息不好，甚至没有休息。针对这种心理状态，反复讲解使患者心情放松，消除顾虑。一旦出现不适，采取合适体位，可令其做深呼吸，缓解紧张情绪，使其心情放松，注意力转移。③良好的护患沟通会使护患关系更贴近，应设身处地为患者着想，同情、关心和体贴患者，减轻患者的心理压力和障碍，消除患者的心理疑虑，给患者以安全、信任感。保持环境安静整洁、空气流通，创造轻松愉快的环境，可缩短与采血人员之间距离，能有效地消除陌生、紧张感。④采取合适的体位。给既往有晕针史或容易发生晕针的受检者采用平卧位采血，尽量避免体检者在饥饿、劳累疲倦等机体应激状态下进行静脉采血，可减少及避免晕针的发生。晕针或晕血时采集人员若可以处理好，一般不需要呼叫急救电话，以免浪费医院的急救资源。儿童可坐在成人的膝上，由家人温柔地抱住，缓解患儿的紧张、抗拒情绪。

四、局 部 感 染

定义：静脉采血后局部感染轻者可见穿刺处发红，伴或不伴肿胀、疼痛。留置动脉导管时，重者可致穿刺处脓肿，引起发热，甚至导致败血症等全身感染症状。抽血引起的局部感染极为罕见。

原因：采血人员必须用标准预防措施，在每次进行静脉穿刺时确保戴手套、消毒及使用一次性的采血针。但如果某些采血人员操作不规范或不按照规定进行消毒及缺乏采血相关设备正确使用的知识与技能，则可能会引起采血部位的局部感染。

处理措施：进行静脉穿刺前按照规范做好正确的准备，包括戴好医用手套、碘伏消毒，若需要反复用手指触摸以确认静脉位置及调整进针，则需要在手指处涂抹碘伏，必须做到一针一人一用。怀疑患者存在导管感染时，应立即拔管并送微生物培养，拔出导管时，穿刺部位须严格消毒。若已经发生局部感染，避开皮肤感染部位穿刺，则需进行额外的消毒程序，定期观察感染进程，按需使用抗菌敷料，按医嘱对患者进行病情监测及抗感染治疗。

五、神经穿刺损伤

定义：静脉穿刺过程中患者出现一过性或永久性穿刺侧肢体疼痛、麻木、活动障碍等症状需考虑神经损伤。直接穿刺神经损伤通常会引起直接症状，包括静脉穿刺部位剧烈的急性疼痛或手臂上下剧烈的刺激疼痛。根据穿刺的位置，疼痛的严重程度会发生变化。

原因：肘前窝是一个解剖学上十分复杂的区域，其中神经血管结构彼此接近，使得该部位的神经在进行静脉穿刺过程中容易受到损伤。此外，个体之间肘前窝的解剖学差异也导致静脉穿刺时发生神经损伤的风险升高。

处理措施：采血人员应熟悉桡神经的解剖，在选择穿刺部位时尽量避开肘部内侧，若选择头静脉穿刺，切忌针头在皮下反复探寻血管。若发生神经损伤，采血人员则需要立即拔针，并安抚患者，给予解释。采血人员应根据患者情况进行处理，避免患者患肢负重，避免剧烈活动，必要时按医嘱使用神经营养药物，进行物理治疗，促进恢复。如果要尝试第二次穿刺，采血人员必须在另一部位（优选另一手臂）进行穿刺。采血人员必须根据相应政策记录意外事件，向医护人员报告并建议患者进行医疗评估。

六、意外动脉穿刺

定义：在静脉穿刺中，如出现血液迅速填充试管、迅速形成血肿、血液呈鲜红色等情况怀疑为意外动脉穿刺。

原因：常见于选择贵要静脉进行血液标本采集时，因贵要静脉和肘动脉并行，采血人员进针角度过大，进针速度过快、定位血管不准确等均会造成意外动脉穿刺。

处理措施：采血人员应迅速安全拔出针头并直接向穿刺部位用无菌棉签或干燥的无菌纱布施加强压力至少5分钟，直至活动性出血停止。必要时，通知护理人员和医生按相应政策记录事件。采血人员应确定怀疑为动脉的血液标本是否可用于实验室检测。

七、血　　栓

定义：患者肢体局部出现疼痛、肿胀，局部皮肤温度、颜色异常，甚至臂围增粗等现象提示可能有血栓形成。静脉采血引起的血栓极为罕见。

原因：一般情况下，静脉采血不会引起静脉血栓。但值得注意的是，若患者长期血液黏稠、血液凝固性增高、血脂异常、血小板升高，同时静脉穿刺导致血管壁破裂，是存在静脉血栓风险的。导管在动脉内放置一段时间后，血管内膜受损，可发生血栓或栓塞，与导管直径和插管时间呈正相关，与动脉直径和动脉血流速度呈负相关。

处理措施：一旦患者确诊血栓，应立即卧床，并且对患肢进行制动，目的是降低由于活动所导致静脉血栓从血管内脱落而发生肺栓塞的风险，同时请血管外科会诊，根据临床意见进行足量的抗凝治疗、溶栓处理，同时加强生命体征及肢体情况观察记录。卧床期间严禁对患肢进行按摩及挤压，避免血栓脱落。动脉导管减少同一穿刺点的穿刺次数，拔针后压迫穿刺点的力度应适中，压迫时指腹仍有动脉搏动为宜。

八、止血困难

定义：止血困难是指进行静脉采血程序结束后，患者长时间按压采血部位后仍有出血不止的现象发生。

原因：临床上出现静脉采血后出血不止的患者可能的情况是患有血友病、某类或某几类凝血因子缺乏症、遗传性或者免疫性血小板减少症、维生素依赖性凝血因子缺乏症等。也有可能是因不同患者个体间生理状况不同，某些人群需更长时间按压才可止血，所以过早结束按压可能会出现止血困难的情况。

处理措施：①对存在止血困难病史或有出血倾向的患者，采血人员应压迫其穿刺点5～10分钟止血，在初步止血成功后应要求对患者有无后续出血情况或其他任何不良反应进行密切观察。②对充分压迫10分钟尚不能止血的患者，应查找原因，关注患者的凝血功能，积极止血，必要时进行加压包扎或通过输注血浆，凝血因子等血液制品等手段帮助止血。③对于存在止血困难病史及有出血倾向的患者，进行任何穿刺程序前均需要充分告知患者家属及医生穿刺的相关风险，并签署知情同意书。

九、恶　心

定义：恶心是一种可以引起呕吐冲动的胃内不适感，常为呕吐的前驱感觉，但也可单独出现，主要表现为上腹部的特殊不适感，常伴有头晕、流涎、脉搏缓慢、血压降低等迷走神经兴奋症状。

原因：①心理因素。静脉采血过程中患者均有不同程度的紧张和恐惧焦虑心理，焦虑可使胃排空延迟、胃液增加、血液循环中应激激素增加，从而导致恶心、呕吐。同时由于高度的恐惧和紧张的刺激，通过迷走神经反射引起短暂的机体变化，特别是外周肌肉，血管扩张，回心血量减少，心输出量降低，血压下降而导致的暂时性广泛性脑血流量减少而引发短暂的意识丧失，可出现头晕、皮肤湿冷、眼花、恶心、呕吐、腹部不适、呼吸困难、心率和血压的变化。②疼痛。疼痛是人体表面或深部感觉神经末梢受到刺激所引起的生理反应。静脉穿刺采血时，采血对象的皮肤受到损伤，肌肉收缩，部分患者高度精神紧张发生恶心、呕吐。③其他因素：a.疲劳过度，睡眠不足。这可能是采血对象体力没有完全恢复，机体应激状况下降，交感神经系统活动减弱而迷走神经活动较强。b.性别。据临床调查，静脉采血不良反应在青年女性中发生率较高。

处理措施：①尽可能使患者感到舒适，并提供呕吐盆或塑料盒。②指导患者进行缓慢深呼吸。③对患者的额头进行冷敷。

十、呕　　吐

定义：在静脉采血过程中或者采血后出现患者呕吐。

原因：由静脉采血引起的呕吐通常有恶心的先兆，而后出现干呕和呕吐。具体原因如上"恶心"条目所述。

处理措施：①令患者感到舒适，可以尝试深呼吸，或进行平卧位静脉采血。②大量补充水分，促进血液循环，增加脑血流量，防止出现供氧不足。③给予患者相应的准备措施，如呕吐袋、纸巾、漱口水等。④根据相应政策通知指定的急救人员，防止出现进一步的紧急情况。

十一、痉　　挛

定义：在静脉采血过程中发生抽搐，肌肉突然做不随意挛缩，感到疼痛，动作不协调。

原因：通常情况下，当患者处于静脉采血过程中，其处于应激状态而感受到压力，从而可能出现血管迷走神经性晕厥，这时常伴有头晕、心慌、出汗、恶心、呕吐乃至摔倒，抽搐也是该症状的临床表现之一。这些病症通常见于女性、早餐不规律者、体脂率过低人群、压力过大或过劳人群。

处理措施：①采血人员立即解开止血带并拔出采血管，安全快速地拔出针头，启动相应设备的安全保护功能。②如果条件允许，将患者移到地板上或帮助其靠在椅子上。③当患者出现相关症状时，及时指导患者绷紧肌肉或交叉双腿，或躺下并抬高双腿，这有助于推迟或避免痉挛乃至晕厥的发生。④将尖锐的物品和设备从患者身边移开。⑤如果患者摔倒在地板上，可用垫子垫在患者的头部。⑥在抽搐发作期间和发作之后，采血人员应冷静和患者进行交流，并安慰患者。⑦允许痉挛发生，不要约束患者。采血人员应向急救人员报告痉挛发作的频率和持续时间。

十二、呛　　咳

定义：呛咳可见于婴幼儿缺氧急性发作。呛咳多见于患有先天性心脏病或唐氏综合征伴心脏畸形的患儿，在采血时剧烈哭闹，不配合而引起缺氧急性发作。

处理措施：①对病情复杂的患儿或发绀明显的婴幼儿，在采血前嘱咐家长给患儿喂温水100～200ml，采血时可采取边吸氧边采血的方法。对于1岁以下的患儿采用头皮静脉采血，1～3岁患儿采用四肢静脉采血。②如果婴幼儿口腔有异物，在采血时哭闹发生呛咳，采血人员要立即协助家属托扶住呛咳患儿，使其弯腰低头，下颌靠近前胸。同时在患者肩胛骨之间快速连续拍击，迫使阻塞物咳出；或站在患者背后，将手臂绕过胸廓下，双手指交叉，对横膈施加一个向上猛推的力量，由此产生一股气流经过会厌，使阻塞物从呼吸道呛出。必要时立即通知接受过急救培训的工作人员及其他急诊医护人员到场进行处理。

十三、留置动脉导管相关并发症

定义： 留置动脉导管相关并发症可引发导管堵塞、导管脱落、血管痉挛、感染、局部出血、血肿或假性动脉瘤形成。

处理措施： 为减少动脉留置针对动脉造成的损伤，建议动脉导管留置时间不超过96小时；间断使用肝素盐水冲洗导管；应用动脉测压管时，维持肝素盐300mmHg压力持续冲洗导管；局部有感染迹象时，及时拔除导管。

十四、急　　救

采血人员应能迅速准确地识别出现晕血、晕针、心搏骤停等情况的患者。采血区域应提供具有紧急急救资质的医护人员和急救电话，以评估和治疗在静脉穿刺过程中出现需急救的患者。采血人员应接受心肺复苏（CPR）和自动体外除颤器（AED）等急救培训。采血区域内应配备急救药箱并定期检查。采血区域附近应配备AED，AED和耗材应定期检查。在心搏骤停时，可应用AED对患者进行除颤。

第二节　职业暴露管理程序

医疗机构环境和物品表面也可能具有感染性。标本采集人员应将任何患者的血液、体液都视为感染性标本来对待，做好标准防护，包括手卫生、个人防护装置、使用生物安全型的标本处理与检测设备，以及安全操作等。采集人员可能发生锐器伤、标本溢出等职业暴露。规范医务人员在感染性病原体暴露前采取的预防措施及暴露后的应急处理、上报、评估、处置和随访流程，可减少医疗锐器伤，避免血源性疾病传播，最大限度地减少和避免传染性病原体职业暴露引起的医疗伤害。

一、职业暴露和标准防护

职业暴露是指医院工作人员在医疗工作过程中意外被HIV、乙型肝炎病毒、丙型肝炎病毒及梅毒螺旋体等传染性病原体感染者或携带传染性病原体的感染者的血液、体液（羊水、心包积液、胸腔积液、腹腔积液、脑脊液、滑液、阴道分泌物）污染了皮肤或黏膜，或者被含有传染性病原体的血液、体液污染了的针头及其他锐器刺破皮肤及黏膜，出现了有可能被病原体感染的情况。静脉采血的操作程序涉及利器的使用与处理，存在感染多种传染性疾病的风险。

坚持标准预防和安全操作是避免职业暴露和医院感染的保证，明确自身的免疫状况和暴露的感染情况将有利于操作者采取及时有效的防护措施。

标准防护措施：

（1）洗手：采样人员应按 WS/T 313-2009《医务人员手卫生规范要求》的洗手法进行手消毒，包括操作前、更换手套之间、脱去手套后。采用流动水洗手或者速干手部消毒液消毒双手。

（2）戴手套：在进行采血操作时应戴手套。戴手套不能"防止"锐器伤害，但可减少被穿透的风险，降低血液渗透量。对血液传播性疾病患者进行采血时必须戴双层手套。采血人员手部有伤口时应戴双层手套。手套去除后里面向外，当手套被污染、撕裂、刺破或失去防护功能时，应尽快更换，严禁手套重复使用。在摘除手套后，应使用抗菌方法清洗手部。

（3）防护口罩、面罩及防护服：静脉采血操作过程中，当可能发生血液或其他潜在污染物喷溅、洒落污染采血人员面部时，应同时佩戴具有防渗透性功能的口罩、防护眼镜或面罩；当可能发生血液、体液大面积飞溅或有可能污染采血人员的身体时，还应当穿戴具有防渗透性功能的隔离衣或围裙。在新发、突发传染病期间，应根据工作流程及性质实施生物安全风险评估，根据生物安全理论和实验技术的新进展制订、修订相应的生物安全操作和防护规程并进行培训，以减少职业暴露的危险。

（4）良好的操作行为：为预防锐器伤，标本采集人员应保持良好的操作行为，应禁止将使用后的一次性针头重新套上针头套；禁止用手直接接触使用后的针头、刀片等锐器；禁止将针头放置在床边、小车顶部；禁止用双手将已使用的注射器重新套帽；污染针与其他锐器必须用机械方法，不故意用手弯折或拔除，应及时处理针头及其他锐利器械，避免集中处理时的二次损伤；使用后的锐器直接放入耐刺、防渗漏的锐器盒；放入锐器盒的锐器不能取出；患者有躁动要适当约束；采集患者血液、体液标本时要注明隔离标记，采用真空采血系统，执行安全操作；禁止徒手传递采血后针具；禁止直接接触被血液及体液污染的针头；禁止采血后手持针具随意走动；定期自我检查，及时发现破损的皮肤及黏膜，及时处理。对于在采血过程中溅出、漏出至器具及衣物上的血液，应及时擦除并对污染部位进行消毒处理。锐器盒应尽可能放置在工作场所的醒目位置，且方便安全使用，锐器盒内容物超过 3/4 时及时封口、更换，严禁将锐器转存入或倒入另一容器。处理锐器盒时，严禁用手直接抓取污物，以免被锐器刺伤。

二、职业暴露分级与处理措施

发生职业暴露后，应对其暴露的级别和暴露源的病毒载量水平进行评估和确定。根据暴露程度的不同将其分为三级。

一级暴露：暴露源为体液或含有体液、血液的医疗器械和物品；暴露类型为暴露源沾染了不完整的皮肤或黏膜，暴露量小且暴露时间较短。

二级暴露：暴露源为体液或含有体液、血液的医疗器械和物品；暴露类型为暴露源沾染了不完整的皮肤或黏膜，暴露量大且暴露时间较长；或暴露类型为暴露源刺伤或割伤皮肤，损伤程度较轻，为表皮擦伤或针刺伤（非大型空心针或深部穿刺针）。

三级暴露：暴露源为体液或含有体液血液的医疗器械、物品；暴露类型为暴露源刺伤或割伤皮肤，损伤程度较重，为深部伤口或割伤物有明显可视的血液。

暴露源的病毒载量水平越高，致病的危险性越大。例如，艾滋病的病毒载量水平分为接触源不明、轻度和重度3种类型。暴露源不明型是指不能确定暴露源是否为HIV阳性者；轻度类型是指经检验，暴露源为HIV阳性，但病毒滴度低、感染者无临床症状、CD4计数正常者；重度类型是指经检验，暴露源为HIV阳性，但病毒滴度高，感染者有症状、CD4计数较低者。

现场应急处理措施：①皮肤黏膜和角膜及被污染皮肤若接触到血液后应在同伴的陪伴下立即用肥皂液和流动水清洗被污染部位，若患者的血液、体液进入眼睛、口腔时应迅速用大量清水或生理盐水反复冲洗黏膜。②如有伤口，如针刺伤、锐器割伤等，应当在伤口周围部位轻轻挤压，尽可能由近心端向远心端的方向挤出损伤处的血液，再用肥皂液和流动清水进行冲洗，禁止对伤口的局部进行挤压，防止随血液循环感染全身。③受伤部位的伤口冲洗后，立即用消毒液如碘伏棉签或者医用碘伏进行消毒，并包扎伤口；若事故现场是黏膜暴露，则反复用生理盐水冲洗干净，再进行后续处理。

三、针 刺 伤

针刺或锐器伤是采血过程中最可能发生的应急事件。针刺伤的职业暴露主要发生在采血人员、实习生，其次为整理采血区域环境卫生的工人。针刺伤的发生因素：①人员因素，对针刺伤的危害认识不足，自我防护意识差，实习生操作不熟练，违反操作原则如回套、拔针、手拿锐器做其他工作。②体制因素，员工培训和考核不到位，日常操作缺乏监督，缺少预防针刺伤的规范操作流程。③环境因素，操作时有其他人员送检标本操作，锐器盒放置位置不合理等。④物理因素，利器盒口径小，针头不易投入；使用后的利器放于不恰当位置误伤他人；防刺伤的安全型针头费用太高。

现场处置：应立即停止工作，将伤口处血液由近心端向远心端的方向挤出，并用流动水冲洗，用医疗应急包中的碘液或碘伏棉签进行消毒处理。立即报告实验室主管，核实情况后上报检验科主任。

事故处理：受伤的工作人员由同事陪同先去挂号缴费，到急诊科就诊，急诊科进行必要的检查和处理。针对乙肝表面抗原阳性，为该工作人员注射了乙肝免疫球蛋白，并报告质量管理科，记录受伤原因和相关病原微生物，保留诊治记录，注意随访。在"医疗锐器伤上报"等文件上认真填写事件经过。

四、样 本 溢 出

静脉采血作为一种直接的、有创的，从患者体内收集静脉血液标本的医疗程序，不可避免地会遇到患者心理、行为上不予配合的情况，如儿童因害怕疼痛而抗拒静脉采血、患有某些迷走神经性疾病的患者突发疾病等。这些情况会导致采集的静脉血液标本溅漏，造成样本溢出。除此之外，标本在转运、分管、离心等过程中也存在因操作不当或仪器故障而造成样本溢出的风险。样本溢出按照溢出位置可分为非接触人体溢出及接触人体溢出，其应急处理措施主要从以下几个方面考虑。

（一）若样本溢出位置位于地面、物表、衣物

第一步吸附。如果可能有气溶胶形成（如在离心机内破损），则在开始去污染之前，设备至少保持关闭状态30分钟，以保证血液、体液的气溶胶充分沉降。处理前佩戴手套、口罩和帽子等个人防护装置。由于大部分消毒剂在有高浓度蛋白质（如血清蛋白）存在时活性较低甚至无效，因而应在去污染之前用一次性吸附材料（如纸巾、纱布垫或卫生纸巾）将大部分溢出的液体吸尽。在吸附完液体后，所有被污染的材料应弃置于生物危险废物容器中。

第二步去污染。用2000mg/L的含氯消毒液浸没污染地点，或用浸有消毒液的一次性毛巾擦拭污染地点使之湿透，浸泡30分钟后用一次性吸附材料（如纸巾、纱布垫或卫生纸巾）擦拭，使其干燥。用于清洁的所有的污染的一次性材料置于生物危险容器内。

第三步清洁。当样本溢出位置去污染后，用清洁剂和水清洗溢出地点。用一次性吸附材料（如纸巾、纱布垫）擦拭使其干燥以防滑。

（二）若样本溢出位置位于皮肤、黏膜表面

用肥皂水和流动清水清洗污染的皮肤，用生理盐水反复冲洗黏膜。如果有伤口，冲洗后用75%的酒精或者0.5%的碘伏等医用消毒液进行消毒。若有伤口和黏膜暴露者则需要报告生物安全负责人，并由其按照职业暴露的相关要求进行危险评估、干预及定期追踪。

五、预 防 措 施

静脉采血时的应急事故通常是不可避免的，但如果能够建立起优良的管理措施，则能显著降低其发生的概率，起到"防患于未然"的功效。有关预防的管理措施主要包括建立职工的健康档案、预防性用药、定期追踪、定期人员培训、意外事件的报告与留档。

（一）建立职工的健康档案

医务人员应在上岗前接种乙肝疫苗。若医务人员以前接受过全程乙肝疫苗接种并抗体检测表明有免疫力或具有接种的医学禁忌证，可不接种。

医务人员健康体检时应将血源性疾病的免疫情况，如乙肝五项、丙肝抗体、梅毒抗体等列为必检项目，同时重视自身的预防接种。每年保留本底血清。

建立医务人员健康档案，对医务人员定期体检，重点掌握近期是否有高危职业暴露；动态观察医务人员发生职业暴露的事件，及时、妥善地做好临床处理和免疫接种；制订高

危科室或人群多发职业暴露危害处理预案；定期对高危科室的医务人员职业暴露危害进行评估，及时调整防护对策，保障医务人员的身体健康及职业安全。

（二）预防性用药

针对不同暴露源，在留取血液标本后，应该尽早采取血清学病毒抗原、抗体检测及预防用药。

对发生HIV职业暴露的医务人员应当根据暴露源病毒载量水平实施预防性用药方案。针刺伤后可能增加职业性获得HIV感染的因素，包括深部（肌肉内）损伤，致伤器械上有肉眼可见的血，使用的器械进入血管，感染源患者病毒含量高等。预防性用药应当在发生HIV职业暴露后尽早开始，建议在4小时内实施，最迟不得超过24小时；即使超过24小时，也应当实施预防性用药。暴露后预防性用药方案参见医院相关规定，包括基本用药和强化用药。

对发生乙肝病毒职业暴露者，当事人如果既往做过乙肝疫苗接种，可不必预防用药，但如果针刺伤较严重者或从未接种过乙肝疫苗者，应立即肌内注射乙肝免疫球蛋白100～200μg。对发生梅毒职业暴露者，可用青霉素或口服红霉素，以及多西环素等预防。与丙型肝炎感染者接触后必要时应用干扰素治疗。与脑膜球菌感染或百日咳病菌感染者直接接触后，应用抗菌药物预防。其他传染病建议参照相关疾病的预防治疗原则。

（三）定期追踪

1. 对职业暴露人员进行监测　监测内容包括职业暴露发生日期和详细时间、暴露者的基本资料、暴露源的资料、暴露方式、关联操作、伤害的情况、是否有保护性措施，是否规范操作等。监测步骤：发生职业暴露时，即刻处理局部，然后报告给医院感染科、医科，填写《医务人员职业暴露登记表》，专家评估风险决定是否进行预防用药，定期追踪检测。

2. 进行监测数据收集、统计分析及反馈　医院感染科需要指导医务人员填写及收集《医务人员职业暴露登记表》，定期对职业暴露的人群分类、暴露原因、暴露后处理局部的技能、后续处理的知识及处理的及时性和效果进行汇总分析，并将监测结果反馈临床。

3. 制订干预措施　依据监测结果分析造成职业暴露的危险因素，制订职业暴露防护标准操作规程，加强对医务人员职业暴露知识的培训，强化医务人员防范意识，严格执行"标准预防"措施，加强安全操作技能训练、规范操作行为，对违反操作造成其他医务人员职业暴露的人员给予相关处罚。

4. 评价监测效果　整个监测过程中及时评价监测效果，肯定取得的成绩，查找存在问题，不断改进干预措施，持续质量改进，最终达到降低医务人员职业暴露发生率的目的。

（四）人员培训和考核

新进员工进行培训并且以后每年一次。如果有新的工作或程序会影响员工的职业暴露则需要提供附加培训。培训内容适合员工，并且有相应的材料提供。

培训项目：①流行病学及血源性疾病症状的概述。②血源性致病菌传递模式的说明。

③员工暴露控制计划的说明。④判别从事的工作或活动是否暴露于血液或其他潜在传染物的方法说明。⑤解释能阻止或减少暴露的措施使用及限制。⑥个人防护装备的种类、合理使用、地点、去除、去污及丢弃的相关程序。⑦如何选择个人防护装备的基本说明。⑧乙肝疫苗的信息，包括其有效性、安全性、接种程序以及员工相关的利益。检验科免费为员工接种乙肝疫苗。⑨员工接触到紧急情况（包括血液或其他潜在传染物）时如何采取适当行动的程序说明。⑩发生暴露事件的处理程序，包括汇报及采取有效的医学追踪治疗。对于发生暴露事件的员工提供相关的医学咨询信息。⑪提供员工与培训者交流的机会，培训者可以是安全负责人、安全小组成员或被培训过的员工。⑫安全负责人或各组负责人定期检查个人防护装备的使用。如果检查结果显示不能遵循预防要求，要重新培训，并采取适当的惩戒措施。

（五）意外事件的报告与留档

意外事件的报告，包括采取的任何措施，应提交实验室管理层和生物安全委员会评审，必要时还应该提交更高管理层评审；实验室任何个人不得隐瞒实验活动相关事件、伤害、事故、职业相关疾病及潜在危险，应立即按照要求上报；实验室发生相关事件、伤害、事故、职业暴露时不得缓报、谎报、漏报和瞒报。

具体操作：①马上向各组负责人汇报。②填写一份暴露情况报告。③检测接触的体液或血液样本（须征得患者的许可），包括 TP、HIV、HBV、HCV 等项目。④检测暴露员工（须征得本人的许可），包括 TP、HIV、HBV、HCV 等项目。⑤请临床医生对报告做评估并给予所需检测的建议。⑥延迟献血和（或）妊娠直至检测结束。⑦不要和他人共用日常用品直至检测结束。⑧报告发热、淋巴结肿大或其他一些发生在暴露 12 小时后不明原因的症状。⑨临床医生根据检测结果予进一步相关预防和医疗的建议。⑩所有相关检测报告及医疗记录应保存在员工档案中。⑪向科室主任、保健部门汇报。

本 章 小 结

静脉采血常会发生皮下血肿、皮下淤血、晕针、局部感染、神经穿刺损伤、血栓、止血困难、恶心、呕吐、痉挛、呛咳等并发症，要求采血人员采用规范的、标准的、科学的处理流程与预防措施。标本采集的应急事件主要是职业暴露和样本溢出。相关部门应建立应急事件预防及处理的措施，包括建立职工的健康档案、预防性用药、定期追踪、人员培训和考核、意外事件的报告与留档。

 精彩课堂

1. 静脉采血最常见的并发症是血肿、皮下淤血。
2. 皮下淤血 24 小时内冷敷，24 小时后热敷。
3. 职业暴露是指医务人员接触有毒、有害物质，或传染性病原体，从而损害健康或危及生命。

4. 职业暴露时暴露源的病毒载量水平越高，致病的危险性越大。

5. 针刺伤的紧急处理措施为立即停止工作，将伤口处血液挤出，用流动水冲洗，随后脱下工作服，用医疗应急包中的碘伏棉签进行消毒处理。

6. 演练样本溢出的应急处理措施。

7. 职业暴露的预防措施包括职工健康档案、预防性用药、定期追踪、人员培训和考核、意外事件报告与留档。

 思考要点和小组讨论

1. 静脉采血时常见的并发症和处理措施有哪些？

2. 严重淤血的患者，如何进行沟通和解决？

3. 针刺伤的原因与现场处理措施有哪些？

4. 样本溢出时的应急处理措施有哪些？

5. 针刺伤时的应急事件报告流程是怎样的？

（朱颖明　周云仙）

参 考 文 献

Clinical Laboratory Standards Institute，2017. GP41-A7：Collection of Diagnostic Venous Blood Specimens；approved guideline，7th ed. CLSI：Wayne，PA.

Giavarina D，Lippi G，2017. Blood venous sample collection：Recommendations overview and a checklist to improve quality. Clin Biochem，50（10-11）：568-573.

Moore AE，Zhang J，Stringer MD，2012. Iatrogenic nerve injury in a national no-fault compensation scheme：an observational cohort study. Int J Clin Pract，66（4）：409-416.

Newman B，2013. Arm complications after manual whole blood donation and their impact. Transfus Med Rev，27（1）：44-49.

第十二章

临床检验标本采集技术培训与实践

对标本采集人员进行规范化培训是检验前质量控制的重要组成部分。在开始实行新的或修订的标本采集培训计划时，有时会发现没有考虑到关键问题及要求。当发生这种情况时，培训计划的实施可能会延长直至关键问题得到解决。为了提高标本采集培训部门的效率，保证标本采集培训能够有条不紊地进行下去，一套成熟有效的培训体系显得尤为重要。

第一节　临床检验标本采集培训体系

国外的标本采集主要是由专业的采血师完成，其所遵循的标本采集相关标准包括 CLSI GP41-A7 诊断血液标本的采集、CLSI GP48 静脉采血培训计划基本要素、CAP 相关条款等。与国外相比，我国主要承担标本采集工作的是检验人员、护士及临床医生。为完善标本采集人员的继续医学教育，参照 CLSI GP48 规范化培训的标准，建立适合的标本采集培训体系。

一、标本采集培训体系

标本采集培训体系有组织机构、以学员为中心、设施和安全、培训人员、采购和库存、设备、流程管理、文件记录、信息管理、不良事件管理、培训评价和持续改进共 12 个方面，对培训部门在开展标本采集培训计划时的流程进行介绍。该标本采集培训体系适用于标本采集的监管和认证要求，可保证标本采集培训项目高效开展和成功实施。

1. 组织机构　对标本采集相关人员的培训是人力资源开发与管理中不可缺少的部分，通过培训学习以直接或间接的方式提高其专业知识和职业技能，从而提升标本采集的工作质量和效率。

科学有效的领导组织是提高培训质量的有力保证，因此要求培训部门必须建立健全相关的培训管理系统，并落实好培训任务，确保培训工作顺利进行。培训部门的权责相对而言比较小，主要起到组织和协调的作用。培训计划需经由所属机构讨论商议后决定，并确定培训预算。根据医院实际情况可由检验科和护理部牵头，在教学部门的组织下，由培训部门对标本采集相关人员进行相应的培训。

在实施培训计划前，培训部门应考虑该计划中能容纳的学员人数的上限和下限，达到人数标准即可开班培训。培训的课程参照本章第二节的相关内容进行安排。

2. 以学员为中心　静脉采集培训的学员主要包括临床医护工作者，即检验人员、临床医生、护士、实习生、工人等，按学员需求培训标本采集技能、专业知识、职业道德、法律法规、规章制度等方面内容。

培训质量的控制是培训管理者的主要职能之一。质量控制工作贯穿于培训教学活动的全过程及临床工作的始终，它通过纠正偏差的行为，并与计划、组织、人力资源管理和领导4个管理职能相紧密结合，从而保证教学活动的正常运转，形成教学管理工作循环，在其充分发挥各项职能的基础上，达到临床教学的预期目标。

3. 设施和安全　在选择教学培训和标本采集实践操作的场所时，培训部门应提供足够大的空间和相应的硬件设施供学员进行理论培训和实践操作，如提供投影仪等以便实现多媒体教学。

培训部门应提供便于教师和学员使用的储物柜、洗手池和卫生间，并提供白大褂、防护服、帽子、口罩、手套和鞋套等所需的个人防护装备。同时，培训部门应对参与静脉采集培训的教师和学员进行意外暴露、标本溢出、针刺伤等生物安全培训。

4. 培训人员　临床医务工作者根据临床工作的实际需要，定期更新标本采集知识。例如，检验科每年对科室员工进行标本采集培训；实习生的标本采集初始培训；护理部可邀请检验科专家对新入职护士进行培训，或在每周小讲堂及科室业务学习时对护理工作中常见项目的标本采集进行培训。

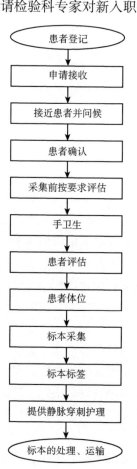

图12-1　标本采集标准流程

培训人员主要由专家和专业管理人员组成，培训部门主要起组织协调的作用。培训专家不仅要具备一定的基础理论知识、精湛的标本采集技能和较丰富的临床工作经验，还应具有良好的职业道德和素质，且能运用心理学知识，指导学员对患者进行标本采集操作。

5. 采购和库存　培训部门可配置专人负责管理学员培训用品及其库存。培训部门应准备充足的培训用品，如静脉血液标本采集过程中所需要的止血带、采血管、双向采血直针、蝶翼采血针、持针器、注射器、消毒棉签、止血棉签或纱布、人造训练模型等，并定期补充更新库存。

6. 设备　培训部门在进行静脉血液标本采集培训前应先选择并准备好所需的设备。如果培训内容包含正确操作实验室信息系统、离心机、即时检验（POCT）等内容，培训部门需提前准备好电脑、离心机、POCT设备（如血糖仪），并定期进行维护。

7. 流程管理　培训部门应有血液标本采集标准流程（图12-1），并将其作为培训计划技术内容的基础。

8. 文件记录　培训部门在提供培训材料时，应根据实际情况，选择提供纸质版和（或）电子版文件，确保所有学员均能获得准确、完整的培训材料。学员文件记录应包括关于学员安全、信息系统、质量和技能培训等方面的记录，如需对理论知识和技术能力进行评估，应增加学员培训考核记录。

9. 信息管理　培训内容必须包括对患者信息保密性的培训，通过对相关法律、法规的学习，使学员高度保持作为一名医务工作者应有的对患者信息保密的态度。

10. 不良事件管理　对于培训过程中出现的突发状况和不良事件，如针刺伤、职业暴露、血液标本溢出、患者晕针、晕厥等情况，培训人员和学员均需高度重视，并及时记录、调查和跟踪遇到的问题。

11. 培训评价　培训成果的转化是通过评价来完成的，通过对理论知识测试和实践操作能力测评来对学员的专业能力进行评估。培训评价是以培训目标为依据，运用可操作的科学手段，通过系统收集培训信息，对培训活动的过程和结果做出价值判断，从而为被评价者的自我完善和有关部门的科学决策提供依据。可采用问卷、访谈、反馈、考核等手段进行培训评价。培训评价包括两个方面：一方面是任课教师评定学员掌握培训内容的程度，以及利用各种方式来观察学员在实践操作中的表现。另一方面是培训管理部门及学员对任课教师的评价。在培训过程中学员会有一些感受、态度和意见，可通过问卷调查等方式将意见收集起来作为培训反馈的重要依据。还可以组织培训人员和学员之间互相进行评价，学员可对培训的组织、实施及培训的质量进行评价。培训效果反馈不仅能弥补本次培训的不足之处，也可为后期培训计划的实施提供有益帮助。

12. 持续改进　临床医务人员需要了解有关标本采集、运输和处理的相关知识，培训这些内容是一项工作量巨大但重要性常被低估的任务。培训部门可以从不良事件、内部和外部评估及学员反馈中收集信息，持续改进，不断提高标本采集培训计划的有效性。

建立标本采集培训体系，旨在实施全面的培训计划，指导培训人员，有助于学员熟练掌握标本采集的各个方面，规范标准采集流程，尽可能减少分析前误差，为患者提供准确的检验结果，提升医疗质量，提高患者满意度。

二、实施培训体系注意事项

标本采集培训计划的组织者在培训项目启动之前，应该就每个质量体系要素提出以下问题。这些问题的答案将有助于构建和修订完善培训内容，见表12-1。

表 12-1　标本采集培训体系实施注意事项

要素	注意事项
组织结构	1. 组织机构开展标本采集培训的目的是什么
	2. 组织机构在标本采集培训中扮演什么样的角色
	3. 学员将从何而来或从哪里招募
	4. 标本采集培训计划中最少和最多学员数是多少
	5. 标本采集培训课程的时间表是什么
	6. 标本采集计划培训工作者和学员（即正式或非正式）与医学实验室之间有什么样的关系
	7. 培训人员和学员如何获得相关伦理知识并将它应用于标本采集
	8. 如何为学员提供健康保险和执业保险
以学员为中心	1. 谁是标本采集培训计划的学员
	2. 是否有从培训部门获得关于学员培训质量反馈的过程

续表

要素	注意事项
设施和安全	1. 标本采集的教学培训和实践操作的场所安排在哪里
	2. 学员和培训人员的个人物品储存和个人卫生需求的场所安排在哪里
	3. 如何给培训人员和学员提供必需的安全培训
	4. 如何为培训人员和学员提供个人所需的防护装备
培训人员	1. 学员申请的流程是什么
	2. 审核学员申请的流程是什么
	3. 选择学员的流程是什么
	4. 如何评估学员能力
	5. 如何选择培训人员
	6. 培训人员需要什么经验和培训
	7. 项目相关人员的基本的人力资源如何管理
采购和库存	1. 充足的学员培训用品的采购流程是什么
	2. 如何管理培训用品的持续采购
	3. 学员的培训用品将存放在哪里
	4. 谁来管理培训用品的库存
设备	1. 计算机培训将如何完成
	2. 处理标本用的离心机是否将作为培训的一部分，如果是，离心机将如何获得和维护
	3. POCT设备是否将成为培训的一部分，如果是，这些设备将如何获得和维护
流程管理	是否有一份标本采集流程的文件用作培训计划技术内容的基础
文件记录	1. 如何提供培训材料，纸质版和（或）电子版，如果是电子版，学员将如何获得电子培训材料
	2. 培训材料是否正确、完整且通用
	3. 如何生成和存储完成学员的安全、计算机、质量和技术等方面的培训记录，以及培训的能力评估记录
信息管理	1. 学员将如何接受有关对患者信息保密性的培训
	2. 学员如何获得机构信息系统中保密的患者信息
不良事件管理	培训人员和学员如何记录、调查和跟踪培训过程中遇到的问题，以及如何处理这些问题的信息
培训评价	培训人员和培训计划对学员的评估流程是什么，是否存在培训计划的外部评估，如果有，外部评估的过程是什么
持续改进	1. 从不合格事件、内部和外部评估及客户反馈收集静脉采血培训计划有效性信息的过程是什么
	2. 如何从不合格事件和内外部评估中收集到信息，用于改善静脉采血培训计划的有效性

第二节　临床检验标本采集技术培训内容

标本采集技术培训内容包括理论培训和临床实践。理论培训的内容主要包括医学术语、生理学、实验室工作流程、标本采集过程、患者知情同意、患者身份确认、患者评估、标本采集、标本标记、标本采集后护理、并发症和急救、标本处理和运输、特殊情况的标本采集、法律问题和患者安全。临床实践包括标本采集培训计划的临床实践、能力评估和附加培训。

一、标本采集技术理论培训

（一）医学术语

医学术语包括与医疗机构、医学实验室、解剖学、生理学及病理学有关的术语，请参阅本书第一至三章内容。

（二）生理学

采集人员应熟悉人体疾病状态、循环系统、凝血途径、泌尿系统等知识，建立生理学知识与其所收集和（或）处理的标本类型之间的联系。

掌握在疾病状态下，病理生理学的结构及功能对机体生态平衡产生的影响，以及如何使用实验室检验结果来诊断和监测疾病的治疗过程。采集静脉、动脉和毛细血管血液标本，需学习循环系统的结构和功能，包括血液循环系统（如全身、肺、肝门静脉、胎儿/母体）、血管类型（如动脉、小动脉、毛细血管、小静脉、静脉）、血液成分，还应强调凝血途径、凝血因子及正确采集和处理标本的重要性。标本采集人员如果也参与尿液标本的收集、保存和运输，应熟悉泌尿系统中器官的结构和功能，包括肾、输尿管、膀胱和尿道等。

（三）实验室工作流程

实验室的技术工作统称为"工作流程"。实验室的工作流程包括检验前、检验中和检验后三个阶段。临床血液、体液、生化、免疫、分子、微生物等亚专业的工作流程都是基本相同的。图12-2展示了实验室工作流程的总体路径。检验前阶段的关键活动包括医嘱申请、患者准备、标本采集、标本运输，实验室接收和处理标本。

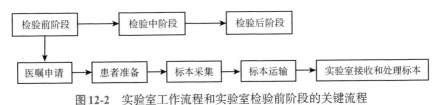

图12-2 实验室工作流程和实验室检验前阶段的关键流程

（四）标本采集过程

培训内容需全面描述关于血液标本（静脉血液标本、动脉血液标本、末梢血液标本）、非血液标本（尿液、粪便、痰液、鼻咽拭子、支气管镜-肺泡灌洗液、阴道分泌物、精液、脑脊液、胸腔积液、腹水、关节腔积液等）的采集步骤。

（五）标本采集申请

检验申请的形式依据各医疗机构的条件不同，可以分别或同时采用电子、纸质、电话/口头申请等多种方式。依据诊疗情况的紧急与否，分为一般常规检验申请或急诊检验申请。

对培训标本采集申请的目的及相关信息进行培训，并对口头检验申请、管理和申请需求进行讨论。管理人员应培训学员如何管理同一患者的不同医嘱，包括长期、无效、不完整或不正确的医嘱；如何正确使用射频识别标本的操作方法和信息；并强调在 LIS 停止工作时，手工处理医嘱的方法和流程的重要性。

（六）患者知情同意

培训人员应向学员解释采集标本过程中什么时候需要患者知情同意；如何获得患者同意，以及如何识别和应对在获得患者标本采集同意过程中遇到的问题等内容。

（七）患者身份确认

培训人员应探讨如何确保正确地识别不同患者身份的流程，包括但不限于：睡着的、半清醒的或昏迷的患者、儿科患者、语言障碍的患者、身份不明的急诊患者、精神障碍患者，以及需要进行法医检查的患者。培训人员还应讲解常见的不同类型患者的识别方法，如使用手持设备扫描带有或不带条形码的身份识别带或手腕带，并指导学员使用医疗记录识别码，强调患者身份正确识别的重要性及错误识别患者身份信息会造成的不良后果。

（八）患者评估

培训内容应包含如何对有特定要求的患者进行评估，如禁食、药物管理、特定时间段的项目或特殊人群；在进行血液标本采集时，如何通过评估患者，选择合适的穿刺血管和进针部位或最佳的毛细血管穿刺点，将穿刺对患者的伤害降至最低。关于采血部位的神经、动脉及其他结构的详细解剖知识参照本书第三章相关内容，静脉穿刺部位选择的详细信息请参照本书第五章中的相关内容，婴幼儿可接受的穿刺部位参照本书第八章相关内容。儿童、老年人、化疗患者、烧伤患者等特殊患者采集血液标本时，采血位置、采血方法、采血设备和采血量也有不同的要求，该部分详细信息请参照本书第六章相关内容。

（九）标本采集

1. 血液标本的采集　培训内容应详细介绍关于静脉穿刺、末梢血穿刺（包括手指针刺和用于新生儿筛查的滤纸血片采集）、动脉穿刺的所有步骤。学员可通过训练模型来练习标本采集技术，从而获得实践经验。关于静脉穿刺、动脉穿刺和末梢血穿刺过程的详细信息请参照本书第五章、第七章和第八章相关内容。

针对特殊人员，如对儿童、老年人、肥胖患者、吸毒成瘾者、化疗患者、烧伤患者、针头恐惧症患者、认知障碍和激进患者、血管通路装置患者、输液患者、隔离患者进行血液标本采集时，培训人员需进行针对性培训，该部分详细信息请参照本书第六章相关内容。

2. 非血液标本的采集　培训计划中应概述正确采集、储存、运输和处理非血液标本的重要性。对于常见的非血液标本，如尿液、粪便、痰液、鼻咽拭子、支气管镜-肺泡灌洗液、阴道分泌物、精液、脑脊液、胸腔积液、腹水、关节腔积液等标本的采集，培训人员需根据学员的需求进行针对性的培训，包括但不限于临床意义、正确的采集程序、患者准备、标本标记和运输储存、实践培训等。

对尿液标本的采集培训内容包括患者指导、采集方法、采集容器和防腐剂等。根据学员的实际情况，培训人员向学员简要介绍目前临床使用的尿液标本采集工具和检测设备；如何指导患者进行尿液标本的采集，包括随机尿、晨尿、定时尿、中段尿或无菌尿等；如何对尿液标本进行标记；重点强调完整保存采集的尿液标本的重要性，如保存时间、温度、防腐剂等对尿液标本的影响。

针对粪便标本的采集，除了粪便标本的采集和运输等方面的培训，培训计划中还应包括对患者特殊饮食的指导。

虽然不要求采血人员采集浆膜腔积液和脑脊液，但可能会要求他们协助采集、贴标签、运输和接收标本。因此，培训时强调这些类型标本的稳定性及重新进行标本采集的低可能性是至关重要的。培训人员应当指导学员在收集标本时选择正确的器材和容器，在标本采集之后正确标记标本并及时送检，如存在外送标本，重点讨论标本保存和运输的条件。

非血液标本的采集运输指导的详细信息，请参照本书第九章相关内容。

（十）标本标记

培训内容应说明标本采集人员如何正确地使用标签来标记标本，包括标签应具备的信息、贴标签的时机、贴标签的技术要求等。

（十一）标本采集后护理

培训内容应指导学员在标本采集后对患者进行相应的护理，如在静脉穿刺后，评估患者、观察有无长时间出血、对出血部位进行包扎并提供静脉穿刺后指导，以尽量避免采血后皮下血肿的出现，该部分详细信息请参照本书第五章相关内容。

（十二）并发症和急救

血液标本采集过程中和采集后，可能会出现一些并发症，常见的并发症包括皮下血肿、意外穿入动脉、局部感染、神经损伤、疼痛、晕血、晕针、止血困难等。针对标本采集过程中和采集后可能出现的并发症和处理流程，培训过程中应向学员进行详细讲解。

培训人员应指导学员能够识别患者即将丧失意识的迹象，并时刻保持警惕注意患者可能出现的采血不良反应及提供患者晕厥或昏迷时的应急预案。培训中应指导学员在面临患者出现恶心、呕吐和抽搐等症状时应采取的处理措施。培训人员应让学员了解潜在的神经损伤、相关并发症及其应采集的处理措施。一般情况下，标本采集人员通过对推荐静脉的优先顺序进行穿刺部位的选择，可以有效地规避神经损伤的风险。同时，培训过程中应对适宜的进针角度、进针深度，以及当患者穿刺部位的手臂感到射击或电击性疼痛时标本采集人员应的处理流程等进行相应的指导。培训人员还需特别指导学员辨别意外穿入动脉的迹象及严重程度，并学习正确的处理措施，包括止血所用的压力、及时通知护理人员和医生等。培训过程中应讨论皮下出血引起的血肿及其可能的原因，如采血技术和抗凝治疗等，还应讨论采取适当措施来避免或减少血肿的形成。该部分详细信息请参照本书第十一章相关内容。

培训人员应向学员解释在CLSI文件GP41中详述的可接受区域以外的其他部位采集血液可能引发的风险，禁止用于采血的部位如瘘管和手腕的掌面，以及禁止的原因。对于做过乳房切除术并进行腋下淋巴结清扫的患者，从手术同侧采集血液标本可能产生不良后果，如淋巴水肿等，培训人员还应强调如果术后患者需从该部位进行标本采集时，必须获得医生的许可。

学员应该了解医源性贫血相关的风险，以及可能会对住院患者，尤其是危重患者或婴幼儿患者的康复产生的不利影响。

培训人员应提供实践培训，以便学员对于患者在标本采集过程中出现的并发症能够熟练处理，以尽量减少伤害和避免不良后果的出现。培训时应进行心肺复苏训练和正确使用自动体外除颤仪，以便学员能够在患者无法获得医疗援助的情况下迅速做出应急救治。

（十三）标本处理和运输

从标本采集完成到临床实验室接收到标本的过程中，由于标本的完整性可能会受到运输延迟、处理不当或在检验前阶段标本存放的影响，为了保证检验结果的准确性，培训内容中应提供对标本储存和运输方面的指导，告知学员为提升分析前质量控制，应尽量减少标本运输和暂存的时间。培训内容还应包括讨论标本前处理过程中如溶血、脂浊、黄疸等特殊标本对不同检验项目的影响。另外根据学员需求，培训人员可指导学员如何使用离心机，包括正确地平衡离心机、选择合适的转速和时间，并定期进行清洗和校准。该部分详细信息请参照本书第四章相关内容。

（十四）特殊情况的标本采集

在临床工作中，采血人员常会遇到一些特殊类型的患者，如婴幼儿、老年人、肥胖患者、吸毒成瘾者、长期化疗患者、烧伤患者、针头恐惧症患者、认知障碍和激进患者等，以及会遇到一些处于特殊情况下的患者，如使用血管通路装置或正在输液的患者、处于隔离期的患者等。培训人员应在培训中对特殊情况下的标本采集进行详细说明，培训内容不仅要包括特殊情况下采血人员的标准操作流程，还应包括特殊患者的标本采集技巧、患者情绪安抚和标本采集后对患者进行护理等方面的指导，以便学员能够采取适当的应对措施，解决标本采集过程中遇到的困难。该部分详细信息请参照本书第六章第一节相关内容。

针对特殊的检验项目，培训人员根据学员需求进行详细讲解，包括但不限于血液培养、凝血功能检验、微量元素检验、治疗药物浓度监测、定时间隔检测（OGTT、胰岛素、皮质醇等）、乙醇浓度、血气分析、POCT等，部分详细信息请参照本书第六章第二节相关内容。

（十五）法律问题和患者安全

培训人员应明确指出有关血液和非血液标本采集过程中存在的潜在风险，以及偏离操作标准时可能承担的法律责任，包括但不限于患者隐私泄露、晕厥、神经损伤、动脉穿孔、淋巴水肿、皮下出血、标本错误的后果，以及如何预防和记录不良事件。培训中应当明确向学员强调禁止偏离医疗机构中的流程和政策，因为流程或政策的偏离可能会影响患者安全、标本质量和检验结果。

二、标本采集临床实践评估

临床实践评估包括标本采集培训计划的临床实践、能力评估和补充培训。

（一）临床实践

以"学以致用"为目标，以血液标本采集为例，临床实践应从使用训练模型进行末梢采血和静脉采血开始，在培训人员的监督下从志愿者身上采血，最终成功为患者进行学员标本采集。血液标本采集过程的所有方面都应纳入临床实践中，包括使用PPE、集成安全装置和其他工程控制等。在临床实践过程中，可通过使用清单来记录标本采集过程中执行的所有步骤，从而更好地促进临床实践。

（二）能力评估

基于合适的监管和认证机构的要求，培训计划应包括对学员的培训效果和能力的评估，可通过考试、现场问答、模拟测试、写心得体会等评估方式，测定学员的学习收获程度，并进行相应的记录。

1. 培训后初步能力评估　培训人员应该在完成培训后且学员对患者进行标本采集之前，对学员进行初步能力评估并记录评估结果，评估内容应至少包括学员进行标本采集的过程。

2. 能力审查　培训人员应向学员明确解释，一旦进入临床工作场所，他们就会被进行初步和定期评估，以确保他们在实践领域具有胜任能力。一般通过操作考核、不良事件处理方式、工作量完成度等方式验证。

（三）补充培训

临床评估显示学员尚未能够以可接受的能力水平执行标本采集程序时，应对学员进行必要的补充教育和临床培训。在学员从患者身上采集标本之前，应对补充培训进行记录，并附上具体的目标。标本采集所有操作步骤的清单也可纳入补充培训中。

第三节　临床检验标本采集培训实例

标本采集培训的方式和内容根据医院的设施条件和需求进行选择和确定。除传统的培训和考核方式外，可通过案例分析、团队学习、模拟教学、角色扮演、翻转课堂、1分钟导师教学、自己准备讲课、在线学习、读书报告、思维导图等教学方式，将以老师讲授为主的传统教学模式转变为以学生为主体的创新教学模式，让学员从被动学习变为主动学习，有效提高学员对理论知识和操作技能的掌握度。

一、培训计划和方式

根据标本采集不同层次人员来制订培训计划，特殊情况可增加计划外培训。针对每次培训，应阐述培训所期待的结果，培训所用的方法，包括授课、自学、现场指导、实践等，列出培训用的材料和资源，以及用于评估培训效果的工具。为达到预期培训效果，选择具备培训者资质的人员从事培训工作。为培训提供一个有益于学习的环境，同时科室要给被培训者提供实践机会，而且要在一个安全的环境中进行实践。

培训方式：①需要时，可安排人员在某岗位进行轮训或脱产培训；②安排人员参加医院或学会组织的专题讲座或学术报告；③安排人员参加国家、省、市医学会等单位组织的专题讲座或学术报告；④向医院申请并安排人员外出专业技术学习、进修培训；⑤向医院申请并安排人员外出参加各类专业学术交流会、研讨会；⑥业余时间参加与专业有关的培训学习班或继续教育；⑦科室内定期举行专题讲座、专项培训或技术交流会、病案分析会、座谈会、标准和规程应用研讨会等业务学习活动，互传互授相关知识和技术。

二、标本采集培训考核

对每一位员工工作涉及的每一项操作的每一次评估宜满足以下要求：①直接观察常规工作过程和程序；②直接观察设备维护和功能检查；③核查工作记录、质量控制记录、能力测试结果、预防维护记录；④评估解决问题的技能；⑤观察员工的实验室信息系统的操作能力。

为了规范标本采集操作流程，提升标本采集质量，对从事标本采集相关工作的人员进行定期的培训并进行操作考核，操作考核合格后才能上岗从事标本采集工作。静脉血液标本采集操作评分参照表12-2，用于观察性操作考核。

表12-2　静脉血液标本采集考核评分表

姓名		考核人	考核日期	分值	成绩
采集前准备	采血物品的准备	备齐用物：手消液、采血针、持针器、采血管、试管架、压脉带、碘伏、棉签、敷贴、垫纸等		2	
		检查用物：包装是否完好，采血针及试管是否在有效期内，采血管头盖是否有松动、裂缝等			
	个人防护	服装鞋帽整洁，仪表端庄，语言柔和恰当，态度和蔼可亲		2	
		手卫生：不同患者间使用手消液消毒		5	
	患者身份与准备情况确认	评估患者意识状态，合作程度；核对医嘱、患者信息，询问是否按要求禁食等准备工作，告知患者操作方法、目的、指导配合		2	
	采血管信息标记	选择采血试管并正确粘贴试管标签，无褶皱，无撕裂，不影响观测血液标本		2	

姓名		考核人		考核日期		分值	成绩
静脉穿刺	采血部位的暴露	协助患者取舒适体位，固定上肢，向下伸展使肩到手腕呈流线状				2	
	穿刺静脉的选择	首选肘前区的肘正中静脉，特殊患者可选择其他采血部位				4	
	绑扎止血带	在穿刺点上方5～7.5cm处使用压脉带				3	
		打活结，游离端不要指向采血部位				3	
		使用不超过1分钟，松紧适宜				3	
	消毒穿刺区域	从穿刺中心到周围进行环状消毒，直径大于5cm，消毒两遍，等待消毒区域自然干燥				7	
	穿刺	正确装配采血针和持针器，不接触针头和针尾				4	
		用拇指在穿刺点下方拉紧皮肤				3	
		针头斜面向上，沿静脉走向刺入皮肤				3	
		根据血管情况，针与皮肤以尽小角度进针				3	
		一次穿刺成功，无退针				6	
		非患者端针头应垂直刺入采血管胶塞，保持采血管向下的位置				2	
血液标本采集	采集	等待采血管充盈直至真空耗尽，血流停止				2	
		持管姿势正确，换管时保持持针器稳定				4	
		采血管采集顺序（培养瓶、蓝、黑、红、黄、绿、紫、灰）				6	
	采血管混匀	采血管混匀次数，采血管混匀手法				6	
	拔针	先松压脉带再拔管后拔针				3	
		穿刺点覆盖洁净的纱布或者棉球				3	
		嘱患者按压穿刺点上方3～5分钟				3	
采集后处理	采血后患者安置	再次核对患者信息，观察患者针孔皮肤情况，告知采血后注意事项、协助患者取舒适体位				3	
	整理用物	整理用物，按垃圾分类处理用物，将采血针连同一次性持针器投入锐器盒				3	
		更换垫纸、压脉带等，整理操作台面				3	
		手卫生				3	
人文关怀	主观打分	采血过程中护士对患者的关爱程度，如对患者是否进行采血的目的意义及有关注意事项等的健康教育和安抚情况；动作稳健与否，与患者沟通时的态度是否热情耐心等				5	

三、标本采集培训对象

（一）员工业务学习

参照实验室质量管理体系要求，员工每年至少进行1次与标本采集相关的培训。科室按照医院人力资源部门和能力评估程序的相关要求，定期对检验或护理的不同层次人员进行教育和培训，教育和培训活动由科室相关领域的专家或者外援专家授课。标本采集培训作为科室业务学习的一部分，主要对标本采集与分析前标本质量控制新的标准或进展、标准化操作流程、标本相关生物安全等进行培训。

（二）新护士初始培训

标本采集是护士日常的基础操作之一。规范的标本采集流程可以最大限度地保障患者和护士的安全。另外，标本采集流程也与标本质量、医疗决策息息相关。对护理部新护士进行入职培训时，按照CLIS GP41-AT标准及WS/T 661—2020《静脉血液标本采集指南》的实际情况，重点培训试管类型和次序、患者准备、生物学变异、静脉选择原则、针刺伤处理、采血不良反应及处理、不合格标本原因、血培养采集、尿液标本采集、采集时间确认、标签粘贴、工人标本交接确认等内容。

（三）工人培训

由于采集的标本受各种因素的影响，可能使检验结果产生或大或小的误差，因此运输人员必须正确掌握标本保存和运送技巧。为控制标本质量，培训人员应针对不同项目标本的运输注意事项对运输工人进行逐一讲解和培训。

院内生物安全问题需要得到每位医务工作者和在医院工作的工人们的重视。相较于医护人员，工人关于生物安全的知识没有医护人员专业，但是他们的身影遍布医院的各个角落，也是医院感染中重要的一个节点。因此提高工人的生物安全意识不容忽视，这也是有效保护工人生命安全的重要措施。为保护标本运输工人的安全，科室也应当对有关标本运输生物安全的注意事项进行重点培训，如工作时要戴口罩和手套，口罩不能露出鼻子，而且口罩鼻梁处要贴合；接触标本后要及时按照六步法洗手进行手清洁；传染性标本的运输要求；运送期间不要打开标本容器盖；如不慎打碎标本或标本溢出时的处理措施；按规定定期换洗、消毒工作服；注意上班不吃食物、下班前洗手；定期清洗、消毒运送工具；提高员工自我保护意识等。

（四）实习生培训和技能竞赛

可进行实习生标本采集培训和技能竞赛，以加强实习生的临床基础理论、基本技能，提升实习生临床思维能力、创新能力、实践能力，从而规范实习生标本采集操作流程。针对实习生开展系统的理论学习，并安排带教老师进行多次实践培训，从而全面强化实习生对检验采血基本知识、院感防护知识、静脉采血技能及医患沟通能力的掌握。

培训完成后，可进行实习生技能竞赛来提升学习动力，主要分理论和实践两大部分进行。先进行理论考试，按成绩选择入围选手进行静脉采血操作考核。操作考核时，每两名选手为一组分别进行考核，考生须在规定时间进行多位患者的静脉采血操作考核。实习生技能竞赛考察了实习生在实习过程中所需培养的职业素养、沟通能力、应变能力和心理素质，展现了实习生的个人实力和临床素养。

四、教学方法案例

标本采集是一种实践性的操作，使学员在实践中深化和巩固医学理论知识、培养临床思维、学习并掌握临床基本技能和各种专业技术操作及医患沟通技巧等，需要培养学员独立、主动和创造的学习精神，提高学员发现问题、分析和解决问题的综合能力。

（一）案例分析

为了使学员能够更加深刻地理解理论知识，更有效地将所学知识运用到临床实际工作中，培训人员可采用案例分析的方法对学员进行培训，选择临床实际工作中常见的共性问题和需要特殊处理的案例进行生动详细地讲解。

常用案例可包括婴幼儿静脉血液标本的采集技巧；老年人静脉血液标本的采集技巧；肥胖患者静脉血液标本的采集技巧；吸毒成瘾者静脉血液标本采集技巧；化疗患者静脉血液标本的采集技巧；烧伤患者静脉血液标本的采集技巧；针头恐惧症患者静脉血液标本的采集技巧；认知障碍和激进患者静脉血液标本的采集技巧；血管通路装置和输液时静脉血液标本的采集技巧；隔离患者静脉血液标本的采集技巧；血培养标本采集方法及注意事项；微量元素血液标本的采集方法及注意事项；OGTT 血液标本的采集注意事项；皮下血肿的处理办法；意外穿入动脉的处理方法；出现局部感染时的处理方法；患者出现神经损伤时应如何处理；患者出现止血困难时的处理方法；晕针、晕血的处理方法；末梢血液标本的采集技巧；动脉穿刺部位选择的原则及技巧；改良 Allen 试验操作步骤；动脉穿刺的标准操作流程及注意事项，包括桡动脉、肱动脉、股动脉等，根据学员工作需求，可讲解足背动脉、头皮动脉等；末梢动脉血采血的操作流程及注意事项；动脉采血后患者止血注意事项；HIV 患者血液标本的采集注意事项；发生针刺伤或其他职业暴露时的处理流程和注意事项。

教学案例：晕针处理流程。

（1）门诊患者 A，年轻男性，在采血前表现正常，但当针一扎进去，眼前就一片黑甚至会晕倒。晕针的主要临床表现、原因和处理措施在本书第十一章第一节静脉采血并发症及处理措施"三、晕针"中有详细介绍。

（2）如何有效地预防晕针情况的发生：①营造和谐舒适的就诊环境，给患者安全感。②做好采血前的宣教工作，安慰鼓励受检者，消除其紧张和恐惧心理。③协助患者采取舒适体位及姿势，以利于身体放松，在采血前、中、后密切观察受检者身体情况。④尽量选择明显粗直的血管，避免反复穿刺，做到一针见血。⑤抽完血以后不要立刻起身，以免晕倒摔伤，静坐或躺着休息一会儿，也可以喝点温开水或糖水。⑥做好患者扎针时晕倒的紧急救援准备。

（二）团队学习

TBL 教学法（team-based learning）是一种由教师提前确定教学内容，学生课前自习准备，课堂教学时间用于团队测试和全体应用性练习的学习模式。因为静脉采血涉及解剖、生理、检验、院感、沟通等多个学科，知识点抽象，操作过程严谨，需要较高的应变能力，所以适合采用 TBL 教学模式。

根据静脉采血教学内容，研究实施 TBL 教学的具体步骤、人员安排、教学流程和教学内容。各个授课老师在课前根据教学内容制作相应的 PPT，将各学科的新旧知识相结合，提供 1～2 个临床案例，融合国内外最新的研究进展。课前将实验组同学根据能力、特点分组，每组7～8人，共5组。根据课程轮流设定组长对组员进行统筹、安排，保证每位成员积极参与。上课前一周将相应的PPT、相关内容的专业资料及思考讨论的问题发给学生，各组学生通过讨论分析以板书、情景模拟等方式在课堂上呈现。

静脉血液标本采集培训的理论课程包括患者准备、静脉采血流程、特殊患者标本采集、常见并发症及处理和标本运送共五个方面，进行5次理论授课，每次1.5个学时，分5周时间完成。TBL教学采取类似于圆桌会议的形式在教室进行，每组都有一名老师参与。首先针对课前老师提出的问题进行讨论交流，小组老师引导同学正确思考问题，帮助解答同学们的疑问，扩展学生思维，提高学习积极性，促进团队协作。由组长代表发言，成员补充说明，再由其他小组补充说明，在不同组之间进行竞争并提供小奖品。最后教师就学生思考思路、回答情况进行点评和归纳总结，并就知识点展开讲解，在互相交流中发散同学思维，增加同学主动性并培养自主思考能力和应变能力。对于特殊案例还可采用情景模拟的教学模式，根据情景内容，小组内成员分配任务，相互扮演患者、采血人员，进行采血操作情景模拟演练及患者沟通交流的情景模拟教学。

实践操作培训教师先示范标准化静脉血液标本采集流程，将其中易错步骤具体指出，并讲解操作技巧，然后学生进行练习。教师负责指导，及早发现问题并进行纠正和记录。

TBL要求学生课前利用碎片化时间进行学习并做出积极的响应，这种学习方法激发了学生的学习兴趣，调动学生的学习积极性，不容易产生倦怠，比单纯的讲课形式更有可能将学习内容转化为长期记忆，可提高理论考核成绩。同时，TBL教学模式打破了书本内容的限制，通过案例讨论、查阅信息、情景模拟等方式，有助于学生加深对内容的理解和认知，将理论知识与临床实际相结合，进而提升了学生的实践操作能力。TBL教学有效地促进了学生个体主动学习和团队学习的配合，提升了团队协作能力。

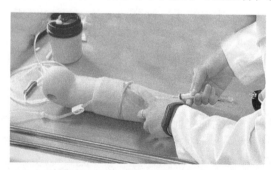

图12-3 静脉采血模拟教学用具

（三）模拟教学

为了使学员更熟悉掌握静脉采血的相关要求和掌握操作技巧，培训部门可以为学员提供静脉采血人造模型供学员进行操作练习，见图12-3。

对于一位没有经验、又有些害怕的采血工作人员来说，以模型来练手，可增加信心，是一个不错的选择。应用模型手臂进行扎针穿刺练习无需害怕，但是用模型只是为了给学员暂时增加自信，后续通过不断练习提高自身静脉采血操作的熟练度。模型手臂和人体手臂始终还是没办法相提并论的，当学员在模型手臂上能够熟练完成操作后，还需要通过角色扮演等方法进行真人练习。

（四）角色扮演

作为采血工作者，我们面对的服务对象直接就是患者。为了给患者提供更加好的采血体验，提高其满意度，学员之间可通过角色扮演的方式来进行模拟练习。

以3位学员为一小组，小组内学员分别扮演采血人员、患者及患者家属等角色。患者的类型可包括门诊采血常见的儿童患者、化疗患者、认知障碍患者、严重焦虑的患者等。在模拟过程中，扮演"采血人员"角色的同学要讲解采血流程及针对该类患者要注意的事项。

教学案例：扮演严重焦虑患者。

在临床工作中，由于患者无菌意识增强等原因，在门诊采血工作中遇到严重焦虑的患者越来越多。如何应对严重焦虑的患者，我们通过角色扮演来向大家讲解。

严重焦虑的患者在采血前会对任何物品的清洁度提出质疑，患者问："医生，请问你换手套了吗？"

采血者："换过了，换过了，我们每位患者都会换的。"

患者："哦。那你再换一双吧。"

采血者："好的。"

换完手套后患者问："医生，请问垫手纸巾能再换一张吗？"

采血者："好的。"

拿掉一张后，患者顺势又拿掉好几张，终于小心翼翼地把手臂放上去了。这时，采血者拿出一次性压脉带和持针器。

患者立马把手臂收回去，谨慎地问道："医生，请问这些是一次性的吗？"

在得到十分肯定的回答后才又把手臂伸出来。

患者："医生，你能不能给我多消毒几遍啊？"

患者在采血者多次消毒后终于放心，采血人员拿双向针组装持针器。

患者满脸惊慌地问："医生，这个针是新的吗？有没有用过啊？"

采血者："是新的啊，你看，每个都有密封的啊，请放心。"

患者："哦。那你再给我换一根，刚刚我没看清楚那根有没有密封。"

在重新换了一根采血针后，采血者终于进针完成标本采集。

表演完成后，老师进行点评并讲解注意事项。遇到此类严重焦虑的患者，由于他们对很多事物充满怀疑和焦虑，采血者首先要保证自己的操作符合标准操作流程，当着患者的面，在其确认及肯定下，调换采血用品，当其提出质疑时，要让患者本人确认，消除其怀疑。在不违背科室操作标准的情况下，尽可能地满足患者的需求，减轻其焦虑。

相比静脉采血的人造模型，由学员扮演不同类型的患者，在静脉采血的操作过程中，更能够提供直观的主观感受，更能代表临床患者的就医体验。

（五）翻转课堂

翻转课堂式教学模式，是指学生在家完成知识的学习，而课堂则变成了老师与学生之间、以及学生与学生之间互动的场所，包括答疑解惑、知识的运用等，从而达到更好的学习效果。学习内容可包括婴幼儿静脉血液标本采集技巧分享；晕针患者进行静脉血液标本采集时的注意事项；手背静脉血液标本采集技巧分享；采血人员生物安全注意事项；医院目前开展的特殊项目的血液标本的采集注意事项；使用注射器进行血液标本采集的技巧分享；应用蝶翼针进行血液标本采集时的技巧及注意事项分享等。

教学案例：静脉血液标本采集标准化

在进行讲课前先将本次课程的PPT、标准化静脉血液标本采集视频及相关内容发送给学生，并将学生分为5组，提供5个课堂问题，每组各有一个问题，让学生带着问题完成课前学习；同时每组配备一名指导老师，负责对学生进行引导。

小组讨论问题：

第一组：静脉血液标本的一般采集流程是什么？标本穿刺的操作步骤是什么？需要学生写板书并进行讲解。

第二组：静脉穿刺位置选择时的注意事项？

第三组：扎压脉带时间为什么一定要小于1分钟？

第四组：静脉选择的优先顺序是什么？

第五组：不同类型的采血针适用人群及注意事项？

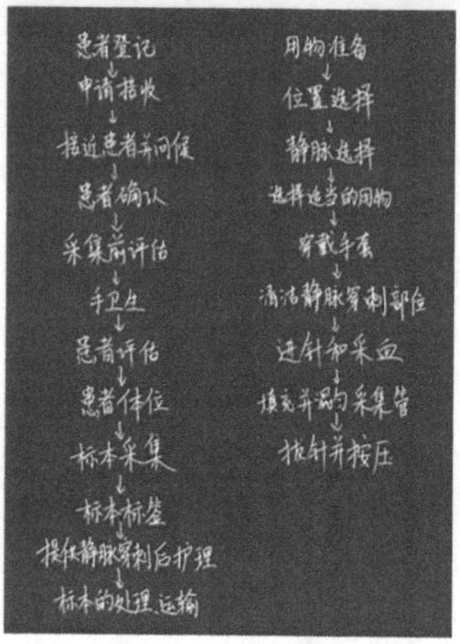

图12-4　学生板书

其他小组补充。学生就老师给出的5个问题进行15分钟的讨论，每个小组成员自由进行，每组的指导老师会在讨论过程中进行点拨，对思路进行引导，同时会对小组学生给出的回答进行分析和评价。同学可在讨论过程中提出疑问，通过组内讨论或上网搜索相关内容进行解决。授课老师会在讨论过程中观察并点评每组学员讨论的积极性和主动性，对各组问题给出一定的参考建议。同学们对讨论后的结果进行总结和归纳，并选取代表回答该小组的问题。

第一组：分别找两名同学就其小组需要在课堂上讨论的问题进行板书书写（图12-4），书写完后的学生需对其所书写的板书进行一定程度的讲解，授课老师在其讲解过程中进行补充和分析。

第二组：同学回答了相关问题。静脉穿刺位置选择时的注意事项：①穿刺点应避免有瘢痕；②穿刺点应避免靠近动脉，摸上去动脉会有搏动感；③避免在乳房切除术的一侧抽血，因淋巴淤滞和容易引起感染；④避免在血肿处抽血，可能会产生错误的结果；⑤避免在套管等处抽血；⑥避免在输液手臂的同侧抽血。经组内讨论，网上搜索和老师指点，同学回答的内容较完整和详细，授课老师对其进行了表扬，并就知识重点和注意事项再次进行强调。

第三组：由代表同学进行回答。如果学员在回答过程中遇到一定的困难，由授课老师进行场景模拟和思路引导，最后得出问题答案。因为扎压脉带时间过长，会造成血管内细胞缺氧，细胞会发生无氧酵解，乳酸水平会升高，pH降低，释放出钾离子等电解质，同时会释放一些酶类物质，从而影响生化，血常规等检测结果的准确性。

第四组：由代表同学进行回答。静脉选择的优先顺序是肘正中静脉、头静脉、贵要静脉、手腕静脉、手背静脉、其他部位静脉。回答内容较完整和准确，授课老师就未涉及的知识点进行讲解和补充。

第五组：由一位同学作为小组代表进行回答。该问题有一定的困难，小组同学讨论无法得到一致且较准确的答案。授课老师对该组问题进行了分析和模拟，调动了学生积极性和思考主动性，诱导其一步步地思考，最终帮助该学生能回答该问题。授课老师就其回答内容进行整合和转述，让其他学生能更清楚掌握。蝶形针有段弯曲管，里面有一定量的空气和负压。如果用蝶形针采集的第一管是凝血管或血沉管，会对其造成取血量的影响，造成血量不足，从而使标本不能检测或对检测结果造成影响，所以应该在采集前用一根空白管，消除其影响。蝶形针弯曲管内有一定量的空气，所以注入培养瓶时，应先注入需氧瓶，再注入厌氧瓶。

蝶形针采血顺序：需氧瓶→厌氧瓶→蓝色→黑色→红色→红黄→绿色→紫色→灰色。

注射器采血，最先抽取血的上段会有一定量的空气，而且抽取的血量有一定限制。

注射器多管采集顺序：厌氧瓶→需氧瓶→蓝色→黑色→红色→红黄→绿色→紫色→灰色。

课堂总体活跃度增加，学生积极参加讨论，各组指导老师积极给出建议并发挥领导作用，授课老师会对表现优秀同学进行奖励，调动学生回答的积极性和参与的活跃度。授课老师需要讲解清晰、有条理，能充分调动学生自主思考的能力。

（六）1分钟导师教学

培训人员可以就某个知识点或注意事项在理论培训或实践操作过程中进行1分钟导师教学。

教学案例：某患者在采血后出现皮下血肿，分析血肿出现的原因及处理措施。

你觉得这例患者是什么情况？该患者是静脉采血按压位置不正确导致回血不畅而出现明显的皮下血肿。除此之外，还有哪些原因会导致血肿？①患者血管本身条件因素导致穿刺困难，如过度肥胖者血管不明显，管腔较细，老年人血管硬化，收缩功能差。②采血人员操作不当：穿刺时进针速度过快或者过慢，针头穿刺过深，穿透下面血管壁或者针尖斜面一半进入血管腔一半在管腔外，采血时在强大负压的吸引下，血液流入真空管的同时也流入皮下组织。③患者衣袖过紧：由于袖口过紧，导致血管内的阻力增大，血液回流障碍，引起皮下出血。

你与患者应如何进行沟通？建议患者早期可用冷毛巾湿敷，3～5分钟更换一次毛巾，一般冷敷时间15～20分钟，每隔10分钟查看局部皮肤情况，24小时后可用热毛巾湿敷，以改善血液循环，减少炎性水肿和加速皮下出血的吸收。热毛巾湿敷的方法基本等同于热敷的方法，一般水温控制在50～60℃，须防止烫伤。婴幼儿、老年患者或者对温度不敏感的患者，冷敷或者热敷时更需要注意温度的控制，间隔10分钟观察皮肤情况。

带教老师指出血肿原因及处理措施的关键知识，"三明治"式对学生的表现进行反馈：肯定/需要改进之处/肯定、下一步需要继续学习之处，以及血肿的病理生理变化过程。

（七）辩论和讨论

通过辩论和讨论，可以提升团队协作和沟通能力。对于某些问题，培训人员可采用辩论或者讨论的方式来组织学员进行交流。例如，针对门诊患者检验申请单是否采用无纸化，学员可根据自身认知和临床经验选择正方或者反方，阐述各自的基本观点、逻辑架构、理论依据，辩手们可以你来我往展开针锋相对的攻辩，也可以进行自由辩论。可以就

"静脉采血完成后用敷贴替代传统的止血棉球是否是更优选择"展开辩论，也可以就CLSI GP41-A7中提出的新的消毒方法进行讨论，CLSI GP41-A7中指出来回摩擦消毒的效果明显优于同心圆消毒，这种说法与国内目前通用的消毒方法不同，学员可以对此展开讨论。

（八）利用问题引导

以问题为导向的教学方法（problem-based learning，PBL），是一种以学生为中心的教育方法，它鼓励学生主动探索知识，并进行分析、辩论与讨论，旨在提高学生独立进行学习、解决问题和分析问题的能力。PBL执行过程主要分8个步骤：①问题的定义（要解决的问题或者存在疑问的知识点）；②收集数据；③确立问题（要提问的问题）；④制订解决方案；⑤评估学习需求；⑥进行独立学习研究；⑦形成报告；⑧对独立研究进行总结。

为了使学员能够更快更好地适应临床工作，培训人员可通过问题引导的方式来引导学员回答实际临床工作中发生的问题。

带教前先提问学生采血后最常见的并发症有哪些，原理是什么，以及正确的处理流程。学生提前准备好相关知识后，某位患者在静脉采血完成后刚离开采血窗口，就怒气冲冲地回来，质问采血人员为什么自己采血部位上方肿起来了？是不是采血操作有问题？要怎么处理？遇到这种情况，采血人员应该如何处理呢？大家通过分析讨论，并进行归纳总结，指出采血人员首先应该安抚患者的情绪，告诉他出现这种情况很常见，与采血操作过程没有关系，主要是由于采血完成后没有进行有效的按压或按压时间不够引起。同时进一步告知患者如何处理，嘱其回去之后24小时内用冰毛巾敷向肿部位，24小时之后换用热毛巾敷，慢慢就会恢复。

（九）自己准备讲课

培训人员可以给学员提供多个主题，让学员自己进行讲课，然后带教老师进行点评。自己准备讲课，转变角色，要求会更高。首先，需要课前准备，按专业领域主题进行备课，写教案、讲稿，明确教学重难点，归纳知识结构，制作PPT，进行练习和试讲。其次，课堂把控，要求思路清晰，条理清楚，内容讲透，需要掌握讲授的内容、方法和技巧，需要把握教学节奏和课堂气氛。最后，进行课后总结，评价和反思，重视讲课的经验积累和信息交流。主题可以包括末梢血液标本的采集技巧、老年人静脉血液标本的采集技巧、血液培养标本采集流程及注意事项、婴幼儿血液标本采集方法的介绍等。学员在准备的过程中能够进行更为深入地学习和掌握知识点。

（十）在线学习

培训人员也可以采用多媒体的方式进行在线学习，方便学员，使学员可以做到随时随地上网学习，可以利用网络、公众号、期刊等资源和在线会议等进行在线学习。标本采集学习资源见表12-3。

表12-3　在线学习资源

资源名称	网址
中华检验医学杂志	https：//medlab.org.cn
临床检验杂志	www.lcjyzz.com/lcjyzz/home
检验医学	www.shjyyx.com/CN/1673-8640/home.shtml
国际检验医学杂志	www.gjjyyxzz.com/index3.html
公众号	检验医学，检验医学网，临床实验室
Clinical chemistry	http：//www.clinchem.org
Critical reviews in clinical laboratory sciences	https：//www.tandfonline.com/toc/ilab20/current
Archives of pathology & laboratory medicine	http：//www.archivesofpathology.org
Clinical chemistry and laboratory medicine	http：//www.degruyter.com/view/j/cclm
Annals of laboratory medicine	http：//www.annlabmed.org/
Clinica chimica acta	http：//www.elsevier.com/locate/cca
Clinics in laboratory medicine	http：//www.labmed.theclinics.com/
Clinical biochemistry	http：//www.journals.elsevier.com/clinical-biochemistry/
International journal of laboratory hematology	https：//onlinelibrary.wiley.com/Journal/10.1111/(ISSN)1751-553x
biochemia medica	http：//www.kbsm.hr/klinkemija/HDMB/BiochMed/indexE.html
Annals of clinical biochemistry	http：//www.uk.sagepub.com/journals/Journal202177
Journal of clinical laboratory analysis	http：//onlinelibrary.witey.com/Journal/10.1002/(ISSN)1098-2825
Scandinavian journal of clinical and laboratory investigation	http：//www.tandfonline.com/loi/iclb20
Laboratory medicine	http：//academic.oup.com/labmed
Clinical laboratory	http：//www.clin-lab-publications.com
Annals of Clinical & Laboratory Science	http：//www.annclinlabsci.org/content/52/2/314.long
全球分析前资源中心	https：//specimencare.com/

（十一）读书报告

读完文献或专业书籍之后的心得报告，是阅读者系统地收集、统整、研读与标本采集相关主题的各种材料和研究热点，并经分析、归纳、提炼等思维活动后，提出个人见解和观点的某领域的最新进展报告。读书报告适合于学生，有利于学生或员工变被动学习为主动学习，达到在较短时间内有目的地获取领域知识，实现快速积累和更新，同时培养学术研究和表达能力。

读书报告活动由专业组长、技术骨干负责组织，按领域方向分组，员工或学生每月轮流做报告。提前1周确定报告内容，通知相关人员参加。制作学术会议标准的PPT，报告时间不超过30分钟。演讲结束后，报告人与参与人员围绕内容对临床、科研工作的意义及相关问题进行讨论。最后由负责人进行点评，包括演讲内容、演讲技巧、语言表达、PPT制作等。

标本采集读书报告的主题可包括患者准备对检验结果的影响，采血自动贴码机原理和优化，标本采集技术标准化进展，静脉采血并发症的机制和处理，采血相关器材的性能评价和结果比对，缩短患者抽血等候时间持续改进，学术会议中关于分析前领域的学习报告，标本采样相关课题研究进展的阶段总结，员工或学生自主选题等。

（十二）文献阅读

可选择国内外检验前、风险管理、质量控制等领域最新研究进展的文献、指南、共识进行解读，由员工轮流进行准备PPT和线上或线下进行讲解，视参与人员数量多少可每周或每个工作日进行。PPT内容包括研究背景、研究方法、研究结果、研究结论、汇报者思考，可以用英文或中文讲解。至少提前2天将文献全文发到学习群里，供大家提前学习。文献阅读可放在中午或下午的工作空闲时间，10分钟汇报，5分钟点评。由资深员工进行点评，包括研究创新点与缺陷、新技术、新理念的应用前景、新技术引进的可行性、临床研究开展可行性的评估，通过文献阅读解决临床问题，提高业务水平，培养学习氛围，锻炼表达能力。

文献分享示例：某员工用PPT讲解方式，线下加线上分享"Preanalytical quality improvement - an interdisciplinary journey，https：//doi.org/10.1515/cclm-2022-0117"文献。这是一篇欧洲临床化学和检验医学联合会分析前阶段工作组（WG-PRE）第六次分析前会议纪要，包括以下内容：分析前阶段的最新进展，标本长途运输过程中遇到的分析前挑战及解决方案，新型冠状病毒检测分析前阶段影响，预防分析前错误的清单，人工智能辅助优化分析前过程，预先标记条码管和GeT系统应用，如何将医生纳入分析前过程，临床医生愿意一起改进的检验需求，临床医生谈分析前因素对结果影响的意义，护士的观点（标准化培训），综合诊断是实验室的未来。该文描述了不同专业人员对分析前过程的观点，以求达成共识，为进一步改进提供基础。

分享结束后，大家对文章内容进行讨论，对照当前现况，提出有效的改进措施。特别是通过护士分享的案例发现通过静脉采血标准化培训前后，护士在静脉采血过程中有显著的质量改进，无论是信息程序，患者识别程序，还是止血带使用方面，依从性显著提升，采血操作准确性提高。因此，护理部要求新员工在上岗前必须通过静脉采血标准化考核。

（十三）思维导图

思维导图能使学生或员工较轻松地掌握整个知识框架和体系，通过绘制图形来整理知识及知识之间的关系。思维导图不仅可以显示出思维的过程，还有利于理清层次，有助于进行有效的分析、决策和记忆，提升思维能力、记忆力、探究能力和创新能力。培训人员可以采用让学员制作思维导图的方式来加深学员对标本采集相关知识的理解和掌握。思维导图是一种简单易学的革命性思维工具，也是一种有效使用大脑的方法。常用的思维导图软件有GitMind、MindMaster、Xmind、MindLine等。静脉血液标本采集流程的思维导图，见图12-5。

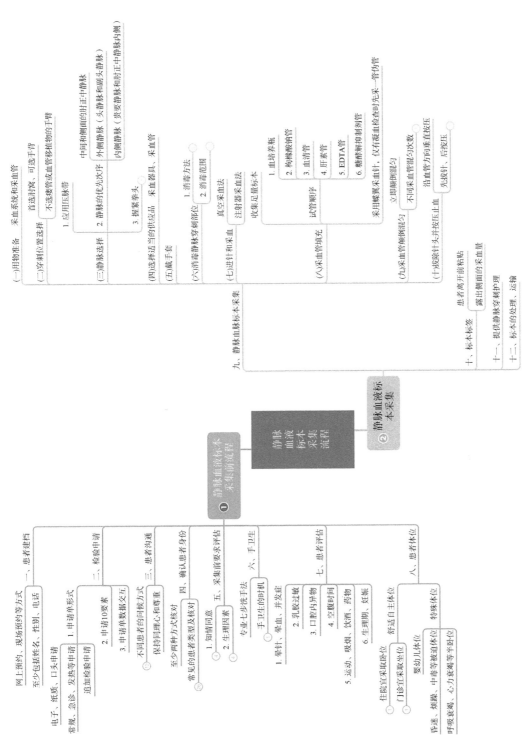

图12-5 静脉血液标本采集流程的思维导图

本 章 小 结

　　按照CLSI GP48静脉采血培训计划基本要素，建立标本采集培训体系和培训内容。培训内容包括理论培训和临床实践。通过案例分析、团队学习、模拟教学、角色扮演、翻转课堂、1分钟导师教学、辩论和讨论、利用问题引导、自己准备讲课、在线学习、读书报告、文献阅读、思维导图等培训实例，建立以学员主动学习为主的培训模式。

 精彩课堂

1. 标本采集人员的培训是人力资源管理与开发中不可缺少的活动。
2. 培训人员应探讨确保正确识别所有患者的流程。
3. 培训人员应向学员说明如何正确地标记标本。
4. 培训人员应指导学员在标本采集后如何对患者进行护理。
5. 培训人员应向学员详细讲解常见并发症及处理、意外事件及处理。
6. 静脉血液标本采集宜采用观察性操作考核。
7. 文献阅读分享可了解最新研究进展。

 思考要点和小组讨论

1. 开展标本采集培训的目的是什么？
2. 标本采集培训体系实施有哪些注意事项？
3. 标本采集技术理论培训至少应包括哪些内容？
4. 尿液标本采集培训内容可包括哪些内容？
5. 如何实施晕针的案例教学？
6. 如何实施严重焦虑患者抽血的角色扮演教学？
7. 如何实施静脉血液标本采集标准化的翻转课堂？
8. 如何实施文献阅读分享？

（齐星伦　蔡　倩　孙佳渝）

参 考 文 献

陈宏梅，徐旭娟，沈红五，等，2013. 对新分配护士进行检验标本采集知识相关培训的效果分析. 中国实用护理杂志，29（13）：61-62.

齐星伦，杨大干，2019. CLSI GP41《诊断性静脉血液标本采集》A7 和 A6 版的差异解析. 临床检验杂志，37（3）：191-194.

邵咏，袁磊，2020. 临床基础检验学实习带教存在的问题及对策. 佳木斯职业学院学报，36（4）：71-72.

Clinical Laboratory Standards Institute，2017. GP-48：Essential elements of a phlebotomy training program. 1st ed. CLSI.

标本采集是检验前工作中最关键的环节，易受到标本采集相关人、机、料、法、环各个环节的影响，各种风险因素无处不在。实验室管理人员可通过风险管理，精准定位标本采集过程中所含的风险。对标本采集环境、采集人员技术、采集耗材、信息系统及标本采集后患者并发症等标本采集过程的各个环节进行风险因素的识别、分析和评估，最后根据评估结果对标本采集存在的风险进行控制，以将风险降低至可接受水平，提高检验结果的质量，确保医疗质量和安全。

第一节　风险管理概述

风险管理是基于风险分析、评估、控制、监控等环节，应用管理政策、程序和实践，在最大程度上保障患者权益，使各类损失最小化的过程。风险管理的理念及其相关要求属于实验室质量管理和能力建设的重要内容。标本采集风险是指标本采集时可能出现的影响患者和采样人员安全，影响检验结果的危险因素发生情况，其存在于标本采集全过程。标本采集的风险管理是实验室识别、分析、评估、控制和监控标本采集工作过程中存在的风险，采取措施以降低或消除风险，并将采取的措施文件化的过程。

一、风险管理标准

实验室风险管理主要的标准：

（1）ISO 22367：2020《医学实验室风险管理在医学实验室中的应用》（"Medical laboratories-Application of risk management to medical laboratories"），规定了医学实验室识别和管理与医学实验室检查相关的患者、工作人员和服务提供商的风险的流程。该过程包括识别、估计、评估、控制和监控风险。其适用于医学实验室检查和服务的所有方面，包括检验前和检验后、检验中、将检验结果准确传输到电子病历及ISO 15189：2022《医学实验质量和能力的要求》中描述的其他技术和管理过程。其不适用于由医疗机构检验后临床决策的风险，也不适用于影响医学实验室的商业、经济、法律和监管的风险管理。

（2）CLSI EP18-A2《识别和控制实验室错误来源的风险管理技术》（"Risk management techniques to identify and control laboratory error sources"），提供了识别、理解和管理医学实验室错误来源的风险管理技术，介绍了失效模型和效应分析（failure modes and effects analysis，FAME）、差错分析及纠正措施（failure reporting and corrective action system，FRACAS）等风险管理工具，供各实验室依据实际情况选择适宜的风险管理工具。主要用于体外诊断，可以作为希望了解风险管理技术和流程的临床实验室管理者参考。

（3）ISO 14971：2019《医疗器械风险管理对医疗器械的应用》（"Medical devices—Application of risk management to medical devices"），规定了医疗器械软件和体外诊断医疗器械风险管理的术语、原则和过程，旨在帮助医疗器械制造商识别与医疗器械有关的危险，估计和评价有关的风险，控制这些风险，并监视控制的有效性。该标准要求适用于医疗器械生命周期的所有阶段，适用于与医疗器械有关的风险，如与生物相容性、数据和系统信息安全、电气、运动部件、辐射和可用性有关的风险。

（4）ISO 15189：2022《医学实验室质量和能力要求》（"Medical laboratories—Requirements for quality and competence"）指出，实验室要能够识别风险和机遇，防止和减少实验室活动中的不良影响和潜在失败，并通过对机遇采取预防、纠正措施，实现持续改进，在确保管理体系实现预期结果的同时帮助实现实验室的宗旨和目标。实验室要能够应对风险，针对识别出的风险采取措施，保证措施与预期的结果相适应。记录就风险和机遇做出的决定和采取的措施。在管理体系中纳入并实施针对已识别风险的措施，并评估其有效性。ISO 15189风险管理要求应符合ISO 22367要求，检验仪器设备的风险管理适用于ISO 14971要求。

（5）ISO 3100：2018《风险管理原理和指南》（"Risk management principe and guideline"），该准则明确了风险管理的原则、整体框架及相应的应用流程。同时指出实验室管理层应当发挥引领和指导作用，利用每一次风险管理中所得的新经验、新专业知识、对风险所做的新分析和新的控制措施，持续优化风险管理，保证风险管理的高质量开展。

（6）CLSI EP23-A《基于风险管理的实验室质量控制》（"Laboratory quality control based on risk management"），该准则指出，实验室或相关机构可以在行业公认的风险管理标准基础上，结合自身实验室的环境、检测系统的要求和临床的需求，监控实验室检测过程中发生的风险事件，并采取程序措施降低甚至消除风险，以此制备特定的质量控制计划。该准则可以帮助实验室管理层发现质量趋势，确定纠正措施，帮助领导层高效管理风险，保证检验结果真实且符合临床需求。

二、风险管理过程

风险是生产活动所固有的，所有系统、流程和功能都存在风险。基于风险管理的思路确保这些风险得到识别、考虑和控制整个质量管理体系的设计和使用。实验室风险管理过程包括风险管理计划、风险分析、风险评价、风险控制、风险管理评审和风险监控，见图13-1。

（一）风险管理计划

实验室根据组织管理要求或实验室活动可制订、记录、实施一个或多个风险管理计划。实验室管理层需提供充足的资源和合格的人员来确保风险管理的顺利进行，参与风管理计划的范围，可包括技术和管理流程，也可以是某个检验前或检验后过程，一项或多项检测系统等。应考虑的因素包括相关的质量规范，医学决定水平和危急值，患者群体，测量系统的可靠性和测量不确定度，性能特征（精密度、偏倚、特异性等），检验前与患者的接触，检查结果的临床应用等。

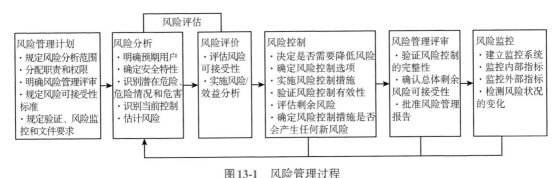

图13-1　风险管理过程

每个风险管理计划：①对风险管理活动范围的描述说明，涉及所有的检验仪器设备和检验前、中、后的过程；②职责和权限的分配；③风险管理活动的管理评审要求；④根据实验室确定可接受风险的政策，制订单项和综合剩余风险可接受的标准；⑤风险控制有效性的验证和后续的监测活动。

如果发生了可能影响风险评估的重大变化，如实验室设施环境变化、新的制度和程序或工作说明、新的仪器设备、新的信息系统、新的检验项目或服务、供应商变更、修订检验程序、可能影响用户或患者安全的其他变更，则应更新风险管理计划并进行记录。

（二）风险分析

风险分析是指系统性地使用可获得的信息以识别危险，包括可合理预见的误用的识别，安全相关特性的识别，危险的识别，潜在危险情况的识别，可预见的患者伤害的识别，以及每种危险情况的风险估计。风险分析范围可以针对某一特定的方面，也可以是广泛的。风险分析的实施过程中，至少应该产生以下文件：①风险分析的原因、背景，分析对象的描述和分析的范围；②参与风险分析的人员及相关知识背景，参与的环节和时间；③实验室负责人或其他指定的责任人的批准。

可合理预见的误用的识别：实验室应该合理预计和识别那些可能会出现的实验室人员未按照仪器、试剂或系统等制造商给出的预期用途而进行实验的行为，记录可能会出现误用的情况。

安全相关特性的识别：对于特定检验，实验室应识别并记录那些可能影响患者安全的定性和定量特性，记录其确定的局限性。

危险的识别：危险是可能导致伤害的潜在根源。实验室应识别并记录与检查和其他关键过程相关的已知的和可预见的危险及其原因，如潜在的故障模式和使用错误。实验室应解决在正常使用（即正确使用和使用错误）、合理可预见的误用和故障情况下存在的危害。

潜在危险情况的识别：危险情况是人员、财产或环境暴露于一种或多种危险中的情形。每种危险情况的风险估计，对于每个已确定的危险情况，应使用现有的信息或数据来估计相关的风险。风险估计可以是定量的，也可以是定性的，将需要关注整个过程，而不是情况的个别组成部分。

对每个已识别的危险情况，利用可获得的资料或数据估计有关的风险。对于伤害发生概率不能加以估计的危险情况，应列出可能后果的清单，以用于风险评价和风险控制。用于估计风险的信息或数据：①外部质量评估结果；②相关的故障调查；③使用错误和不合格报告；④实验室客户的投诉；⑤涉及典型用户的可用性评估；⑥有类似检查的经验，包括公开提供的事件数据；⑦IVD医疗器械的性能和可靠性规范；⑧IVD制造商产品的技术文献和剩余风险的披露；⑨医学文献和已发表的临床证据；⑩发布的标准和医疗实践指南；⑪专家、工程或医学意见；⑫科学、技术或临床性能评价。

（三）风险评估

实验室应在适当的风险管理计划中定义、批准和记录单项与综合剩余风险的风险可接受性标准。风险可接受性标准应基于适用的法律法规、适用的安全标准和相关医疗实践标准；考虑普遍接受的当前技术水平和已知的利益相关方的关注问题；根据实验室确定风险可接受标准的政策来确定；由实验室主任批准。这些标准可以根据预期的用途或其他因素而有所不同。对于单项风险，可接受性标准可记录在一个矩阵中，以表明可接受或不可接受的发生概率和损害严重程度的组合。建立综合剩余风险可接受性标准时需考虑：符合要求的法律法规，如国家质量法规；依据质量和能力标准的实验室认可；参加承认的能力验证计划；是否需要知情同意。

实验室应对风险涉及事件发生的可能性及其后果的严重性进行分析，并据此确定风险等级，并确定此风险是否可接受。如果风险不可接受，应执行风险控制活动。

（四）风险控制

风险控制是做出决策并实施措施，以便降低风险或将风险维持在规定水平的过程。实验室应识别、实施和验证可将风险降低到可接受水平的风险控制措施。

在选择风险控制措施时，应按以下优先顺序优先考虑风险控制选项：①人员安全信息；②工艺设计中的固有安全性，如降低或消除故障可能性；③IVD医疗设备中的保护措施（如报警、故障检测、故障-安全机制）或检验前中后和质量保证程序（如校准、质量控制活动，包括实验室增加的减少剩余风险的新控制活动）；④培训。

在实施方案②或③时，实验室应在确定剩余风险是否可接受之前，选择能够尽可能合理地降低风险的风险控制措施。实验室还可以根据风险评估或风险-效益分析考虑是否禁止使用特定患者群体的检查。如果实验室在风险控制选项分析期间确定风险降低不可行，实验室可对剩余风险进行风险/收益分析，以确定是否继续开发、实施检验或服务。

风险控制措施产生的风险应审查每个风险控制措施是否包括：引入任何新的危险或危险情况；引入风险控制措施将影响先前已确定的危险情况的估计风险。任何新的或增加的风险都应进行再次的风险分析、评估和控制。

(五)风险管理评审

实验室应对整个风险管理过程进行全面评审，至少应确保：已有适当的实施风险管理计划；已考虑所有确定的潜在危险情况的风险；综合剩余风险可接受；并采取适当的方法获取监测风险所需的信息。

综合剩余风险评估对检验或服务相关的每一个确定的危险情况进行单项评估后，在确定的风险控制措施实施和验证后，实验室应考虑单项剩余风险的综合影响，并使用风险管理计划中定义的标准决定每次检查或服务的综合剩余风险是否可接受。如果根据风险管理计划中确定的标准判定综合剩余风险不可接受，实验室可以进行风险/效益分析，以确定预期用途的医疗效益是否大于综合剩余风险。如果临床证据支持医疗效益大于综合剩余风险的结论，那么可以判定综合剩余风险是可接受的。否则，综合剩余风险仍然不可接受。对于被判定为可接受的综合剩余风险，实验室应披露综合剩余风险的必要信息。

综合风险管理评审的结果应记录在风险管理报告中，确认风险管理计划已圆满完成，剩余风险可接受。风险管理报告应由实验室管理层批准。

(六)风险监控

实验室建立、记录和维持一个适当的风险监测程序，以收集、审查和分析与检验前、中、后过程相关的风险信息。应建立基于风险的警报和行动触发器，以确保对任何已确定的不良事件或趋势及时做出反应。应对作为风险监测一部分收集的信息进行评估，以确保风险控制仍然有效，风险仍然可接受。特别是实验室应确定：可能发生了未预期的故障模式、使用错误、危险、危险情况或伤害；可能发生以前未识别到的可能性或估计的风险；应对审查或服务的风险管理文件进行审查，如果剩余风险或其可接受性可能发生变化，则应评估其对先前实施的风险控制措施的影响。

实验室风险信息和数据的内部来源：①绩效评估研究；②统计质量控制数据；③事件报告；④投诉、不符合项或纠正措施；⑤内部审核和其他评估。

实验室风险信息和数据的外部来源：①EQAS（外部质量保证服务）报告；②医生投诉；③制造商咨询通知；④监管机构；⑤不良事件数据库；⑥文献报告；⑦认证机构。

如果发现实验室的检验结果给患者带来了不可接受的风险，应根据风险比例立即采取行动。降低风险的措施可能包括，但不限于以下内容：①提醒受影响的临床医生注意错误结果；②如果可能，重复检验并修改报告，以纠正错误结果；③通知临床诊断性能的变化；④更新并发布修订的参考范围；⑤暂停进一步检查，直至原因得到纠正；⑥通知IVD制造商任何具有临床意义的故障、使用错误或缺陷设备设计或标签；⑦报告不良事件或严重事件。立即采取的行动还可能包括进行调查，以确定根本原因和重新评估风险。

三、风险管理应用

风险管理需要结合实验室实际情况和特定的工作环节，基本风险管理过程：①建立风险管理计划，可以是单独的文件，也可以并入质量和安全管理计划；②对照文件和标准，进行风险可接受性分析；③利用风险评估方法对风险的效应进行分类、评估和排序，判断风险的可接受性；④运用失效模式和效应分析等工具，确认、分析潜在的差错或者影响患者安全的因素，并提出可借鉴的纠正措施和预防措施，从而消除和降低潜在和实际发生的风险；⑤对改进后的目标过程进行风险评审；⑥进行风险监控，持续改进质量。

（一）现有质量管理体系中实施风险管理

如果实验室已有文件化的质量管理体系，要求将风险管理纳入相应的条款。部分条款的风险管理示例：①识别和评价供应商可能引入的风险，基于风险做出的选择和批准供应商的决策。将风险控制措施纳入购买要求中，作为购买信息的一部分。②从临床、患者、员工或其他方收到的投诉，要求对每项投诉进行评价，以确定其是否涉及不良事件、已知危险、先前未知的风险或风险水平的变化。③如果工作环境和设施可能对检验过程或检验结果产生不利影响，并且已被确定为对患者造成或可能造成危害的风险，应规定、记录并实施风险控制措施，并定期评估这些风险控制措施的有效性。④设备的适用性及清洁、维护和校准的频率宜参照与检验过程相关的风险进行验证和（或）确认。⑤如果储存温度和湿度、运输过程中的温度和湿度控制可能导致或促成任何试剂或其他产品的危险，应将信息传达给相关人员。

基于风险的理念可确保在整个质量管理体系的设计和使用过程中识别、考量和控制这些风险。基于风险理念进行的风险考量是必要的。通过早期识别和采取措施能够主动而不是被动预防或减少不良事件影响。管理体系基于风险时，预防措施是内在要求。基于风险的理念是实验室在日常工作中自发的行为，可提升实验室的质量和效率。

（二）构建检验前风险管理模型并实施风险管理

检验前质量管理是国内外实验室质量管理的重点和难点，是影响检验结果的关键因素。实验室应依据质量管理体系要求，建立标准化、数字化、智能化的检验前质量控制技术，同时依据ISO 22367或CLSI EP18建立风险管理模型，降低检验前的风险。实验室可采用合适的风险分析方法，识别检验前的中高风险因素，制订相应的风险应对或纠正措施，提升检验前风险的管理能力，降低检验质量风险，提高患者安全。

标本采集的风险管理计划涵盖检验前所有过程，包括检验申请、患者准备、标本采集、标本送运等过程，涵盖本书第二章临床检验标本采集质量管理体系中所有要素。管理层需分配负责风险管理活动的人员和职责，制订风险管理活动评审要求，制订当前的检验前风险可接受性标准，收集实验室数据、可用性研究验证风险控制措施的有效性。提供获取风险监控信息的一种或多种方法。

标本采集的风险和评价，详见本章第二节相关内容。

标本采集的风险控制措施，详见本章第三节相关内容。

标本采集的风险管理评审包括对标本采集的风险管理计划进行评审，以确保该计划得到适当执行、综合剩余风险是可接受的，并已建立适宜的方法收集和评审标本采集相关信息。评审过程应记录在风险管理报告中。应在所有风险控制措施已经实施和验证后进行评审，风险管理评审经实验室主任批准。如果日常监控中，多次触发质量指标目标值，需要修改或更新风险管理报告。参与风险管理的评审人员包括实验室主任、质量和技术主管、专业组组长、实验室人员、标本采集人员、临床医生等。

标本采集的风险监控的信息和数据来源有质量指标、投诉和建议、不良事件、内部审核、外部检查等。特别是质量指标的应用，如检验申请适宜性、标本识别、标本质量、周转时间、用户满意度等，实验室可对整个标本采集的风险进行量化评估和监控。参与美国CAP的质量探查（Q-Probes）计划和质量追踪（Q-Tracks）计划的实验室可将本实验室的质量指标监控结果与所有实验室的结果及其预期的标准进行比较，建立实验室的质量目标并持续改进质量。"质量探查"为参与实验室提供一个最佳的基准值，从而为实验室提供质量改进的依据。"质量追踪"计划能够动态、持续地监测实验室质量，为实验室提供可接受的更新的质量基准值。通过对质量指标定期的数据收集、统计、分析、监管和改进，制订有效的多学科、多部门的整改措施，持续提升检验前质量。

第二节　标本采集的风险因素及评估

标本采集包括检验申请、患者准备、标本采集、标本送运等过程，与患者安全、检验结果质量、生物安全等密切相关，必须全面地识别出标本采集过程中的不同风险要素。对风险涉及事件发生的可能性及其后果的严重性进行充分分析，确定风险等级。将已估计的风险和给定的风险可接受性标准进行比较，以确定风险是否可接受。如果风险不可接受，应执行风险控制活动。

一、标本采集风险评估的意义

风险管理的第一步就是风险因素识别。标本采集的风险因素容易导致以下事件的发生概率增加：采样前检验医嘱申请错误；患者身份识别错误；采集前患者准备错误；患者标本采集体位不当；采样时穿刺位置选择错误；压脉带应用错误；静脉优先顺序选择错误；采血用物选择错误；穿刺部位消毒不规范；进针错误；采血管采血量错误；试管次序错误；采血管颠倒混匀方式或次数错误；采血后按压止血错误；标本标签错误；标本污染（混有其他液体/材料/抗凝剂/酒精/其他清洁剂）；标本量少（采样点血液循环差、采样不足）；采样技能差；标本溶血；采样不正确（标本凝块、动脉/静脉采样差异、采样时间不当、容器错误）；患者准备不当（未空腹、药物干扰、脂血等）；标本采集环境缺陷（光线不足、等候区域休息位不足、空气循环差）；未记录标本采集人员或实际采集人员与LIS记录不符；采集后患者淤血/晕血等并发症等。

建立有效的质量、安全风险管理，识别在检验全过程中可能存在的风险，评估这些风险对检验结果及患者的影响，及时解决检验过程中的各种风险，从而有效地降低和规避识别出的风险，减少风险带来的损失，确保患者安全。以最小的成本获取检验质量、安全管理最大的保障，确保检验科质量体系和各项业务的持续、稳定和安全运行。

二、标本采集风险分析

风险分析可以识别标本采集含有的各种不确定因素及其影响，针对各种因素的可能性和后果两个方面进行风险分析，并根据评估结果判断是否需要深入处理和解决。简单来说，风险评估可以帮助我们意识到会发生什么，可能的原因是什么，可能带来的后果和发生的可能性，有无减轻后果和降低发生可能性的因素，是否需要处理等。

（一）风险的可能性分析方法

风险分析作为风险评估的关键，至少需要满足以下条件才能开展：①有明确的分析目标，并对目标主体有清晰的描述和定义；②有明确的具有相关专业知识的风险分析人员和进行风险分析的时间；③有明确的风险分析范围；④风险分析需要得到批准。

实验室在深入识别风险因素的可能性及其危害时，应对每种危险情况可能导致的合理可预见的危害及每种危害的严重程度进行识别和分类。对患者最常见的危害就是分析前标本采集对患者造成的直接伤害和分析后错误检验结果所导致的临床医生用药和治疗错误，影响患者生命健康。常用的分析方法见表13-1。

表13-1　常用的风险分析方法

序号	方法名称	说明	适用阶段或范围
1	因果分析	综合运用故障树分析和事件树分析，并允许时间延误。初始事件的原因和后果都要予以考虑	适用于风险识别的各阶段
2	故障树分析	始于不良事项的分析并确定该事件可能发生的所有方式，在故障后以逻辑树形图的形式进行展示，应考虑如何减轻或消除潜在的风险源	适用于风险识别的各阶段
3	风险矩阵	一种将后果分级与风险可能性相结合的方式	适用于风险识别的各阶段
4	失效模式和效应分析	一种识别失效模式机制及其影响的技术，多用于实体系统中的组件故障	多用于实验室操作活动、单一设备、简单系统的风险评估
5	风险检查表	提供了一系列典型的需要考虑的不确定性因素，使用者可参照以前的风险清单、规定或标准	适用于风险评估的各阶段
6	德尔菲法	一种综合各类专家观点并促其一致的方法。这些观点有利于支持风险源及影响的识别、可能性与后果分析及风险评价。需要独立分析和专家投票	适用于风险评估的各阶段
7	头脑风暴法	一种收集各种观点及评价并将其在团队内进行评级的方法。头脑风暴法可由"提示"、"一对一"及"一对多"的访谈技术所激发	适用于风险评估的各阶段

（二）标本采集风险的可能性分析

标本采集风险分析可以从以下7个方面进行。

1. 标本采集环境和设备安全的风险分析　采样环境的风险：实验室空间是否足够；通道、门窗、地面、墙壁、天花板是否安全；水供应是否通畅；电压是否稳定；空调新风系统是否保障空气流通；灯光是否符合采样要求；采血窗口是否具有挡板等保护患者隐私的设施；等候区是否设置了休息区等。

设备安全的风险：安全设施（洗眼器、应急灯、灭火器）是否有效；自动化物流设施、自动贴码机、计算机、空气消毒机、采血机器人等采集相关设备是否有预防性维护；叫号系统显示屏、电视机、音箱等是否清晰醒目；突发应急设施（除颤仪、抢救用品）是否安全有效；辅助设备如报告打印机、条码机等是否正常运行。

2. 员工技术和能力的风险分析　标本采集及运送人员的风险：①员工采集技术欠佳，遇到血管条件差、不能友好配合的患者，做不到一针成功，易发生纠纷；②员工风险防范意识薄弱，繁忙和嘈杂环境下，常忽视对患者精神和情绪上的观察，对患者出现极端情绪、晕血等情况无法及时做出理性反应，导致标本采集现场混乱；③员工缺乏工作责任心，服务态度情绪化，在门诊高强度工作压力下，患者多且等候时间较长，遇患者催促、不配合等情况容易情绪化行事，导致标本质量低，患者纠纷和投诉率增加；④员工数量配置不足，标本采集高峰期主要集中在上午7：00—11：00，此时间段内患者高密度聚集，标本数量和检查项目种类繁杂，人员配置不足容易导致患者耐心缺乏，产生不必要的负面情绪，影响员工采集工作；⑤员工培训和考核不到位，未严格遵守标本采集规范和工作流程，未了解标本采集要求，未养成良好的工作态度和责任心；⑥人员记录不全，未建立或健全员工档案、培训和考核记录、能力评估记录、员工表现评估、事故和职业危险暴露记录等。

3. 标本采集耗材的风险分析　耗材使用涉及从采购、接收、储存、验收及使用过程等各个环节。

采购管理风险：耗材管理部门是否按合法、合规、安全、有效、适宜、经济的原则，筛选符合要求的标本采集耗材及其生产、经营企业名单。按使用量定期申购耗材，不要采购过多也不要采购过少。

验收管理风险：标本采集耗材是否建立验收标准。标本采集耗材外包装是否完好无污损；包装上标识信息是否齐全，包括名称、生产厂家、规格型号、产品数量、生产批号、灭菌批号、产品有效期、医疗器械注册证号等，另外进口耗材需要有中文标识；供应商出库单是否涵盖耗材名称、规格、数量、批号、有效期；实物是否与出库单一致；是否具有出厂检验报告。必要时，是否对采血器材进行性能评估。

储存管理风险：耗材内容和数量是否有规范的记录。储存温度、光照等是否满足要求且得到监测和记录。耗材是否按先进先出原则管理。失效日期是否得到指南或文献的支持，是否明确标注于耗材。

使用管理风险：使用者是否遵循安全、有效、经济的合理医用耗材使用；是否落实国家医疗管理制度、诊疗指南、技术规范；是否遵照医用耗材使用说明书、标本采集手册等。

4. 流程和信息系统的风险分析　工作流程相关的风险：检验申请项目是否符合要求；检验收费和退费流程是否合理；抽血流程（取号、叫号、采集、回单）是否优化；标本是否可以从申请、采集、交接、上机、审核、已阅进行全过程闭环管理；标本采集流程（用物准备、位置选择、静脉选择、穿戴手套、消毒、进针和采血、拔针并按压）是否合理。

实验室信息系统的风险：是否满足用户需要和要求的数据和信息；是否能始终保持患者信息保密；是否规定实验室使用人员的职责与权限；不同系统之间数据和信息交互接口是否定期验证；是否制订可行的信息系统应急和演练计划。

5. 标本采集质量的风险分析　标本采集的质量风险：员工是否正确识别患者身份；标本采集不合格，如标本量不足或过多、标本溶血、抗凝血出现凝固；采血管应用错误；条形码标签不合格；采样时间错误，如血糖测定需严格按照空腹、餐后2小时等规定时间采集；标本不明原因丢失；标本运输温度不当、运输时间太久；未制订标本接收和拒收标准；未定期监控标本质量相关的质量指标。

6. 标本采集生物安全的风险分析　生物安全的风险：每日环境清洁及消毒是否到位，消毒剂是否符合要求；手卫生是否做到一人一消，垫纸是否做到一人一张，一次性压脉带是否做到一人一换；员工个人防护和操作是否符合生物安全规范；消毒用品是否在有效期内使用；标本溢漏管理和锐器刺伤暴露流程是否清晰明了并张贴于醒目区域；医疗垃圾是否分类管理、统一处理。

7. 患者安全的风险分析　患者安全的风险：患者出现低血糖、晕血或贫血，采血后可能发生晕厥；部分患者采血后未能正确按压穿刺点，出现血肿、瘀斑；患者配合度低，对于标本采集时需要保持的体位不予配合，隐瞒或谎报空腹等采样要求，导致标本采集合格率下降。

（三）风险的严重程度分析

风险的严重程度分析是针对已经识别的风险因素，假定该风险因素在特定事件、情况或环境中发生，分析确定其影响的性质和类型，其造成不良影响的评估。一般有定性和定量两种后果分析方法。定性分析方法是通过已有的调查研究结果、专家共识、行业指南及平日的数据积累等，划分不同风险因素参数并对相关术语进行科学的说明，计算RNP值，建立风险矩阵，或利用文字说明不同因素参数以表明风险事件的后果，如高风险、中风险、低风险等，并以此判断风险后果严重程度和是否需要立即处理和整改。定量分析方法一般以系统为分析主体，将与某事件或环节相关的所有风险因素及其造成的后果组成系统，运用数学模型和概率论等，赋予各个风险后果具体的数值。通过数值的大小，可以估计各个风险因素的后果，也可通过数值划分等级，判断是否需要采取相应的处理措施。

风险的严重程度分析还与风险的可能性息息相关，后果严重程度轻不代表可以轻视甚至忽略，也不能将全部重点放在后果严重的方面。风险的后果分析需要与风险的可能性结合，后果轻但是发生可能性高的风险也值得关注。因为它可能会不断累积，造成严重后果。因此，风险分析时不能单纯关注风险的直接后果，还需要考虑各类因素的潜在影响和潜在后果，并关注所采取措施的实际效果。

风险的严重程度分析在全面的同时也要有主次。根据定性或定量分析风险的后果严重程度，将风险严重程度大致划分为各个等级，着重识别、攻克重大风险的同时，也要进一步分析次要风险，不能忽略次要风险和部分轻微风险的累积效应。保证实验室以应对最重大风险为主线，多条应对次要和轻微风险共存的模式进行风险分析工作。区分需要立刻采取措施的风险，可以暂缓处理的风险，保证实验室风险分析和后续风险评价、风险控制的高效运行。

风险分析过程中还存在众多不确定因素，科学地认识不确定因素是必要的。除去目标事件或环节中存在的不确定风险因素外，在先前的风险识别、风险分析中使用的各类数理模型本身也存在不确定因素。此外，后果严重因素参数的改变会对风险分析结果造成较大的改变，有较高的敏感性，所以要保证后果严重因素参数的准确性。

三、标本采集风险评价

风险评价是在风险识别和估计的基础上，综合考虑风险发生频率、风险的后果及其他因素，得出的系统的风险可能性和严重程度，与实验室预先设定的风险准则相比较，或在各项风险分析结果之间比较，得出风险的等级，对未来一段时间内的实验室行动做出决策，如判断实验室是否需要根据风险等级对风险采取控制措施，合理安排风险应对的优先次序，明确采取何种应对措施控制风险等。

在此之前，实验室应当针对风险制订相应风险可接受性标准，这关乎风险管理的有效性。最简化的风险评价的模式只将某一风险的结果分为两类：①该风险超出可接受范围，不能接受，需采取措施降低风险；②该风险在可接受范围之内，接受风险，无需处理。虽然此模式通俗易懂，但是其通常无法精准体现风险分析的结果，且两类结果的划分界限模糊难定。为了提高风险评价结果的准确性和有效性，可利用潜在失效与效应分析方法，确定某一风险的严重度（severity）、发生频率（occurrence）、检出度（detection），计算风险系数（risk priority number，RPN），进一步确定风险的结果。

风险严重度（SEV）：用来评价体系存在问题的后果严重性，一般分为10级（第1级为最低，第10级为最高），级别越高后果越严重，见表13-2。

表13-2 风险严重度等级分层设计

等级	1级	2级	3级	4级	5级	6级	7级	8级	9级	10级
严重度	无	很轻微	轻微	较轻微	一般	一般严重	较严重	很严重	致命危险/错误	
缺陷模式	极易发现	易发现	能发现	一般能发现	不易发现	不易发现	不易发现	不易发现	不易发现	
风险控制	没有影响	影响极小	影响很小	影响小	纠正后影响中等	纠正后影响中等偏上	无法纠正	无法纠正，造成严重后果	影响安全或不合法规	
	单项风险可控，纳入统计				单项风险不可控，风险不可接受，不允许发生					

发生频率（OCC）：用来评价体系问题或失效发生的概率，一般分为10级（第1级为最低，第10级为最高），级别越高发生的可能性越大，见表13-3。

表13-3　发生频率等级分层设计

等级	1级	2级	3级	4级	5级	6级	7级	8级	9级	10级
发生频率	1/10 000	1/5000	1/2000	1/400	1/200	1/80	1/20	1/8	1/3	1/2
失效模式	基本不会	概率极低		偶然发生，中等失效	偶然发生，中等失效	发生概率很高，高失效重复发生			极高的失效概率	
控制措施	受控	受控		纠正后受控	纠正后部分受控	不受控		几乎不可避免		
	单项风险可控，纳入统计				单项风险不可控，风险不可接受，不允许发生					

检出度/探测度（DET）：用来评价体系问题原因、问题或问题造成的后果产生后被发现的概率，一般分为10级（第1级为最低，第10级为最高），级别越大其被发现和被测量验证到风险及风险可能造成的后果越多，见表13-4。

表13-4　检出度等级分层设计

等级	1级	2级	3级	4级	5级	6级	7级	8级	9级	10级
检出度	1/2	1/3	1/8	1/20	1/80	1/200	1/400	1/2000	1/5000	1/10 000
失效模式	几乎无	易找出	能找出	一般能找出	不易找出	不易找出	不易找出，失效易重复		不能找出，极高概率	
风险控制	极易	容易	有	有	有	无法完全控制	无法控制	无法控制	无法控制	
	单项风险可控，纳入统计				单项风险不可控，风险不可接受，不允许发生					

该模型利用RPN值[$RRN=$严重度（SEV）×发生频率（OCC）×检出度（DET）]分段，将风险分为低、中、高风险水平，低风险水平可接受，无须采取措施，中风险水平则需要采取措施并验证，高风险水平则不能接受，需要立即采取措施降低风险，见表13-5。此外，风险评价的结果需要满足风险应对的需要。同时某一风险领域变化情况可定期监测关键绩效指标（key performance indicator，KPI），超出目标值时启动持续质量改进计划。若风险管理过程产生新的信息或风险管理的需求发生改变，风险评价也应该做出相应的更新和改进。

表13-5　RPN风险等级分级

RPN	风险等级	风险可接受程度
0～8	低风险水平	此类风险为可接受，无须采取额外的控制措施
9～26	中度风险水平	此类风险要求采取控制措施。所采取的措施均应验证
27～64	高风险水平	此类风险为不可接受，必须立即采取控制措施

四、标本采集风险评估示例

在不同级别和类型的医疗机构，不同时期和不同服务对象的要求高低会发生变化，标本采集所面临的风险也会有所不同。随着实验室质量管理体系的完善，标本采集面临的风险点会发生变化。建议每年至少进行一次风险评估，环境或流程发生重大变化时，应附加一次风险评估。

根据某年度实验室质量管理计划，成立风险评估小组，进行任务分工，制订评估方案，收集信息资料，分析内外部环境和实验室现况。某月某日，组织实验室质量主管、临检组组长、实验室人员、标本采集人员等相关人员以会议形式，对标本采集相关风险进行识别、分析、评估和改进，内容覆盖检验前标本采集整个过程及过程中影响检验结果、患者和标本采集人员安全的所有环节，部分评估结果示例如下。

（1）标本采集环境及设备安全主要涉及硬装、光线、温度、等候区域、计算机设备、叫号系统等，见表13-6。

（2）员工技术和能力包括采集人员和运送人员，主要涉及员工技术水平、责任心、服务态度等，见表13-7。

（3）标本采集耗材主要涉及耗材合理性、入库前检查、储存条件、使用方法等，见表13-8。

（4）流程和信息系统主要涉及流程规范化监督管理、信息系统缺陷、意外情况处理等，见表13-9。

（5）标本采集质量主要涉及患者身份识别、患者状态检查、采集人员记录、样本量、混匀操作、采集用物、采集部位、样本交接送检、抗凝样本凝血、微生物样本污染、试管条码等，见表13-10。

（6）标本采集生物安全主要涉及手卫生、一次性物品更换、环境清洁消毒、标本溢漏、职业暴露等，见表13-11。

（7）患者安全主要涉及患者采样后并发症如晕血和低血糖、穿刺点按压位置和时间不当等，见表13-12。

该标本采集风险评估示例中，共识别出高风险两项：①采集人员采样技术一般、工作责任心不强、服务态度不佳等；②未正确识别患者身份。共识别出中风险9项：①贴标机、打印机、电脑故障；②标本采集流程未规范化执行；③信息系统功能不完善、速度慢；④采样前未核对患者状态；⑤标本采集量不合格；⑥选择不适当的采血用物；⑦选择不适当的血管或部位；⑧未记录标本交接时间；⑨抗凝血有凝块、微生物样品污染。

基于上述评估结果，针对中高风险因素，制订合适的控制措施和操作规范，还应定期进行应对措施的有效性评价，包括：①效果很好，控制措施符合最佳操作规范，并时刻得到遵循；②合理，有控制措施，未能时刻得到遵循，可能有不符合最佳操作规范之处；③不足，部分有控制措施，或没有控制措施。应当按照实际工作的性质和状态进行残余风险评估判断，中或高残余风险是否采取控制措施，由实际性质、状态、风险确定。高残余风险一般要采取措施。某种程度上，高残余风险意味着之前的风险控制措施可能无效或效果不够。

表13-6 标本采集环境及设备安全的风险评估与应对

可能存在风险的环节	质量、技术或安全风险	严重程度（SEV）	潜在原因	风险发生率（OCC）	预防措施	检测措施	检出概率（DET）	RPN	KPI定义
采集区域地面打滑、墙面脱落，吊顶霉变	影响患者和员工安全	4	基建维护、保养不到位	1	定期维护、保养	每周巡查和记录	2	8	\
采集区域光线不足、温度过高或过低	影响标本采集质量和区域内人员安全	2	未定期进行日常安全检查	2	定期维护、更换	定期进行日常安全巡查和记录	1	4	\
贴标机、打印机、电脑故障	影响标本采集速度	2	设备未定期进行预防性维护	4	定期进行预防性维护和故障验证	定期进行检查和记录	2	16	\
采样窗口之间未设置挡板	影响患者隐私安全	1	无患者隐私保护措施	1	设置挡板、区分每一个采样窗口	\	2	2	\
患者采血椅不符合要求	影响患者安全	1	未对采血椅要求做规定	1	采血椅有扶手、能固定	\	1	1	\
患者等候和休息区域面积过小、座位不够	影响采样区秩序和患者情绪	2	空间不足、患者过多	2	按照人员数量设置合理的等候座位、供患者和家属等候休息	监测抽血量人数	1	4	\
自助报告打印机故障	影响患者就诊、耽误时间	2	设备未定期进行预防性维护	2	定期进行预防性维护和故障验证	定期进行检查和记录	1	4	\
叫号系统故障或显示不清	影响患者满意度	1	未定期维护叫号系统	1	定期维护门诊叫号系统	记录维修时间和次数	1	1	\

表13-7 员工技术和能力的风险评估与应对

可能存在风险的环节	质量、技术或安全风险	严重程度（SEV）	潜在原因	风险发生率（OCC）	预防措施	检测措施	检出概率（DET）	RPN	KPI定义
采集人员采样技术一般、工作责任心不强、服务态度不佳等	影响标本的质量及检验结果，影响患者就医体验	5	培训不到位	4	培训标本采集技术并考核，加强医德医风建设	记录标本采集人员引起的不合格标本、投诉患者或抱怨	2	40	标本不合格率、投诉数量
标本运送人员工作能力差	影响标本的质量、使检验结果超时	2	未进行标本运送人员能力评定	2	对标本运送人员进行培训、加强工作中的日常监督	记录因标本运送人员原因影响检验标本质量和检验结果或投诉记录	1	4	标本不合格率、投诉数量

表 13-8 标本采集耗材的风险评估与应对

可能存在风险的环节	质量、技术或安全风险	潜在原因	严重程度(SEV)	预防措施	风险发生率(OCC)	检测措施	检出概率(DET)	RPN	KPI定义
耗材采购是否合理合规	影响科室效益，影响标本采集质量	未制订采购管理要求，未定期监督	2	按照国家法规和科室的耗材采购要求，从质量、采集效果、经济效益等多方面考虑采购	1	记录采购不良事件	1	2	\
耗材验收入库前是否严格检查	影响耗材质量	未制订严格的验收入库标准	1	培训、制订严格入库标准，对每次验收做好详尽记录	1	记录未进行耗材入库前验收的次数	1	1	\
耗材储存条件是否满足储存要求	影响耗材质量	塑料管温度太高导致添加剂或试管材料的改变	1	对温度、湿度、光照等特殊储存条件进行记录	1	记录存储条件失控次数	1	1	
耗材使用是否严格按照说明书	影响标本的质量，影响采集人员和患者的安全	员工培训不到位	1	定期进行耗材适用性评估	1	记录因耗材使用不当导致的不良事件	1	1	\

表 13-9 流程和信息系统的风险评估与应对

可能存在风险的环节	质量、技术或安全风险	潜在原因	严重程度(SEV)	预防措施	风险发生率(OCC)	检测措施	检出概率(DET)	RPN	KPI定义
标本采集流程是否进行规范化监督和管理	影响标本的质量，致诊断错误或治疗，重新进行标本采集，给患者造成二次伤害，影响患者的体验	未参照行业标准进行管理	4	制订标本的采集标准操作规程(SOP)，培训并进行考核	2	登记因标本采集不规范操作规程导致检验结果不准确或患者投诉	2	16	标本不合格率、患者投诉数量
信息系统出现数据错误，功能不完善，速度慢或宕机等情况	降低标本采集效率和正确率，影响患者满意度	信息系统功能不完善	3	信息中心进行功能完善和安全检查，制订相应的意外情况应急预案	2	记录信息系统相关不良事件	2	12	信息系统故障次数

表 13-10 标本采集质量的风险评估与应对

可能存在风险的环节	质量、技术或安全风险	严重程度（SEV）	潜在原因	风险发生率（OCC）	预防措施	检测措施	检出概率（DET）	RPN	KPI定义
未正确识别患者身份	影响检验结果，误导临床诊疗	7	未采用两种方式进行患者信息核对	1	严格落实患者身份查对制度	登记因未正确识别患者身份，影响检验结果或误导临床诊疗的次数	5	35	患者身份识别错误率
采样前未核对患者状态	饮食、体位、状态、药物、生物节律等均会对检验结果产生干扰，影响标本的质量，可能导致错误的诊断或治疗、重新进行标本采集，给患者造成二次伤害，影响患者的就医体验	2	采血人员未认真核对患者状态，患者不告知	3	培训医务人员，将易受患者状态影响的项目对患者进行宣教。完善患者信息系统，加强对特殊要求项目的提示	记录因患者状态不当影响检验结果的标本数	3	18	\
无采集人员ID或标注不明确，实际采集人员与LIS记录不一致	无法追踪采样本人员，责任人不明确，标本情况下易出现纠纷	1	采集人员培训不到位	2	严格落实员工工号与实际采样人一致，标本采集系统需登账号执行医嘱，员工定期修改密码，必要时随机抽查	登记无采集人员ID或标注不明确，实际采集人员与LIS记录不一致的标本	2	4	\
标本采集量不合格	降低检验结果准确度，影响结果时效	3	采集人员培训不到位	2	培训标本采集量要求	记录量少的不合格标本	2	12	标本量少的不合格率
采集后未混匀标本或混匀操作不合格	与试管内添加剂混合不充分，出现抗凝标本凝血；过度混匀导致标本溶血	2	采集人员培训不到位	2	落实并张贴每一种试管所需混匀次数	观察并记录采集人员混匀次数不足的标本数	2	8	\
选择不适当的采血管用物	选择错误的试管，标本受添加剂污染，标本失效报废	3	采集人员培训不到位	2	培训、发放《标本采集手册》，张贴采血管顺序和说明	记录因采血管错误导致的不合格标本数	2	12	试管错误不合格率
未选择适当的采血部位或血管	造成患者神经损伤，采集动脉血，影响标本质量，可能导致错误的诊断或治疗、重新进行标本采集，给患者造成二次伤害，影响患者的就医体验	3	采集人员技术不到位，培训不到位	2	定期培训并进行考核	记录因采血部位选择不当影响检验结果质量或引起患者投诉的情况	2	12	\

续表

可能存在风险的环节	质量、技术或安全风险	严重程度 (SEV)	潜在原因	风险发生率 (OCC)	预防措施	检测措施	检出概率 (DET)	RPN	KPI定义
未记录标本交接时间、送检流程不完整	标本丢失且寻找难度大	4	送检流程不完善，执行不到位	2	采集人员提醒、监督工人执行标本交接，提高送检样本合格率	记录丢失标本数	2	16	标本丢失率
抗凝有凝血块、微生物样品污染	标本不合格率增加，影响标本的质量，可能导致错误的诊断或治疗，重新进行标本采集，给患者造成二次伤害，影响患者的就医体验	3	采集人员技术不到位，培训不到位	2	加强对采集人员技能培训和考核，强调采血管的正确顺序	记录抗凝血有凝块、微生物样品、污染的标本不合格数	2	12	抗凝标本凝集率、微生物标本污染率
条码识别错误	条码识别率低，降低实验室处理效率	1	条码打印质量差	2	定期检查和维护		2	4	\

表 13-11 标本采集生物安全的风险评估与应对

可能存在风险的环节	质量、技术或安全风险	严重程度 (SEV)	潜在原因	风险发生率 (OCC)	预防措施	检测措施	检出概率 (DET)	RPN	KPI定义
手卫生、一次性垫纸以及一次性压脉带未更换	患者与患者、患者与采集人员交叉感染增加	2	采集人员执行不到位，培训不到位	2	加强卫生管理，严格执行一人一消，垫纸和压脉带做到一人更换并定期进行抽查	记录因患者投诉或定期检查发现的手卫生、垫纸及压脉带使用不当的情况	2	8	\
环境未得到清洁及消毒	患者和采集人员微生物感染率增加	1	工人培训不到位，执行不到位	2	制订环境清毒和清洁要求，要求清洁人员每日按时记录	记录因环境未得到清洁及消毒导致患者和采集人员微生物感染	1	2	\
标本溢漏	患者和采集人员微生物感染率增加	2	操作不规范，耗材质量问题	2	制订标本溢漏应急程序并进行培训，按照溢漏位置、溢漏量、溢漏种类进行详细区分	记录标本溢漏的情况	2	8	\
职业暴露	造成采样人员感染	8	员工操作不规范，培训不到位，患者不配合	1	加强培训，严格按照SOP执行采样流程，使用安全型采血针，在LIS系统中对特殊传染病患者进行标示，二次提醒采样人员	记录针刺伤发生率	2	16	针刺伤发生率

表 13-12　患者安全的风险评估和应对

可能存在风险的环节	质量、技术或安全风险	严重程度（SEV）	潜在原因	风险发生率（OCC）	预防措施	检测措施	检出概率（DET）	RPN	KPI定义
可能发生晕血、低血糖等并发症	影响患者生命安全，可能造成标本采集窗口采集率降低，其他区域拥堵	4	沟通不到位、患者身体不适	2	培训，采血窗口增设急救用品	记录患者因采血发生晕血、低血糖等并发症的情况	2	16	\
患者按压穿刺点不当、出现血肿、瘀斑	影响患者情绪，可能造成不必要的医疗纠纷	5	采血后采集人员没有指导患者正确按压。患者按压方式错误、按压时间不够	2	张贴通俗易懂的采血后注意事项，加强患者宣教，告知可能出现的不良反应，采血人员告知及时及正确的按压方法	记录因患者按压穿刺点不当、出现血肿、瘀斑的情况	2	20	\

第三节 标本采集的风险控制

标本采集的风险因素会直接导致检验结果的误差，严重时变成实验室差错，严重影响医疗质量和安全，影响临床和患者的满意度。实验室应通过风险管理将风险降低至可接受的水平。风险控制措施需结合具体情况制订，可以结合 ISO 15189、CAP Checklist、等级医院评审及行业标准和指南等要求，严格落实标本采集相关标准和最佳操作实践，规范标本采集操作，提升标本采集质量，以减少潜在风险带来的危害。

一、标本采集环境和设备安全的风险控制

采集环境的风险控制措施：①参照 WS/T442—2014《临床实验室生物安全指南》、ISO 15189 等要求，结合医院规模和特色设立门诊血液标本采集区，在洗手间附近设立体液标本接收区，儿科病房可设立血液标本采集室。标本采集设施应有隔开的接待/等候和采集区，充分考虑患者的隐私、舒适度及特殊患者需求。②实验室应评估和确定工作空间的充分性和适宜性，如适宜的光线、新风、温度、湿度、电力、噪声、供水等条件，营造温馨、温暖、舒适的环境。③开设适宜数量的窗口，设置清晰醒目、简洁方便、流程合理的智能叫号系统，减少患者等候时间。④张贴通俗易懂的抽血流程、注意事项及温馨提示，告知患者标本采集所需的凭证、采集前准备要求、采集后宣教事项。

设备安全风险控制措施：①配备必要的安全设施如中央空调、通风设施、空气消毒机、灭火器、应急灯等。②配备必要的医疗应急设备如除颤仪、抢救医疗用品、喷淋、洗眼器等。③配备合适的物流系统、自动贴码机、标本分拣系统、智能叫号系统、采血机器人等采血设备。④配备信息系统相关设备，如计算机、报告或条码打印机、自助服务机、电视机及音箱等。⑤建立设备预防性维护和定期检修制度，定期验证其功能，确保设备功能正常、状态可靠。

二、员工技术和能力的风险控制

采集人员的风险控制措施：①人员具有医学检验、临床护理等专业背景和资格证书，遵守国卫医发〔2021〕37号《医疗机构工作人员廉洁从业九项准则》有关要求，具有职业精神，富有同理心。②参照 WS/T 661—2020《静脉血液标本采集指南》、CLSI GP41-A7《诊断性静脉血液标本采集》等标准和最新检验前相关的研究进展，制订《标本采集手册》，严格按标准作业指导书进行临床实践操作。③参照本书第十二章临床检验标本采集技术培训与实践，对员工进行规范化培训，定期进行理论和操作考核，不断提升员工技术水平和沟通能力。④强调员工的服务态度和责任心，对患者做到服务态度好，服务质量好，服务效率高。⑤配备足够的标本采集人员，可视患者数量做动态调整，应急突发事件时有备用采样人员。⑥加强标本运送人员的培训和考核，明确岗位责任，标本运输全程责任到个人，标本交接有记录，在规定时限内送达。

三、标本采集耗材的风险控制

采购管理的风险控制措施：①选择知名品牌、质量性能好的样本采集耗材作为合格供应商。②及时向供应商反馈使用过程存在的问题或不良事件，如促凝剂量是否恰当、抗凝剂喷涂是否均匀、真空采血管内负压是否合适、采血针是否锋利。③按日常工作耗材使用量有计划地采购耗材，防止采购过多造成过期，采购过少造成缺货。④在使用前、更换真空采血管品牌后、更换真空采血管批号或怀疑真空采血管质量影响检验结果时，实验室要对真空采血管进行性能评估。

验收管理的风险控制措施：①制订耗材验收程序并执行。如真空采血管的验收过程，可包括真空采血管内是否存在异物，有无胶塞脱落，标签信息是否错误、残缺、位置不当，血清管分离胶状态是否良好，试管有无变形等。②必要时，参照WS/T 224—2018《真空采血管的性能验证》，性能评估可包括真空采血管基本外观评估，真空负压和采集量，管身材质强度和管帽密封性，纤维丝和纤维蛋白团漂浮、挂壁情况，分离胶量及性能，溶血情况等。

储存管理的风险控制措施：①应建立试剂和耗材管理软件，具有申请、入库、出库、报损、统计等基本功能。②设立专兼职管理员，将未经检查和不合格的耗材分开，按先进先出原则，不同批号/货次分类管理，防止新旧批号/货次交叉出库。③按制造商要求设定储存空间、温度、湿度、光照，每日检查和记录储存要求是否满足要求。④实施5S管理和精益管理，建立标准、安全、整洁、有序、可视的库存管理环境。

耗材使用管理的风险控制措施：①按耗材使用说明书或标本采集手册进行操作使用。②保存耗材使用记录，可包括名称、批号、接收/失效/使用日期等。③按《医疗器械不良事件监测和再评价管理办法》报告耗材不良事件。

四、流程和信息系统的风险控制

工作流程的风险控制措施：①制订标准化的工作流程并严格执行，可包括检验退费流程、患者抽血流程、标本采集流程、标本全程管理流程、抱怨和投诉流程等。②建立应急预案并培训和演练，可包括信息系统故障应急预案、实验室停电应急预案、职业暴露应急预案、人员动态调配预案等。

信息系统的风险控制措施：①参考国卫办医函〔2018〕1079号《关于印发电子病历系统应用水平分级评价管理办法（试行）及评价标准（试行）的通知》、国卫办医函〔2019〕236号《国家卫生健康委办公厅关于印发医院智慧服务分级评估标准体系（试行）的通知》、国卫办医函〔2021〕86号《国家卫生健康委办公厅关于印发医院智慧管理分级评估标准体系（试行）的通知》等要求，对信息系统进行功能改造和升级，以符合智能检验、智慧检验服务、智慧检验管理要求。②应定期验证不同信息系统间接口的数据一致性，检验医嘱、标本类型、标本（采集、接收、上机、报告等）状态全院共享。③对信息管理制定文件化的程序文件，员工应定期进行培训、演练和考核，提升员工的信息化水平和能力，促进信息安全和保护患者隐私。建立数字化的检验知识平台，宣传标本采集注意事项，让患者了解最新进展和注意事项。④对计算机相关设备进行定期更新、检修和预防性维护，系统运行速度能满足工作要求。

五、标本采集质量的风险控制

标本采集质量的风险控制措施：①参照WS/T496—2017《临床实验室质量指标》结合实验室实际，建立不合格标本监测系统，超出目标值时制订有效的PDCA改进措施。②参照第五章和第六章相关内容，加强员工技能培训，严格执行规范、标准的标本采集操作，提升标本采集质量。③建立数字化的标本全过程管理，如果存在标本质量问题，将采集时机不对、标本不合格、标签错误、运送不及时等问题反馈给标本采集人员，以消息方式提醒病区护理单元。④针对集中出现的标本质量问题，制定整改措施，启动PDCA质量改进项目。

六、标本采集生物安全的风险控制

标本采集生物安全的风险控制措施：①建立生物安全管理制度，台面、桌椅、环境定期清洁和消毒，及时更换和使用一次性耗材，严格一人一针一消一管一带，加强院感监控和日常督查。②建立标本溢洒处理标准流程，参照GB15982—2012《医院消毒卫生标准》、WS/T512—2016《医疗机构环境表面清洁与消毒管理规范》、WS/T367—2012《医疗机构消毒技术规范》等要求执行。③预防锐器损伤措施：高风险患者使用安全型设备（安全型针头），用单手去除针头，避免双手回套和拆卸针头，锐器盒在视野范围内触手可及的地方，使用过的锐器立即处理。④血液暴露预防措施和处理流程：员工接种乙肝、卡介苗、新型冠状病毒等疫苗，加强个人PPE，采用真空采血系统，按操作规范处理并上报，暴露后执行预防措施。

七、患者安全的风险控制

患者安全的风险控制措施：①在申请单、宣传栏、抽血窗口、液晶屏等醒目之处，给患者提供检验项目的采集地点、患者准备、注意事项，提供分析前影响因素和采血后患者教育资料。②患者晕血、眩晕、晕厥：配备可固定有扶手的凳子，防止患者滑倒、摔倒等。配备必要的急救物资，如抢救设备、血糖仪、急救药品等。采集人员知晓医院急救电话和紧急处理流程。如有脱水补充水分、测量有无体位性血压变化、消除焦虑、患者平躺、提供视听娱乐设施。③采血部位感染的预防：每次进行手部清洁卫生，严格消毒操作，拆封无菌针头和注射后立即使用。④采血部位疼痛的预防：加强采血人员技术培训，选择比静脉规格更小的针头。⑤血肿或血栓的预防：以≤30°的斜角插入针头，选择比静脉规格更小的针头，采血后正确按压3～5分钟。⑥止血时间延长的处理：确认患者凝血、出血史，延长按压时间，使用创可贴。⑦神经损伤的预防：尽量使用肘前静脉采血，禁止尝试性穿刺。⑧过敏：询问患者是否有对乳胶、碘酒及酒精的过敏史。⑨定期开展采血并发症处理措施培训和演练，提升员工医患沟通能力。⑩开设咨询窗口和检验门诊，加强检验与临床及患者的沟通。

采取新的风险控制措施后，应审查每项风险控制措施是否会引入任何新的危险情况或之前识别危险情况受到新风险控制措施的影响。任何新的或增加的风险应重新进行分析、评估和控制。对新的风险控制措施，结合参考文献、研究报告、绩效评估、不良事件等资料进行分析，以确定预期用途的医疗效益是否大于剩余风险。如果收益大于剩余风险，则该风险控制措施可以接受。如果证据显示医疗效益小于剩余风险，那么该风险控制措施是不可接受的。

实验室需定期审核风险控制措施的效果，可监测标本采集的质量指标，如标本不合格率、检验前周转时间、患者满意度、投诉数量等。如果监测结果显示控制措施未达到预期目标，应分析原因，重新评估风险，制订进一步的风险控制改进措施。通过风险管理，可提升检验前质量，降低不良事件的发生。

本 章 小 结

风险管理是实验室质量管理体系的基本内容之一，主要的标准有ISO 22367、CLSI EP18。风险管理过程包括风险管理计划、风险分析、风险评价、风险控制、风险管理审查和风险监控。检验前标本采集环节属于中高风险环节，应从标本采集环境和设备安全、员工技术能力、标本采集耗材管理、流程与信息系统管理、标本采集质量、标本采集生物安全、患者安全等方面进行风险分析、评价，针对高风险因素制订有效的控制改进措施，确保检验前的工作质量。

 精彩课堂

1. 风险是伤害发生概率和该伤害严重度的组合。
2. 所有系统、流程和功能都存在风险。
3. ISO 15189风险管理要求应符合ISO 22367要求。
4. 危险是可能导致伤害的潜在根源。
5. 危险情况是人员暴露于一种或多种危险中的情形。
6. 失效模式与效应分析是实验室最常用的风险分析方法。
7. 风险系数（RPN）=严重度（S）×发生频率（O）×检出度（D）。
8. 应定期进行标本采集风险的可能性分析。
9. 要制订标本采集的风险控制措施。

 思考要点和小组讨论

1. 哪些信息或数据能用于风险估计？
2. 实验室风险监控的信息和数据来源于哪里？

3. 如何计算 RPN ?

4. 标本采集质量的风险可能有哪些?

5. 如何策划和完成标本采集的风险评估报告?

6. 患者安全的风险控制措施有哪些?

（杨　铮　杨大干　齐星伦）

参 考 文 献

刘艮英，2021. 临床血液标本采集规范与管理实践 . 成都：四川大学出版社：174-218.

刘小娟，江咏梅，2016. 临床检验标本的相关质量指标的建立和监测及改进 . 中华检验医学杂志，39（1）：10-12.

续薇，2015. 医学实验室风险管理 . 中华检验医学杂志，38（9）：589-591.

中华医学会检验医学分会，2022. 医学实验室真空采血管性能评估专家共识 . 中华检验医学杂志，45（4）：354-359.

Clinical Laboratory Standards Institute，2020. EP18-A2，Risk management techniques to identify and control laboratory error sources. 2nd ed. CLSI：Wayne，PA.

Clinical Laboratory Standards Institute，2020. ISO 22367：2020 Medical laboratories-Application of risk management to medical laboratories. CLSI：Wayne，PA.

Van Hoof V，Bench S，Soto AB，et al，2022. Failure Mode and Effects Analysis（FMEA）at the preanalytical phase for POCT blood gas analysis：proposal for a shared proactive risk analysis model. Clin Chem Lab Med，60（8）：1186-1201.